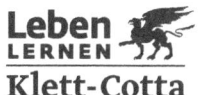

Zu diesem Buch

Traumatisierte Patienten sind ihren inneren Stimmen meist schutzlos ausgeliefert. Der unbarmherzige Innere Kritiker, der rastlose Verfolger oder der Täter im eigenen Kopf beeinträchtigt das Leben noch lange nach der Traumatisierung. Für Psychotherapeuten ist der Umgang mit diesen feindlichen Introjekten der schwierigste Part in einer Traumabehandlung. Im Rahmen seiner »Hypno-analytischen Teilearbeit« legt der Autor hier eine Fülle von ausführlich beschriebenen Interventionen vor, die eine allmähliche Integration der feindlichen Stimmen ermöglichen.

Die Reihe »Leben Lernen« stellt auf wissenschaftlicher Grundlage Ansätze und Erfahrungen moderner Psychotherapien und Beratungsformen vor; sie wendet sich an die Fachleute aus den helfenden Berufen, an psychologisch Interessierte und an alle nach Lösung ihrer Probleme Suchenden.

Alle Bücher aus der Reihe ›Leben Lernen‹ finden Sie unter:
www.klett-cotta.de/lebenlernen

Jochen Peichl

# Innere Kritiker, Verfolger und Zerstörer

Ein Praxishandbuch für die Arbeit mit Täterintrojekten

Klett-Cotta

Leben Lernen 260

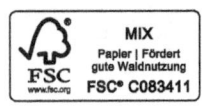

Klett-Cotta
www.klett-cotta.de
© 2013 by J. G. Cotta'sche Buchhandlung
Nachfolger GmbH, gegr. 1659, Stuttgart
Alle Rechte vorbehalten
Printed in Germany
Umschlag: Hemm & Mader, Stuttgart
Titelbild: Nach einem Motiv von Hieronymus Bosch © Jochen Peichl
Gesetzt aus der Minion von Eberl & Koesel Studio, Kempten
Gedruckt und gebunden von CPI – Clausen & Bosse, Leck
ISBN 978-3-608-89136-2

Siebte Auflage, 2024

Bibliografische Information der Deutschen Nationalbibliothek
Die Deutsche Nationalbibliothek verzeichnet diese Publikation in der
Deutschen Nationalbibliografie; detaillierte bibliografische Daten
sind im Internet über <http://dnb.d-nb.de> abrufbar.

# Inhalt

Vorwort .................................................. 11

**Teil I: Der Modus der Introjektion aus der Sicht der hypno-analytischen Teiletherapie** .................... 15

1. Modelle der Introjektbildung – eine Hommage an die Psychoanalyse ................................... 15
1.1 Internalisierung aus der Sicht von Sandler und Rosenblatt .. 15
1.2 Die psychoanalytische Theorie der Täterintrojektion nach Ehlert und Lorke ....................................... 20
1.3 Objektbeziehungstheorie: Täterintrojekt und traumatisierter Kind-Anteil sind zwei Seiten einer Medaille ....... 24

2. Verschiedene Formen der Introjektion – ein hypnoanalytisches Teilemodell ............................. 28
2.1 Die Bedeutung der Introjektion für die normale Differenzierung und das Rollenlernen ................. 29
2.2 Introjektion als Abwehrmechanismus ................. 32
2.3 Introjektion als Überlebensmechanismus bei massiver Traumabelastung ...................................... 33
2.4 Verschiedene Formen der Introjektion: Versuch einer Klärung ................................................. 34
    2.4.1 Introjektion mit und ohne Introjektbildung ......... 36
    2.4.2 Die unterscheidbaren Schritte der Introjektion *ohne* Introjektbildung ................................... 38
    2.4.3 Introjekt, Introjektion, Identifikation: der traumatische Modus *mit* Introjektbildung ....... 40

| 3. | Die verschiedenen Formen der Introjektion und die Bildung reaktiver Teile: die praktische Anwendung .... | 42 |
|---|---|---|
| 3.1 | Die adaptive Introjektion: die Stimme des Gewissens ...... | 43 |
| 3.2 | Die maladaptive Introjektion mit Introjektbildung: vom Inneren Kritiker bis zum Inneren Verfolger .............. | 45 |
| | 3.2.1 Das einfache Introjekt – der Innere Kritiker......... | 46 |
| | 3.2.2 Das unterdrückende, feindselige Introjekt: der Innere Verfolger ...................................... | 48 |
| 3.3 | Die traumatische Introjektion: der Innere Zerstörer – das Täterintrojekt ................................... | 50 |
| 3.4 | Verschiedene Typen von Täterintrojekten ................ | 55 |

| 4. | Hypno-systemische Aspekte: Das Prinzip der guten Absicht oder »Mit wem redet eigentlich der Innere Täter?« ....................................... | 58 |
|---|---|---|
| 4.1 | Die systemische Sicht der Symptombildung .............. | 59 |
| 4.2 | Das Grundmuster der Beziehung zwischen Innerem Verfolger und Verfolgtem, zwischen Täterintrojekt und reaktiven Teilen ....................................... | 61 |
| 4.3 | Das Introjekt-System: die Choreographie der Innenteile infolge der Introjektion der Außenwelt in die Innenwelt .... | 74 |

| 5. | Die Grenzen des Modells und seine Gefahren .......... | 77 |
|---|---|---|
| 5.1 | Die Grenzen des Teile-Modells bei der Behandlung der Dynamik trauma-induzierter Täteranteile ................ | 77 |
| 5.2 | Überlegungen für die Praxis .......................... | 82 |
| 5.3 | Erzeugen wir unbeabsichtigt Ego-States? ................ | 87 |

| 6. | Zur Veranschaulichung meiner Ideen zur Introjektion: Paula – ein Fall aus der Praxis ........................ | 91 |
|---|---|---|

Teil II: Praxis: Hypno-analytische Arbeit mit maladaptiven
bis bösartigen Introjekten .......................... 105

7. Die Arbeit mit dem Inneren Kritiker ................... 105
7.1 Die Arbeit mit dem Inneren Kritiker nach dem hypno-
analytischen Teilekonzept ............................ 106
7.2 Schurkenschrumpfen ................................ 110
Übung 1: Schurkenschrumpfen ........................ 111

8. Die Arbeit mit »persecutory alters« bei Patienten mit
Dissoziativer Identitätsstörung: wie man aus einem
Verfolger eine Ressource macht oder auch nicht! ...... 113
8.1 Die Funktion von Verfolger-Anteilen ................... 114
8.2 Wie entstehen die Teile in der Verarbeitung des Traumas
bei der DIS? ........................................ 117
8.3 Allgemeine Therapiestrategien ........................ 118
8.4 Mein Kommentar und der blinde Fleck in der Theorie ..... 122
8.5 Therapiemanual für die Arbeit mit »persecutory alters« .... 124
Übung 2: Arbeit mit »persecutor/protector-alters« (PPA) .. 124

9. Eine hypno-systemische Sicht auf das »Problem« mit
dem Inneren Verfolger .............................. 126
Übung 3: Umgang mit dem Inneren Verfolger ............ 130
Übung 4: Utilisation der Problemtrance »Innerer Verfolger« 132

10. NLP: Die Arbeit mit dem »Sechs-Schritte-Reframing« .. 133
Übung 5: Das Prinzip der positiven Absicht und das »Sechs-
Schritte-Reframing« im NLP ................... 134

| | | |
|---|---|---|
| 11. | Weitere Methoden der Therapie: mein persönlicher hypno-analytischer Werkzeugkasten | 139 |
| 11.1 | Grundsätzliche Vorüberlegungen | 141 |
| 11.2 | Die Qualität der inneren Stimmen | 143 |
| 11.3 | Verschiedene Therapiestrategien im Umgang mit der Botschaft des Introjektes | 148 |
| | 11.3.1 Die Botschaft des inneren Dementors herausarbeiten | 148 |
| | Übung 6: Die genaue Botschaft der Inneren Kritiker und Co. | 148 |
| | Übung 7: Woher stammt die Botschaft deines Inneren Kritikers? | 151 |
| | 11.3.2 Methoden der Umfokussierungen hin zu Ressourcen | 152 |
| | Übung 8: Überschreiben = »imagery rescripting«. | 153 |
| | Übung 9: Arbeit mit negativen Suggestionen | 154 |
| 11.4 | In der Botschaft die Stimme und Beurteilung des realen Täters sehen (Objektanteil der Introjektbildung) | 157 |
| | Übung 10: Die Botschaft des inneren Schlechtredners als Skript einer realen Person der Vergangenheit = Arbeit mit dem Objektanteil des Introjektes | 158 |
| | Übung 11: Das Vorgehen. | 161 |
| | Übung 12: Täterintrojektübung | 162 |
| 11.5 | Methoden, die in dem Kritiker, Verfolger, Täterintrojekt die Stimme und Beurteilung eines Selbst-Anteiles des Opfers sehen (Selbst-Anteil der Introjektbildung) – die Frage nach der guten Absicht | 164 |
| | Übung 13: Basismanual – gute Absicht | 166 |
| | Übung 14: Leben wir alle im gleichen Körper? | 169 |
| 11.6 | Die therapeutische Arbeit mit dem Adressaten der Botschaft: ein systemisches Modell | 170 |
| | Übung 15: Integration widersprüchlicher Parts (The Visual Squash-Technique) | 172 |
| | Übung 16: Bühnenmetapher | 176 |
| | Übung 17: Konferenzraum-Technik | 177 |

Übung 18: Die Arbeit mit dem verletzten Kind
(Moderatortechnik) ........................ 179
11.7 Kontrollierte Externalisierung ......................... 183
Übung 19: Schritte der Externalisierung in den Raum ..... 184
11.8 Die radikale Akzeptanz ............................... 185

# Teil III: Konzeptuelle Vertiefung ........................ 191

12. Der virtuelle Täter im Kopf – die Entdeckung des
Spiegelneuronensystems ........................... 191
12.1 Der Spiegel im Kopf ................................. 192
12.2 Was daraus folgen könnte: eine psychologische Perspektive 195
12.3 Dissoziation als Aufspaltung des Narrativs ............... 199
12.4 Das Täterintrojekt als Verlust der Selbst-Objekt-Grenze:
eine Hypothese ..................................... 201

Schlussgedanken ........................................ 205
Anhang 1: Schurkenschrumpfen – Manual ................. 207
Anhang 2: Der Innere-Kritiker-Test ....................... 210
Anhang 3: Grundlegende Therapiestrategie der Teilearbeit .. 217
Literatur ............................................... 220

*Als Gregor Samsa eines Morgens aus unruhigen Träumen erwachte, fand er sich in seinem Bett zu einem ungeheuren Ungeziefer verwandelt.*

Franz Kafka

*Vielleicht sind alle Drachen unseres Lebens Prinzessinnen, die nur darauf warten, uns einmal schön und mutig zu sehen. Vielleicht ist alles Schreckliche im Grunde das Hilflose, das von uns Hilfe will.*

R. M. Rilke

# Vorwort

Das Daimonion (oder Dämonion) bezeichnet in der griechischen Antike einen persönlichen Schutzgeist, der Teil des Ichs ist. Es wacht über das dem Menschen vorherbestimmte Schicksal. Nur vereinzelt wird die Auffassung vertreten, das Daimonion könne den Menschen von seiner Schicksalsbestimmung befreien. Das Daimonion wurde von Sokrates als eine innere Stimme von göttlichem Ursprung erklärt. Diese innere Stimme warnte ihn in entscheidenden Augenblicken und hielt ihn von der Ausführung einer gefährlichen Absicht ab. Er verstand es als eine Gegeninstanz zum Logos, die das erkennt, was der Vernunft verborgen bleibt, und vom Falschen abrät, jedoch zu nichts zurät. Sein Daimonion schätzte Sokrates so hoch ein, dass er ihm auch gegen seine rationale Einsicht gehorchte. Da er es auch über die Götter stellte, wurde ihm vorgeworfen, es als einen neuen Gott einführen zu wollen[1].

Vermutlich hatten schon die Menschen vor Sokrates auf ihre inneren Stimmen gehört, hatten in ihnen die Mahnungen der Naturgottheiten oder Ahnen gesehen, waren ihnen gefolgt oder hatten sich ihnen verweigert. Diese inneren Dialoge kennen wir alle bis heute, diese freundliche mütterliche Stimme, die uns tröstet, dieses Gequassel der vielen Meinungen, wie Leben richtig geht, oder diese ewigen kritischen bis verurteilenden Töne. Über diese inneren Schlechtredner, Fehlerzähler, Besserwisser und Kritiker soll dieses Buch handeln, aber auch über deren XXL-Version: die Inneren Verfolger, Zerstörer und Täterintrojekte.

Die Metapher des Inneren Kritikers erinnert uns Psychotherapeuten an erster Stelle an die Gewissensinstanz, wie sie von Sigmund Freud in seinem Instanzenmodell mit »Es«, »Ich« und »Über-Ich« in der Schrift »Das Ich und das Es« (1923) erarbeitet wurde. Er bezeichnete damit jene Instanz der Psyche, in der unsere gelebten sozialen Normen, die Werte, der Gehorsam und das Gewissen, angesiedelt seien. Diese Inhalte werden durch »Verinnerlichung« gewonnen. D.h., das Kind übernimmt die ihm angebotenen Rollenbilder der Eltern (Eltern-Ima-

---

[1] Wikipedia 2011.

...nes) und bildet daraus eigene Wert- und Normenvorstellungen, die nach der Wendung nach innen ein Teil seiner Persönlichkeitsstruktur werden – die Außenwelt schlägt sich so in der Innenwelt nieder.

Diese sachliche und quasi-wissenschaftliche Beschreibung aus dem Fundus der Psychoanalyse kann man glauben oder auch nicht ... es ist die eine Seite der Medaille – auf der anderen Seite ist unsere ganz persönliche Beziehung zu unseren »Inneren Kritikern« eine höchst emotionale und komplizierte und erinnert manchmal mehr an eine zerrüttete Ehe als an eine unterstützende, liebevolle Partnerschaft. Wir alle kennen diese »Innen-Teile« und verdanken ihnen die eine oder andere schlaflose Nacht und die Einzahlungen kleiner oder größerer Gewissens-Beträge auf unser Schuldgefühlskonto.

Mit dem Idiom des »Inneren Verfolgers« oder »Inneren Zerstörers« begeben wir uns dann auf inneres Feindesland. Die Vorstellung, etwas in uns habe eine feindselige, sadistische Qualität und sei hinter uns her wie der Teufel hinter der armen Seele, macht nicht gerade froh und erinnert an das Mittelalter und die Auffassung, psychisch Kranke seien vom Satan besessen – der jüdische Volksglaube glaubte an den Dubbuk (auch Dybuk oder Dybbuk genannt) – den bösen Geist, der in den Menschen fährt und sein irrationales Verhalten bewirkt. Und dennoch begegnen wir in der Psychotherapie immer wieder Menschen, vor allem Frauen, die in ihrer Innenwelt von Kräften und Anteilen erzählen, die in eine Art Bürgerkrieg verstrickt scheinen und um nichts Einfacheres als um die Frage kämpfen: »Was ist gut und was ist böse ... was ist richtig und was ist falsch.«

Der Begriff des »Täterintrojektes« schließlich stammt aus dem Theoriekanon der modernen, multimodalen Traumatherapie. Er bezeichnet die Verinnerlichung (Internalisierung) des Peinigers in den psychischen Innenraum des Opfers und gilt uns heute als eine Art Überlebensmechanismus in einer Situation von absoluter Hilflosigkeit, Kontrollverlust und Todesangst. Was im Moment oder in den langen, frühkindlichen Zeiten der Bedrohung überlebenswichtig war, scheint oftmals ein Eigenleben zu entwickeln und zu einer tyrannischen Inneninstanz im erwachsenen Menschen zu werden.

Über all diese Bewohner in unseren Köpfen soll dieses Buch handeln, ausgehend von einem Theorieverständnis, welches ich als hypnoanalytische Teiletheorie bezeichne und an anderer Stelle ausführlich dargelegt habe (Peichl 2007, 2012). Dieses Buch ist die praktische

Anwendung der hypno-analytischen Teilekonzepte auf das jede Therapie von Menschen mit traumaassoziierten Störungen massiv bestimmende Thema: der Umgang mit dem destruktiv Fremden im eigenen Selbst, der unfreiwilligen Verinnerlichung der Opfer-Täter-Beziehung. Dabei werde ich das Grundverständnis der psychoanalytischen Theorie nutzen, um in Kombination mit dem hypno-systemischen Denken von Gunther Schmidt und dem Ego-State-Ansatz von John und Helen Watkins die Möglichkeiten und Grenzen dieses Modells zu erkunden und daraus eine Praxiologie des therapeutischen Handelns abzuleiten.

Auch wenn Innerer Kritiker, Verfolger und Täterintrojekt thematisch und auch theoretisch nach meinem Verständnis zusammengehören, so drücken sie doch einen sehr unterschiedlichen Grund an Leiden und Verzweiflung aus, welche Patienten heimsuchen, die diesen inneren Stimmen schutzlos ausgesetzt sind. Wenn es in der Therapie gelingt, den sadistisch anmutenden Satz »Du bist ein Stück Dreck und verdienst Strafe« unserer oft schwer traumatisierten Patientinnen in eine halbwegs erträgliche Warnung vor Gefahr oder besser noch »Überlebenshilfe« zu verwandeln, ist viel geschafft. Manchmal müssen wir mit kleinen Schritten zufrieden sein. Aus diesem Grund versteckt sich im praktischen Teil des Buches auch keine universale »Kochanleitung« oder Zauberformel, mit der alle schwierigen Phasen in der Therapie von Patienten mit »Komplexer Posttraumatischer Belastungsstörung« (K-PTBS), Borderline-Persönlichkeitsstörung (BPS) und Dissoziativer Identitätsstörung (DIS) im Handstreich gelöst werden können. Es sind Vorschläge, die anzuwenden oft einer Ausbildung in Teiletherapie bedarf und die viel Geduld, Zeit und Kooperation bedürfen und einen Patienten, der zumindest über weite Strecken mithilfe einiger funktionaler Selbst-Anteile in dieser Seite der Welt einigermaßen zurechtkommen kann. Ob dieses Buch auch eine Hilfe für die KollegInnen ist, die Menschen mit der Erfahrung organisiert ritueller Gewalt behandeln, weiß ich nicht – vermute eher nein. Hier ist, wie Gaby Breitenbach (2011) schreibt, die Programmierung und Konditionierung der Gewaltopfer durch die Täter bewusst und heimtückisch an die automatisierten Handlungsoptionen des Stammhirns gekoppelt worden, um eine Parallelwelt zu schaffen, in der diese Frauen und Kinder besser für kommerzielle Zwecke (Pornoindustrie, Prostitution, Snuff-Videos usw.) ausgebeutet werden können. Die von mir in diesem Buch vorgelegten Thesen beziehen sich mehr auf den Mittelhirnbereich, das emotionale Gedächtnis und die Großhirnebene.

Für wen und warum habe ich dieses Buch eigentlich geschrieben? Für »wen« lässt sich leicht beantworten: für alle Kolleginnen und Kollegen, die in schwierigen Therapien mit traumatisierten Menschen um ein Stück Selbstachtung und Distanzierung vom Trauma ringen, und für alle, die diesen inneren Schlechtrednern, Verfolgern und Zerstörern schon selbst begegnet sind. Ich hoffe, dass ihnen dieses Praxishandbuch auf diesem Weg eine Orientierung bietet.

Und es ist für alle geschrieben, die sich nach meinem sehr theorielastigen Buch »Hypno-analytische Teilearbeit. Ego-State-Therapie mit inneren Selbst-Anteilen« (2012) immer wieder gefragt haben: »… und was heißt das für unsere alltägliche Praxis? Wie lässt sich das alles konkret in der Arbeit mit Patienten und Klienten umsetzen?«

Und »warum«? Weil es ein Teil des großen Themas »Selbstakzeptanz« ist, das uns alle gleichermaßen angeht. Mir fiel dazu eine Begebenheit ein, die sich vor fast genau drei Jahren zugetragen hat: Im Verlauf einer Sesshin – einer Periode intensiver Zen-Praxis – auf dem Benediktushof bei Würzburg las uns der Zen-Lehrer Cornelius von Collande das Märchen vom Dornröschen vor und fragte am Ende: »Und wer ist deine 13. Fee, die von dir nicht eingeladen ist und von der du in dir nichts wissen willst? Wie können wir es schaffen, das, was wir von uns und an uns nicht mögen und am liebsten loswerden wollen, anzunehmen? Wie können wir mit unserer 13. und 14. und 15. Fee uns regelmäßig zum Tee verabreden?« Achtsamkeit und radikale Akzeptanz sind zwei Begriffe, die viel miteinander zu tun haben, deshalb werde ich auf das Thema am Ende des Praxisteils ausführlicher eingehen.

# Teil I:
# Der Modus der Introjektion aus der Sicht der hypno-analytischen Teiletherapie

## 1. Modelle der Introjektbildung – eine Hommage an die Psychoanalyse

Schon bei Freud wird in »Abriss der Psychoanalyse« (1940) zwischen der **Innenwelt** des Kindes und seiner **Außenwelt** unterschieden, um die Bildung des Über-Ichs als einer Instanz im Innenraum des psychischen Apparates zu erklären. Diese Zuschreibungen »innen« und »außen« sind rein deskriptiv zu verstehen und folgten der Idee, dass vor der Bildung des Über-Ichs die Objekte für das Kind ausschließlich in der Außenwelt existierten, aber durch Identifikation und Introjektion ins Ich aufgenommen wurden. Hier werden sie zu einer psychischen Instanz, die die Funktion fortführt, welche früher die reale Person der Außenwelt für das Kind hatte – diese Instanz ist nun im deskriptiven Sinn innerlich.

### 1.1 Internalisierung aus der Sicht von Sandler und Rosenblatt

Mit Recht wenden Sandler und Rosenblatt gegen diese frühen Ideen Freuds ein, dass eine Wahrnehmung von »Objekten der Außenwelt nicht ohne die Entwicklung einer zunehmend organisierten und komplexen Menge von Vorstellungen äußerer Realität innerhalb des kindlichen Ich erfolgen kann« (1984, S. 238) – was eine definitive Unterscheidung zwischen »innen« und »außen« zumindest erschwert. Dieses führte aber bei den beiden Autoren zur kreativen Suche nach anderen Kriterien, die psychische Welt des Kindes zu beschreiben.

Das Kind bildet aus den im Hirn einlaufenden Sinnesdaten aus dem

Körper und der Umwelt Vorstellungen, um diese Rohdaten zu organisieren, sie in eine Struktur zu bringen und um daraus Orientierungsmerkmale für eine Überlebensanpassung zu generieren. So verstanden ist Wahrnehmung ein aktiver Prozess, und die erzeugte Vorstellungswelt konstruiert im Sinne des »Konstruktivismus« von Maturana und Valera Bilder und Organisationen für das, was wir Innenwelt und Außenwelt nennen. Wegen der Unreife des kindlichen Wahrnehmungsapparates in den ersten Lebensjahren oder unter Stress kann diese Unterscheidung wieder aufgeweicht werden.

Wenn ein Kind beginnt, sich von einem Objekt der Außenwelt eine innere Vorstellung zu schaffen, dann ist dieses Bild zwar in seiner inneren Vorstellungswelt angesiedelt, bezieht sich aber auf etwas, was der Außenwelt zugerechnet wird. Somit haben wir zwei Voraussetzungen: Zuerst muss der Wahrnehmungsapparat Programme gebildet haben, um Objekte zuverlässig von Selbstrepräsentationen abzugrenzen, und dann lernen, stabil zwischen »innen« und »außen« zu unterscheiden. Somit ist die im »Psychojargon« oft gebrauchte simple Idee, im Vorgang der Identifikation und Introjektion werde etwas von außen nach innen hineingenommen, zu vereinfachend. »Die Eltern müssen erst wahrgenommen werden, bevor sie introjiziert werden können, und um wahrgenommen zu werden, müssen sie innerhalb der Vorstellungswelt als Objektvorstellungen irgendwelcher Art gebildet worden sein« (ebd., S. 239–240) – die Wahrnehmung geht der Introjektion zeitlich voraus.

Es leuchtet unmittelbar ein, wenn Sandler und Rosenblatt vorschlagen, diese Raummetapher »von außen geht etwas nach innen« aufzugeben und den Vorgang der Identifikation und Introjektion »im Sinne von Besetzungswechseln innerhalb der Vorstellungswelt begrifflich« (ebd., S. 240) zu fassen.

Die Vorstellungswelt des Kindes (representational world) besteht aus Repräsentanzen von Objekten und Dingen der Außenwelt, aber auch von Körpervorstellungen – den Vorläufern der Selbstrepräsentanzen und von Repräsentanzen von Affekten; somit stehen dem Individuum eine ganz Reihe unterschiedlicher Selbst- und Objektrepräsentanzen zur Verfügung, die in Abhängigkeit von der jeweiligen Bedürfnislage und Umweltkonstellation aktualisiert werden.

Wie können wir nun nach all den theoretischen Vorüberlegungen von Sandler und Rosenblatt die Begriffe Identifikation und Introjektion besser fassen? Beide Begriffe bezeichnen Verinnerlichungen von Beziehungserfahrungen des Kindes mit den wichtigen Anderen und kommen häufig zusammen vor.

*Identifikation*

»Identifikation wird für uns zu einer Modifikation der Selbstvorstellung auf der Grundlage einer weiteren Vorstellung, die als Modell dient (gewöhnlich eine Objektvorstellung« (Sandler & Rosenblatt 1984, S. 244) – kurz gesagt: Identifikation ist die Veränderung der Selbstrepräsentanz nach dem Vorbild der Objektrepräsentanz. Dieses kann die Repräsentanz eines idealen, bewunderten Objektes sein, aber auch der Niederschlag eines gefürchteten Objektes; die Identifikation kann natürlich auch auf weitgehender Phantasie beruhen, die der historischen Wesenheit des Objektes gar nicht entsprechen muss (z. B. Identifikation mit Bühnenstars). Siehe dazu Abbildung 1-1.

> Identifikation bezeichnet die Veränderung der Selbstrepräsentanz nach dem Vorbild einer Objektrepräsentanz.

Eine spezielle, uns hier interessierende Identifikation ist die von Anna Freud (1936) beschriebene »Identifikation mit dem Angreifer« – sie unterscheidet sich von dem Begriff der »Identifikation mit dem Aggressor«, wie sie von Ferenczi (1970/2004) konzipiert wurde.

Anna Freud unterscheidet drei Formen, in der sich die Identifikation mit dem Angreifer ausdrücken kann, denen jedoch allen eine Wendung vom passiv Erlittenen zur Aktivität zugrunde liegt: von der Rolle des Opfers in die Rolle des Täters, wodurch die real erlebte Bin-

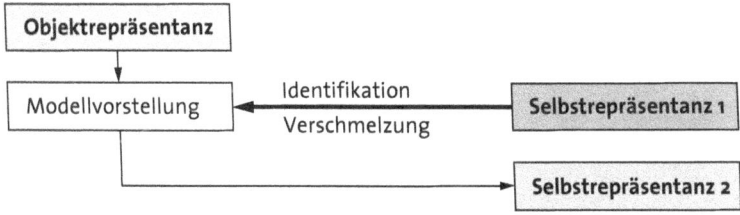

**Abb. 1-1:** Identifikation nach Sandler und Rosenblatt 1984

dungserfahrung ins Gegenteil verkehrt wurde – eine Art Verkehrung ins Gegenteil. Dieses kann geschehen durch:

- unmittelbare oder mittelbare nachahmende Darstellung (direktes Spiegeln oder vorsätzliche Rollenübernahme) des Angreifers,
- durch unbewusste Inszenierung der Aggression oder
- eine Übernahme der Attribute des Aggressors in einer Art schutzmagischer Reaktion.

»Eine Identifikation mit dem Aggressor liegt jedoch auch vor, wenn ein Kind aus Angst vor einer erst erwarteten Strafe sich vorwegnehmend mit dem Strafenden identifiziert: Beschrieben wird die Reaktion eines Knaben, der zu spät nach Hause kommt und der nun zu erwartenden Strafrede dadurch zu entgehen sucht, dass er seinerseits zu schimpfen beginnt. Die Identifikation mit dem Aggressor kann demnach als Zwischenstufe der Entwicklung des Über-Ichs betrachtet werden: Die Gewissensinstanz wird verinnerlicht, jedoch noch nicht gegen das eigene Selbst gewandt, sondern in Projektion gegen die Außenwelt gerichtet. Damit steht die Identifikation mit dem Aggressor im Sinne Anna Freuds weitestgehend im Dienste des sich entwickelnden Kindes.«[2]

*Introjektion*

Introjektion meint das Annehmen derjenigen Rolle, die dem Kind im realen Beziehungskontext von den Eltern oder anderen wichtigen Bezugspersonen angetragen wurde. Einschränkend muss ich hier erwähnen, dass die folgende Definition der Introjektion sich nur auf die nicht traumatische Introjektion bezieht, wie sie für die Bildung des Über-Ichs nach Abschluss der ödipalen Phase beschrieben wurde.

Nach Sandler und Rosenblatt lassen sich bei der Introjektion unterscheidbare Schritte benennen:

1. **Zuweisung:** Die »Zuweisung eines besonderen Status an bestimmte Objektvorstellungen ..., sodaß diese als mit der ganzen elterlichen Macht und Autorität der realen Eltern ausgestattet empfunden werden« (Sandler & Rosenblatt 1984, S. 245) – dies ist die eigentliche Bildung des Introjektes.

---

[2] http://de.wikipedia.org/wiki/Identifikation_mit_dem_Aggressor

2. **Verzerrung:** »Wir wissen aber, daß der Prozess der Introjektion von Verzerrungen in den Objektvorstellungen begleitet wird« (ebd., S. 245) – gemeint ist, dass die Erfahrung des Kindes mit dem Objekt direkt in die Wahrnehmung des Objektes und die Repräsentanzenbildung eingeht, so dass kindliche Angst oder Aggression die Objektvorstellung auflädt und verändert.
3. **Objektkonstanz:** »Introjektion in diesem Sinne bedeutet, daß das Kind in Abwesenheit der Eltern so reagiert, als seien sie anwesend« (ebd., S. 245). Das bedeutet aber nicht, dass das Kind seine Eltern kopiert – das wäre ja Identifikation –, es übernimmt die von den Eltern vorgegebene Rolle. Ein Kind von strengen, kontrollierenden Eltern wird auch bei deren Abwesenheit sehr darauf achten, alles richtig zu machen und alle Regeln zu befolgen. Es erkennt damit an, das die Elternkontrolle notwendig ist, und akzeptiert die komplementäre Rolle: Ich brauche Überwachung. Ein Beispiel: Das Kind nimmt sich in Abwesenheit der Eltern nicht einfach massenhaft Eiscreme aus der Gefriertruhe, was Erwachsene ja ohne zu fragen tun könnten, sondern gehorcht dem elterlichen Gebot der Bescheidenheit – es behält die ihm von anderen zugedachte Rolle bei auch in deren Abwesenheit.
4. **Idealselbst:** Wir könnten vereinfacht sagen, das Kind identifiziert sich mit den Forderungen der Eltern. »Vermutlich gibt es bei der

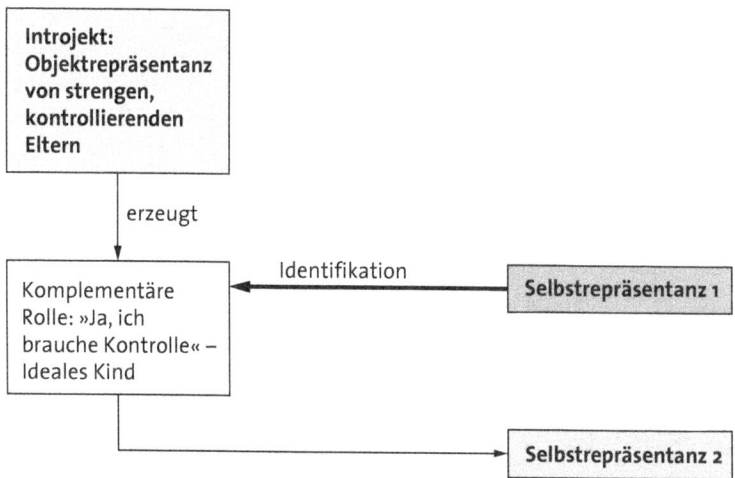

**Abb. 1-2:** Introjektion nach Sandler und Rosenblatt 1984

Introjektion immer eine begleitende Identifikation mit einer idealen Selbstvorstellung, die dem Kind durch die Eltern vermittelt wird oder die auf den kindlichen Verzerrungen elterlicher Wünsche oder Reaktionen beruht« (ebd., S. 245).

> Introjektion meint das Annehmen derjenigen Rolle, die dem Kind im realen Beziehungskontext von den Eltern oder anderen wichtigen Bezugspersonen angetragen wurde.

## 1.2 Die psychoanalytische Theorie der Täterintrojektion nach Ehlert und Lorke

Wie lässt sich nun die »Zuweisung eines besonderen Status an bestimmte Objektvorstellungen« (Sandler & Rosenblatt 1984, S. 245) als die eigentliche Bildung des Introjektes aus psychoanalytischer Sicht verstehen?

Unter der Kapitelüberschrift »Liebesverlust und Introjektion des Verfolgers« versuchen Martin Ehlert und Beate Lorke (1988) eine psychoanalytische Erklärung – zumindest für den Fall des »Verfolgungstraumas« mit seiner eindeutigen Täter- und Opfergegenüberstellung –, die für unsere Überlegungen hilfreich sein könnte.

Für die Autoren gerät das Opfer beim Verfolgungstrauma in die Position des ohnmächtigen Kleinstkindes und der Täter in die Position der frühesten, allmächtigen Elternimagines (S. 512 ff.). Aus dieser Vorannahme gibt es nur eine Schlussfolgerung, die für das Traumaopfer »nichts anderes bedeutet als einen fundamentalen Liebesverlust, der letztlich dem Verlust des primären Objektes gleichkommt« (Ehlert und Lorke 1988, S. 512). Es kommt zu einer Reaktualisierung infantiler Selbst- und Objektimagines mit der Suche nach einem Hilfs-Ich (Schutz und Obhut der Eltern). »Das Trauma mobilisiere demnach zwangsläufig für das Opfer archaische Verschmelzungswünsche mit den omnipotenten Primärobjekten, was sich in einer tiefen, paradoxen und unbegreiflichen Liebessehnsucht zeige« (ebd., S. 510). Die Autoren postulieren, dass die Verfolgungsopfer die realen Objekte der aktuellen Situation so wahrnähmen, als seien sie die herbeigesehnten Elternfiguren der frühesten Kindheit. »Die Delegation der Ichfunktionen, das Liebesbedürfnis und die Verschmelzungswünsche, die das Verfolgungstrauma im Opfer induziert, richten sich auf niemand anderen als den Täter« (ebd., S. 510). Der anwesende Täter wird zum Garanten des psychischen Überlebens des Opfers, und er erhält damit dessen Allmacht und narzisstische Qualitäten. Das Trauma versetze das Opfer demnach in die »Urszene des ersten Liebesverlusts«, also dem Verlust des Primärobjekts. Das Opfer müsse daher alles unternehmen, um die »verlorene« Liebe seines Täters zurückzuerlangen. Dies geschehe durch den Mechanismus der Introjektion des Täters, ähnlich wie das Ich-Ideal in der frühen Kindheit durch Introjektion der abwesenden Primärobjekte entstehe.

Das Entscheidende ist Folgendes: Der Liebesverlust des primären Objektes stellt für das Kind einen Entwicklungsschritt dar – da es sich in seiner Not und Hilflosigkeit nicht dem Objekt zuwenden kann. Da es nicht anwesend ist, ist es gezwungen, an dieser Stelle einen Mechanismus zu erfinden, der später für seine Entwicklung hilfreich sein wird: Um die Einheit mit dem abwesenden Objekt herzustellen, erfindet es den Mechanismus der Introjektion. Die Formulierung von Anna Freud, es käme zu einer »Identifizierung mit dem als omnipotent erlebten Angreifer« (A. Freud 1936), ist unzutreffend. Eine Identifikation des Opfers mit dem Täter findet gerade nicht statt, die posttraumtischen Symptome zeigen keine Nachahmung des Täters und eine Verwandlung von Ohnmacht in genüssliche Macht – aus dem Bedrohten wird nicht der Bedroher. »Introjektion in diesem Sinne bedeutet, daß das Kind in Abwesenheit der Eltern so reagiert, als seien sie anwesend« (Sandler und Rosenblatt 1984, S. 245). Das bedeutet aber nicht, dass das Kind seine Eltern kopiert – das wäre ja Identifikation –, es übernimmt die von den Eltern vorgegebene Rolle.

**Somit ist der zentrale Mechanismus der traumatischen Reaktion nicht die Identifikation, sondern die Introjektion – und wirklich verhalten sich die Opfer in Abwesenheit der Täter, wie wenn diese anwesend wären.**

Wer und was ist das Introjekt und an welcher Stelle des psychischen Apparates setzt es sich aus psychoanalytischer Sicht fest?

Durch das Gefühl der absoluten Hilflosigkeit und die Überzeugung, alle Liebe und Unterstützung verloren zu haben, richtet sich die gesamte Aufmerksamkeit und Hilfserwartung auf die Person, die das Kind erst in diese traumatische Situation gebracht hat: den Täter. Mit dieser Hinwendung zum Objekt wird dieses mit großer Macht und Entscheidungsgewalt ausgestattet – das Objekt wird narzisstisch besetzt.

Es ist an dieser Stelle noch einmal wichtig zu sagen, dass es nicht zu einer Identifizierung mit der versagenden Beziehungsperson kommt (das wäre eine Angleichung von Subjekt und Objekt), sondern zu einer Übernahme der Sicht der Täterperson auf das Kind, also einer Introjektion, bei der der Unterschied zwischen Subjekt und Objekt erhalten bleibt, wie er im Moment der Introjektion bestand. Das erste Ziel der Introjektion ist es, »die Einheit mit dem Primärobjekt auf phantasmatische Weise wiederherzustellen. […] Der äußere Verfolger erhält erst durch die Introjektion, also durch eine Ich-Aktivität, unmittelbaren Anschluss an die unbewussten Phantasien, an die Triebrepräsentanzen des Opfers, was dem Ich dann die Unterscheidung von außen und innen vollends verunmöglicht. Das Trauma wird so von einem äußeren Angriff zu einem inneren Fremdkörper« (Ehlert-Balzer 1996, S. 299).

Die Introjektion nimmt die verbietenden und entwertenden Aspekte des Objektes zum Ausgangspunkt. »Das traumatische Introjekt setzt sich als psychischer Fremdkörper vor allem im Über-Ich und Ich-Ideal fest« (ebd., S. 300).

Der Verlust der Liebe durch den Täter wird als Strafe erlebt, eine Strafe für eine fiktive Tat des Kindes. Es ist das Eingeständnis, böse gewesen zu sein, und der Versuch, durch brav sein alles wiedergutzumachen. So könnten wir nach Ehlert und Lorke sagen: »Introjiziert wird das (von den Eltern angebotene) Bild des bösen ›Kindes‹« (ebd., S. 519). Also das Feindbild der Eltern!

Das Kind macht sich also schlecht – aber was ist die gute Absicht dahinter? Mit dem Sich-schlecht-Machen versichert sich das Kind der letzten Übereinstimmung mit den Eltern und hofft so, nicht verlassen und auch wieder geliebt zu werden, wenn es sein Verhalten ändert. Es vermeidet Strafe und hofft auf Liebe.

Also: Das Traumaopfer »introjiziert das dem Täter entsprechende ›Feindbild‹, so daß sich das Selbstbild des Opfers dem Feindbild des Täters angleicht« (ebd., S. 519–520).

Was ist das Fremdbild des Täters vom Opfer? Es sagt: Du bist eine Nicht-Existenz, du bist rechtlos, ein belangloser Gegenstand, hast kein Lebensrecht (sei-nicht-Botschaft). Der Vergewaltiger denkt: Sie ist eine Hure; das Kind, das er prügelt, der Teufel usw.

Dieses Bild nimmt nun das Kind in sich auf und macht es zu seinem Selbstbild: aus dem »Du bist dreckig« wird ein »Ich bin dreckig«.

> Das Opfer introjiziert das von den Eltern angebotene Bild des bösen »Kindes« – dieses dem Täter entsprechende »Feindbild« bewirkt, dass sich das Selbstbild des Opfers dem Feindbild des Täters angleicht.

In Abbildung 1-3 habe ich die theoretischen Annahmen von Ehlert und Lorke zusammengefasst.

Hier zeigt sich, wie durch die Schaffung eines guten Vaters im Außenraum das Kind zum einen das Gefühl der endlosen Einsamkeit und die Depression ein Stück weit vermeiden kann und zum anderen die zum Überleben wichtige Beziehung zur Außenperson via Introjektion erhalten kann. Der Preis für »Vater ist gut und ich bin schlecht« ist die

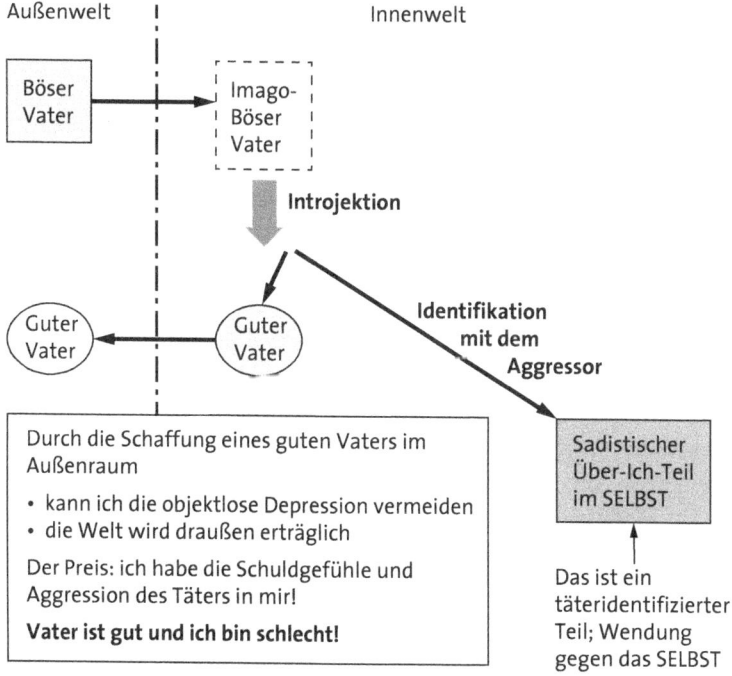

**Abb. 1-3:** Das psychoanalytische Modell nach Ehlert und Lorke: Die Bildung des Täterintrojekts aus einem Selbst- und Objektanteil

Aufrichtung eines sadistischen Über-Ich-Anteils, einem täterindentifizierten Teil, mit Wendung gegen das eigene Selbst.

## 1.3 Objektbeziehungstheorie: Täterintrojekt und traumatisierter Kind-Anteil sind zwei Seiten einer Medaille

Jeder Mensch speichert im Laufe seiner Entwicklung vom Säugling zum Erwachsenen die im Innenraum vom mentalen System subjektiv konstruierten Abbildungen von der Außenwelt mit dem Ziel, diese Außenwelt besser verstehen und vorhersagen zu können, um sich angepasster darin zu bewegen. Die Erfahrungen, die wir machen, können hilfreich sein und unsere Anpassungsleistung langfristig verbessern, oder sie können dysfunktional sein, d. h., für den Moment sind sie eine optimale Lösung, aber auf Dauer entwicklungshemmend. Da wir in den ersten Jahren vollständig von den Beziehungen zu anderen Personen abhängig sind, ist eine zentrale Motivation unserer Bindungssuche das Knüpfen von sozialen Kontakten, das Herstellen von (guten) Beziehungen zwischen dem Selbst und den Objekten.

Otto Kernberg ist der Auffassung, dass diese Beziehungen alle unter dem Einfluss von Affekten stehen, die wiederum durch die Tatsache erzeugt werden, dass wir Menschen Triebwesen sind – verkürzt gesagt: Die Affekte, die die Selbst- und Fremdwahrnehmung steuern, sind Abkömmlinge der Primärtriebe. Diese Affekte sind die Linse, durch die die Kontakte zustande kommen und mit der die Objekte in der Psyche abgebildet werden (= Objektrepräsentanzen). Auch das Selbst wird unter dem Einfluss von Affekten wahrgenommen (= Selbstrepräsentanz).

»Das Selbst nimmt sich also im Spiegel der Selbstwahrnehmung wahr und erzeugt, gebrochen durch den momentan Affekt, ein Bild von mir in einer Beziehung zu einem Objekt, welches auch durch den Affekt hindurch im Innenraum sich abbildet. Die dyadischen Gegensätzlichkeiten der Selbst- und Objektrepräsentanzen, die unter dem Einfluß von Affekten (= Abkömmlingen der Primärtriebe) zustande kommen, sind die Bausteine dessen, was schließlich das ES, das ICH und das ÜBER-ICH ausmacht.«[3] Siehe dazu Abbildung 1-4.

---

[3] http://johannes-neubauer.de/uni/kernberg/kap_2.html

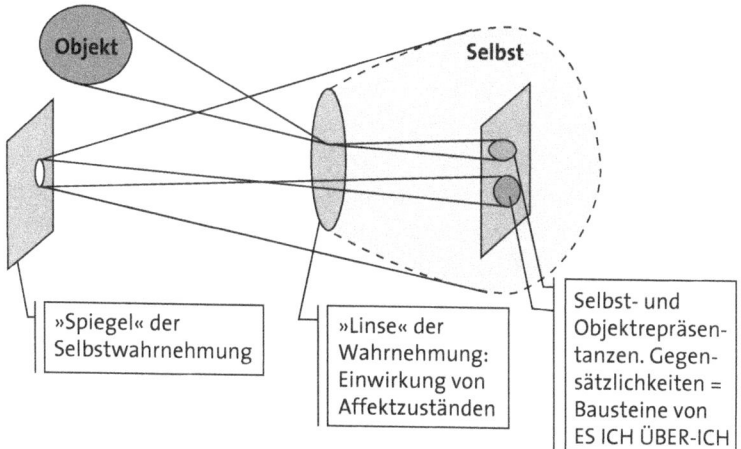

**Abb. 1-4:** Selbst- und Objektwahrnehmung unter dem Einfluss von Affekten nach Otto Kernberg (Mit freundlicher Genehmigung durch Johannes Neubauer 2011)

Kernberg unterscheidet verschiedene Formen der Internalisierung, was für unsere weitere Recherche in Bezug auf den Mechanismus der Introjektion erhellend sein könnte. In dem Buch »Objektbeziehungen und Praxis der Psychoanalyse« (1981) stellt er das so dar:

Menschen verinnerlichen Objektbeziehungen in der frühen Kindheit. Diese Objektbeziehungen sind »Einheiten« (engl. Units), die aus einer

- bestimmten Objektvorstellung,
- einem bestimmten Affekt im Moment des Erlebens und
- einer Selbstvorstellung

gebildet werden.

Bei »normalen« Menschen oder bei Patienten mit neurotischer Störung werden diese sogenannten Selbst-Objekt-Affekt-Einheiten (selfobject-affect units) im Laufe der Entwicklung zu depersonifizierten Ich- und Über-Ich-Strukturen (Gewissen, normale Introjektion und Assimilierung) weiterentwickelt.

Bei Patienten mit Borderline-Störung überdauern diese Units und bilden die typischen konträren Ich-Zustände der Borderline-Persönlichkeit. Man könnte sagen: Aus unverdauten, verinnerlichten Objektzuständen entstehen innere Abbildungen äußerer Beziehungserfahrungen.

Im Trauma ist der überwältigende Affekt Todesangst und extreme Hilflosigkeit, durch den ich mich selbst und das Objekt, den Täter, wahrnehme – dadurch kommt es zu einer Wahrnehmungsverzerrung. Es kommt zu einer Blockierung der Verarbeitung: die Objektrepräsentanz und die Selbstrepräsentanz erstarren und spitzen sich zu. Die Selbst-Anteile werden dissoziiert, und das erstarrte Bild des Täters, des Auslösers unserer schlechten Erfahrungen, wird gespeichert. Diese Bilder werden in der Theorie traumatischer Erfahrungen als Imprints oder Introjekte bezeichnet.

*Ein Beispiel:*
Eine Mutter, die ihrem Kind voller verachtender Wut mitteilt, es sei eine Last und besser nicht geboren, verursacht die Bildung eines wütenden Abbildes, eines Introjektes, das als mütterliche Objektrepräsentanz im Register »überlebenswichtige Bezugspersonen« gespeichert wird. Das Kind spaltet einen Teil seines Bewusstseins ab und bildet einen dissoziierten Teil mit seiner hilflos-ängstlichen Reaktion auf die Mutter, der ebenfalls gespeichert wird. Beim nächsten heftigen Verhalten der Mutter wird das Introjekt aktiviert – das Kind reagiert aus dem dissoziierten Teil und ist nicht mehr überrascht –, damit wird die Welt für das Kind vorhersehbar. Dieser für das Weiterleben zielführende Aspekt der Introjektbildung hat einen hohen Preis: Das Kind kann ab jetzt nicht mehr anders als mit der stereotypen ängstlichen Reaktion auf die Mutter reagieren. Wenn der Mensch in seiner weiteren Entwicklung oder Psychotherapie nicht lernt, dieses Muster zu revidieren, schränkt es ihn in Zukunft bei seinen Reaktionen auf andere Erwachsenen ein. Eine harsche Reaktion seiner Vorgesetzten auf ein Zuspätkommen zum Beispiel führt dann zu einer Reaktivierung des Mutter-Introjektes und damit zu einer emotionalen Lähmung in Angst und Erstarrung.

Wie das Beispiel zeigt, bestehen diese erstarrten Welten aus zwei Teilen:

- Aus einem Introjekt, das reaktiviert wird, wenn jemand im Hier und Jetzt ein ähnliches Verhalten zeigt wie die Person, welche die Bildung des Introjektes im Dort und Damals ausgelöst hat,
- aus einem dissoziierten Anteil, der die Reaktion des Kindes aus der ursprünglichen Situation in der Gegenwart wiederholt.

Introjekt und dissoziierte Teile bedingen einander und sie sind untrennbar miteinander verbunden. Diese Erkenntnis scheint mir von weitreichender Folge für unsere Therapiebemühungen zu sein. Man könnte etwas zugespitzt sagen: Täterintrojekt und traumatisierter Kind-Anteil sind die zwei Seiten einer Medaille, entstanden in einer traumatischen Situation mit dem Ziel, das Überleben zu sichern.

> Täterintrojekt und traumatisierter Kind-Anteil gehören untrennbar zusammen und bilden eine traumatische Beziehungsdyade im psychischen Innenraum des Opfers.

In Abbildung 1-5 habe ich diese Idee noch einmal grafisch zusammengefasst.

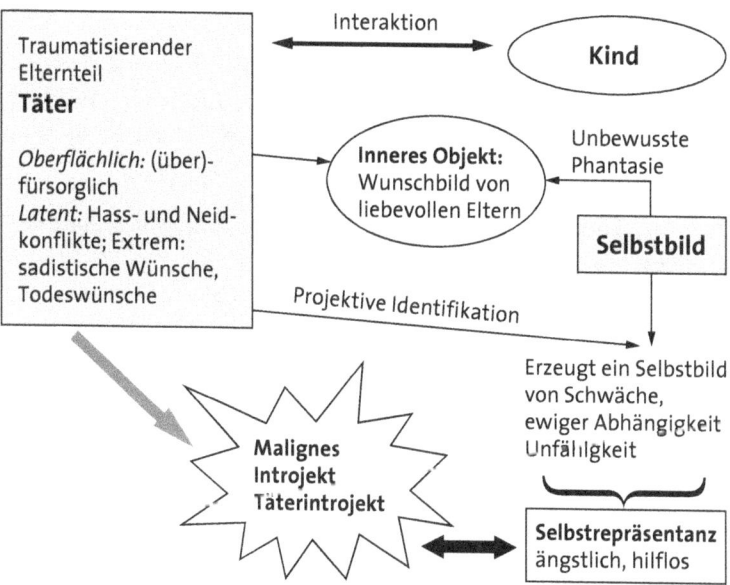

**Abb. 1-5:** Die Bildung des Täterintrojektes und des traumatisierten Kind-Anteils als zwei Seiten einer Medaille

## 2. Verschiedene Formen der Introjektion – ein hypno-analytisches Teilemodell

Nachdem wir in vorhergehenden Kapitel die Theorie der Psychoanalyse genutzt haben, um uns eine erste Vorstellung über Konzepte zur Internalisierung zu machen, möchte ich nun den Introjektionsbegriff weiter klären und mit den Teilekonzepten der Ego-State-Therapie von John und Helen Watkins zu einer innovativen Sichtweise verbinden.

Die Entwicklung von Ich-Zuständen nach Watkins basiert, wie wir schon wissen, auf drei unterscheidbaren Ursachen:

- die normale Differenzierung,
- die Introjektion bedeutender Anderer (significant others) und
- die Reaktionen auf ein Trauma.

Für alle diese Möglichkeiten der Differenzierung können wir die Introjektion als wichtigen innerpsychischen Mechanismen verantwortlich machen. Um das besser zu verstehen, müssen wir bei der Introjektion unterscheiden:

- Introjektion als ein normaler, unbewusster Prozess des Rollenlernens,
- Introjektion als Bezeichnung für einen Abwehrmechanismus der Psyche und
- Introjektion als Trauma-Coping-Strategie, um zu überleben.

Um diesen unterschiedlichen Gebrauch des Begriffs »Introjektion« soll es in diesem Kapitel gehen, um damit die in der Literatur vorzufindende Begriffsverwirrung in kleinen, an der Praxis orientierten Schritten zu entwirren. Die Verbindung zwischen Introjektion und der Bildung von Ego-States im Theoriemodell von John und Helen Watkins habe ich ausführlich in meinem Theoriebuch »Hypno-analytische Teilearbeit. Ego-State-Therapie mit inneren Selbst-Anteilen« (2012) dargestellt. Deshalb soll hier der Theorieteil in diesem Praxishandbuch nur auf das Notwendigste begrenzt werden.

## 2.1 Die Bedeutung der Introjektion für die normale Differenzierung und das Rollenlernen

Kinder verhalten sich nicht immer gleich, sie lernen schnell, dass kontextangepasstes Verhalten Vorteile bietet. D. h., das Kind lernt in seiner normalen Entwicklung zu differenzieren zwischen Dingen, die guttun, und solchen, die schlechte Gefühle hervorrufen; es entwickelt ein Verhaltensrepertoire für den adaptativen Umgang mit den Eltern, Geschwistern, Lehrern, Sportkameraden usw. »Diese Unterschiede betrachten wir als ganz normal, aber es handelt sich dabei um Verhaltens- und Erfahrungssyndrome, die sich um ein zentrales Motiv herum ausgeformt haben. Als solches können wir sie als Ich-Zustände betrachten« (Watkins und Watkins 2003, S. 51). Diese in der Regel nicht so stark ausdifferenzierten Ego-States dienen der schnellen Anpassung an wechselnde Herausforderungen des täglichen Lebens und erlauben dem Kind Rollenflexibilität. Die normale Entwicklung des Ichs (oder Selbst) eines Kindes beginnt mit einer Introjektion der primären Bezugspersonen und einer sich anschließenden Identifikation mit diesem inneren Zustand. Um physisch zu überleben, muss der Säugling über den Mund ein äußeres, genießbares Objekt, z. B. die Milch der Mutter, in sich aufnehmen (Inkorporation) und dann assimilieren, d. h. in eigene Körpersubstanz verwandeln. Zum psychischen Überleben braucht er, um im Bild dieses oralen Modus zu bleiben, genießbare, d. h. entwicklungsförderliche frühe Bindungspersonen, die er als Objektbilder und Objekterfahrungen mit allen Sinnen in sich aufnimmt (Perzeption) und durch psychische Assimilierung zu einem Teil des eigenen Selbst macht. Im Laufe der Entwicklung hin zum Erwachsenen schreitet diese normale Differenzierung durch unterschiedliche Interaktionserfahrungen immer weiter fort, und immer speziellere Ego-States werden im Unbewussten abgespeichert. Jedes Ego-State ist ein Cluster von spezifischen Handlungen, Haltungen, Erfahrungen, die einer Funktion dienen. Durch selektive Aufmerksamkeitsbesetzung können sie aus dem Unbewussten reaktiviert werden. Diese Separierung der einzelnen Ego-States, so meinen die Hypnotherapeuten, entstehe durch milde Dissoziation. In der Regel gelingt es uns während des Tages, nur die Ego-States zu aktivieren, die zur Lösung einer Anpassungsleistung, z. B. Vorstellungsgespräch beim Chef, zielführend und adaptiv sind – alle anderen auftauchenden States werden dissoziiert, d. h. an die Grenze unseres Bewusstseins verschoben. Schwierig wird es, wenn der Chef mich unbewusst an meinen Vater erinnert und ein fünfjähriges Jungen-Ego-State mit Autoritätsproblematik versucht, ständig das Vorstellungsgespräch zu sabotieren.

Im Laufe der normalen Differenzierung der Ego-States vom Säugling zum Erwachsenen können sich aber an entscheidenden Knotenpunkten der Ontogenese schwierige Aufgaben stellen: Der nächste Schritt, z. B. die Ablösung und Individuation von der Mutter, kann aus inneren wie äußeren Gründen als zu stressvoll erlebt werden, und das Kind vermeidet die Beunruhigung durch Flucht in eine weniger konflikthafte Erfahrung. Der Rückschritt in die abhängige Bindung beruhigt fürs Erste das psychische System, es kommt aber zur Habituierung und dem Verlust der bewussten Kontrolle des Individuums über das Verhalten – ein neurotischer Modus bildet sich aus. Dieses Ego-State wird von der weiteren Entwicklung des Kindes abgetrennt und unbewusst fixiert; es überlebt als rigides Bindungsschema. Normalerweise wird es unbewusst im späteren Leben reinszeniert, verbildert sich in Träumen, verkörpert sich in Symptomen und kann in der Psychotherapie ins Bewusstsein gehoben werden (Übertragung, Hypnose, Ego-State-Therapie).

Inkorporation und Introjektion sind, wie wir bereits wissen, ein fundamentaler Prozess für die geistige Entwicklung des Kindes. Introjektion geschieht, wenn ein Subjekt die Verhaltensweisen, Eigenschaften von anderen wichtigen Bezugspersonen oder auch andere äußere Objekte in sich aufnimmt – z. B. introjiziert ein Kind Aspekte der Eltern in die eigene Person. Nach Freud wird das Ich und das Über-Ich im Entwicklungsprozess des Kindes durch die Introjektion des äußeren Verhaltens der Eltern in die eigene Persönlichkeit aufgebaut (siehe dazu Abbildung 2-1):

Ein mentaler Prozess, z. B. die Wahrnehmung einer äußeren Person, führt im inneren Wahrnehmungsraum zu einer flüchtigen Wahrnehmungsrepräsentanz (Imago); ist die Aufmerksamkeitsbesetzung dieses Imago mehr oder weniger permanent, dann führt dieses zur Bildung eines »Inneren Objektes«, eines »Introjektes« oder einer »Objektrepräsentanz«.

Diese innere Wahrnehmung erfolgt in die Person (den inneren Wahrnehmungsraum), aber ist nicht Teil des Selbst oder des Ich. Erst durch die Identifikation mit den Einstellungen, Werten oder Vorstel-

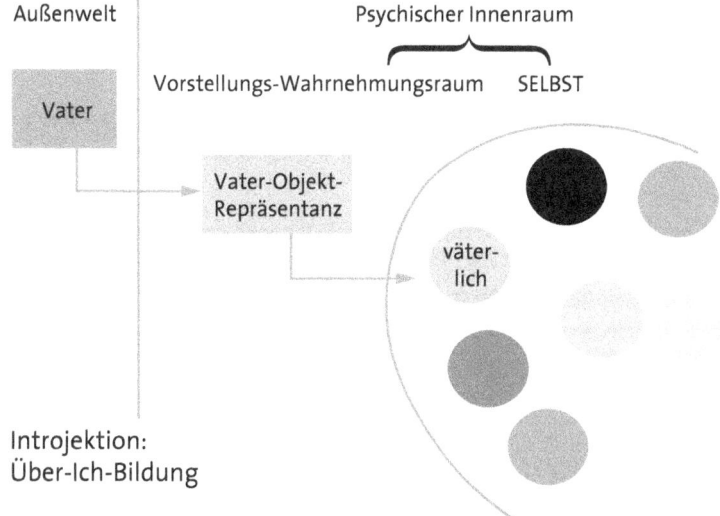

**Abb. 2-1:** Die normale Introjektion, z. B. Über-Ich-Bildung

lungen, die im Introjekt gelagert sind, wird es zu einem Teil des Selbst, wird es zu einer Selbstrepräsentanz.

Das »innere Objekt« ist immer noch da, ist ein Teil meines biografischen Gedächtnisses (dieses ist kein Ego-State), aber die Identifikation erschafft einen Teil im Selbst. Diesen Teil nennt Watkins (2003/1997) einen »Identofakt«[4], und das ist ein Ego-State.

*Zusammenfassung*

Introjektion ist die unbewusste Aufnahme von Einstellungen, Werten und Ideen der anderen oder in der Phantasie von Objekten in den Innenraum (erster Schritt) und die sofort anschließende Identifikation mit ihnen (zweiter Schritt). In der Abbildung als Prototyp der Über-Ich-Bildung dargestellt.

---

[4] So wie aus dem Objekt der Introjektion das Introjekt wird, wird aus dem Objekt der Identifikation das Identofakt.

## 2.2 Introjektion als Abwehrmechanismus

Gemeinhin gilt in der psychoanalytischen Terminologie die Introjektion als ein sog. primitiver Abwehrmechanismus, der die Grundlage erster Bedürfnisbefriedigung darstellt, um eine innere Spannung, z. B. den Hunger, zu lösen – in dieser Sicht ist die Introjektion ein Reifungsschritt. Gleichzeitig wird durch diesen Vorgang eine Beziehung zum Objekt, in Form einer Einverleibung (Inkorporation), hergestellt, welche die Grundlage späterer reifer Identifizierung mit dem Objekt ist. Die Introjektion ist das Spiegelbild der Projektion.

Ganz allgemein können wir sagen, dass Introjektion und Identifikation die Funktion haben, Angst vor Bedrohungen von außen abzuwehren, damit sie sich im Innenraum nicht entfalten kann. Das geschieht durch das »Einverleiben« äußerer Werte, wie bestimmtes Verhalten, Anschauungen, Normen oder Werte einer anderen Person in die Ich-Struktur, sodass das Individuum sie nicht mehr als Drohungen von außen erleben muss – die Außenwelt geht in die Innenwelt über.

Ein geläufiges Beispiel für das eben Gesagte ist das Kind, das sich auch in Abwesenheit der Eltern so verhält, als seien diese anwesend. Kindertherapeuten sehen in der Introjektion einen entscheidenden Abwehrmechanismus, vor allem wenn die Kinder lernen müssen, dass die Eltern oder andere wichtige Bezugspersonen nicht jederzeit verfügbar sind. Durch unbewusste Aufnahme der Eltern in den mentalen Prozess ist es so, als ob die Eltern da wären, wenn sie abwesend sind. Die Autorität der Eltern bleibt im Kind verfügbar, und ihre Anwesenheit ist unbewusst durch Introjektion für das Kind zu spüren – so lernen Kinder Objektkonstanz (auch Objektpermanenz genannt).

Personen mit schwachen Ich-Grenzen sind anfälliger dafür, Introjektion als Abwehrmechanismus zu verwenden. Nach Donald Winnicott (1986) führt der Einsatz von Projektions- und Introjektionsmechanismen dazu, dass andere Personen und deren Werte im Innenraum eines strukturell gestörten Menschen eine Art Management übernehmen und es zu einem Zuwachs an Omnipotenzerleben kommen kann.

*Zusammenfassung*

Das Introjekt aus Sicht der Teiletherapie besteht wiederum aus zwei Teilen:

1. Der Objektanteil (d. h. die Wahrnehmung eines externen Objekts, welche im Wahrnehmungsraum zu einem inneren Objekt wurde) – das ist kein Ego-State!
2. Die Identifizierung eines Selbst-Anteils der betreffenden Person mit den Einstellungen, Werten und Ideen des Objekts. Jetzt haben wir ein Ego-State, welches die externe Person imitiert.

## 2.3   Introjektion als Überlebensmechanismus bei massiver Traumabelastung

Introjektion als Trauma-Coping-Strategie, um das Gefühl absoluter Hilflosigkeit und Verlust der Selbststeuerung zu überleben, möchte ich an dieser Stelle nur kurz abhandeln, da ich mich im Weiteren ausführlich damit beschäftigen werde. Wir sind in einem Feld, das man gemeinhin als die Introjektionen des Täters in den Innenraum bezeichnet, ein Phänomen, das wir besonders bei Patienten mit der Diagnose Borderline-Persönlichkeitsstörung (BPS), Komplexer Posttraumatischer Belastungsstörung (K-PTBS), Dissoziativer Identitätsstörung (DIS) oder DDNOS (dissoziative Störung nicht anders spezifiziert) finden.

**Wir können ganz allgemein über die Funktion der Introjektion unter traumatischem Hochstress sagen: Die traumatische Introjektion im Erleben von Hilflosigkeit und Ohnmacht hat den Zweck, das traumatische und unkontrollierbare äußere Objekt durch Hineinnahme in die innere Welt zu meistern.**

Das im Innenraum aufgerichtete Introjekt ist vergleichbar mit der real existierenden Person oder einer Nachahmung dieser Person. In der Regel sprechen traumatische Introjekte, die »Innenperson« in der »Du-Form«, mit uns (»Du bist böse und verdienst Strafe!«), was zeigt, dass eine Identifikation nicht stattgefunden hat – das Introjekt ist im Selbst, aber ist nicht Teil des Selbst. Dennoch geschieht eine partielle Identifikation, d. h., ein Selbst-Anteil des Opfers identifiziert sich mit der destruktiven, aber enorm powervollen Botschaft des Täters und gewinnt so an Selbstwert (Identifikation mit dem Aggressor).

Aus Sicht der Teiletherapie ist das Introjekt ein Zwitter: Ein Teil davon hat weiterhin Objektcharakter, und ein anderer Teil ist durch Identifikation zum Selbst-Anteil geworden. Deshalb gehe ich davon aus, dass wir ein Introjekt in der Sichtweise von Watkins als ein Ego-State bezeichnen können. Psychotraumata werden somit in dissoziativen Parts gespeichert, was wir als Opfer- und Täter-Ego-States bezeichnen können.

Dieses traumatische Introjekt trägt in der Literatur viele Namen, einige davon will ich hier aufzählen – siehe dazu Hirsch 1997, S. 99 ff.:

- Täterintrojekt
- Isolierter Ich-Anteil
- Gefrorenes Introjekt
- Malignes Introjekt
- Krypta im Ich
- Phantom
- Leiche in sich selbst
- Kalter Kern
- Objekt im Selbst usw.

Der Grund, warum diese mächtige und häufig grausame innere Instanz aufgebaut wird, liegt in der Dynamik der traumatischen Erfahrung begründet, der Schwäche der Selbst- und Objektgrenzen unter traumatischem Stress und vor allem in der Wirkung des Spiegelneuronensystems.

Nachdem wir nun die verschiedenen Strategien der Psyche kennengelernt haben, die Verinnerlichung der Außenwelt in die Innenwelt zu nutzen, um Ich-Struktur zu bilden und Trauma abzuwehren, will ich nun den Vorgang der Introjektion abhängig vom Erlebenskontext in »Stufen der Introjektion« weiter differenzieren.

## 2.4 Verschiedene Formen der Introjektion: Versuch einer Klärung

Die Erkenntnis, dass das Standardprotokoll des EMDR bei sekundärer und tertiärer Dissoziation wenig wirksame und anhaltende Erfolge erbrachte, lenkte das Interesse der Traumatherapeuten auf Therapiekonzepte, die die Arbeit mit »Inneren-Kind-Anteilen«, die Idee der Multiplizität des Selbst und die Nutzung imaginativer und hypnotherapeutischer Techniken in den Vordergrund stellten. Eine der interessantesten Teile-Theorien des Selbst – neben der Transaktionsanalyse von

Erik Berne und der Schematherapie von Jeffrey Young – ist die schon erwähnte Ego-State-Therapie von John und Helen Watkins und ihre theoretischen Erweiterungen (Peichl 2006, 2007, 2012). Unter Nutzung der Konzepte der »Inneren Selbstfamilie« bei traumaassoziierten Störungen gehe ich in diesem Kapitel der Frage nach, wie die klassischen psychoanalytischen Theorien zum Abwehrvorgang der Introjektion des Missbrauchers, dem sog. abgekapselten Täterintrojekt, um Erfahrungen aus der Arbeit mit traumatischen Selbst-Anteilen erweitert werden können.

Wir Teile-Therapeuten gehen von dem systemischen Paradigma aus, dass alle Selbst-Anteile, die im Laufe der Verarbeitung der seelischen Verwundung entstehen, eine systemerhaltende Funktion im Sinne einer Überlebensstrategie haben. Das bedeutet aber ein Abrücken von monokausalen, linearen Erklärungsansätzen für das Auftreten von einem inneren Verfolger, einem Täterintrojekt, Inneren-Kind-Anteilen, Wächter-Anteilen usw. und verlangt ein viel komplexeres Modell der Psyche als das eines selbstorganisierenden, geschlossenen Systems. Damit wäre ein Täterintrojekt nicht mehr ein von außen eindringender Fremdkörper ins Selbst, einem Killervirus vergleichbar, der exorziert und vernichtet werden muss (psychoanalytische Diktion), sondern eine kreative Schöpfung des sich aufspaltenden Selbstsystems zur Überlebenssicherung – eine innovative Idee aus dem hypnosystemischen Denken, die sich in den letzten Jahren mehr und mehr durchsetzt. In Kapitel 11.5, in dem ich über die »gute Absicht« hinter dem Agieren der malignen Introjekte schreiben werde, soll dieser Punkt ausführlicher zur Sprache kommen.

Da das Thema Täterintrojekt oder Introjektion des Täters ins eigene Selbst immer wieder im Umgang mit Traumapatienten von eminenter Bedeutung ist und häufig den entscheidenden Punkt zwischen Erfolg oder Misserfolg einer Therapie darstellt, will ich ein Modell der Systematik verschiedener Stufen der Introjektion vorschlagen. Diese reicht von der adaptativen Introjektion, wie sie Freud für die Gewissensbildung beschrieben hat, über das Introjekt als Abwehr von realem oder phantasiertem Verlust bis hin zur traumatischen Introjektion als Überlebensmechanismus.

## 2.4.1 Introjektion mit und ohne Introjektbildung

Introjektion ist, nach dem eben Gesagten, eine sehr frühe, primitivste und fundamentale Ebene der Organisation von Internalisierungsprozessen. Sie dient

- als Wachstumsmechanismus des psychischen Apparates zur Bildung der Ich-Strukturen und des Über-Ich und
- ist ein früher Abwehrmechanismus des Ich, vor allem gegenüber überwältigender Angst und Verlust.

Introjektion[5] ist ein unbewusster psychischer Vorgang, und sein Gegenteil ist die Projektion – d. h. der Versuch, etwas, was im Innenraum als bedrohlich erlebt wird, nach außen loszuwerden. Das Bild, das damit sehr vereinfachend suggeriert wird: Aus meinem psychischen Innenraum wird etwas in den Außenraum auf den Herrn Prof. Huber, meinen Chef, verschoben. Wenn wir die Projektion aber genauer betrachten, so werden wir sehen, dass da nichts auf telepathischem Weg von innen nach außen wandert, sondern dass die eigentliche Veränderung in meinem Innenraum stattfindet: Nicht ein Selbst-Anteil in mir wird nach dem Bild einer äußeren Person (Fremdwahrnehmung) umgestaltet – das wäre Introjektion –, sondern die Wahrnehmung eines äußeren Objektes (in diesem Fall meines Chefs Herrn Prof. Huber) wird in meinem psychischen Innenraum durch mein konflikthaftes Selbsterleben unbewusst so umgestaltet, das die Objektrepräsentanz so erscheint, wie ich sie unbewusst haben will. Jetzt muss ich nur noch meinen Chef dazu bringen, sich so zu verhalten, wie ich ihn sehe, damit meine Vorannahmen auch zirkulär bestätigt werden – das nennt man dann »Projektive Identifikation«. Aber zurück zur Introjektion.

»Durch die Verinnerlichung entstehen psychische Repräsentanzen eines Objekts, ohne dass das Subjekt dabei in seinem Inneren zwischen Selbst und introjiziertem Objekt unterscheiden kann. Das geschieht zum Beispiel, wenn ein Kind die Erwartungen seiner Eltern übernimmt und sich entsprechend dieser Erwartungen verhält, unabhängig davon, ob die Eltern aktuell anwesend sind oder nicht. […] Die Intro-

---

[5] Mir ist klar, dass in der »Intersubjektivitätstheorie« der modernen Psychoanalyse die klassischen Begriffe Introjektion und Introjekt keinen Platz mehr haben.

jektion stellt einen Vorläufer der Identifikation dar« (Auchter, Strauss 2003, S. 94). Dabei wirkt die Übernahme der Eigenschaften einer angsteinflößenden Autoritäten angstmildernd, da die Differenz vermeintlich ausgeglichen wird (z. B. »Es macht nichts, wenn ich heute Abend nicht in die Disko darf, ich habe noch genug Zeit, nette Männer kennenzulernen«).

Das Durcheinander des verwirrenden Gebrauchs und der unterschiedlichsten Definitionen des Begriffs »Introjekt« lichtet sich ein wenig, wenn wir zwei Dinge beachten:

1) Der Vorgang der Introjektion bei einem Menschen muss nicht notwendig zur Bildung eines Introjekts führen. Milrod schreibt: »Die normalen Identifikationen, die ein aufwachsendes Kind vornimmt, das den Mechanismus der Introjektion verwendet, sind keine Introjekte« (1988, S. 82, siehe auch Hirsch 1997). D. h., bei dem ubiquitären Internalisierungsvorgang der Introjektion zur Herausbildung von Ich und Über-Ich entsteht **kein** Introjekt, weil auf die Introjektion unter normalen Bedingungen sofort die Identifikation folgt! Deshalb werden Introjektion und Identifikation auch bei Freud und Ferenczi häufig synonym verwendet.
2) Die Voraussetzung der Introjektbildung war bei Freud (1917) der völlige Abzug der Objektbesetzung, wie er es für die Melancholie und die Introjektion des verlorenen Objektes beschrieben hat. »Ein Introjekt ist das Resultat einer Introjektion nur dann, wenn die Besetzung des Objektes aufgehoben ist, im Sinne Freud Arbeit bei unverarbeitetem Verlust, aber auch, wie ich hinzufügen möchte, bei der traumatischen Einwirkung *durch* das Objekt, mit der Folge des Aufgebens der Beziehung, an der festzuhalten unerträglich wäre …« (Hirsch 1997, S. 106–107, kursiv im Original). Somit ist Introjektbildung immer ein Abwehrvorgang gegen überwältigende Angst und Verlusterleben und darf nicht mit einem inneren Objekt oder einer Objektrepräsentanz verwechselt werden. Es ist eine unbewusste Anpassungsstrategie, um den realen oder phantasierten Verlust eines lebenswichtigen Objektes zu meistern. Das aufgegebene äußere Objekt wird im Innenraum durch ein Surrogat, durch das Introjekt ersetzt. Somit ist es ein Selbst-Anteil, der die Maske des äußeren Objektes trägt und dessen Skript spricht: »Du bist blöd und wirst unter der Brücke landen!«

> Ein Introjekt ist die Folge eines erlebten, angedrohten oder vorgestellten Verlustes einer überlebenswichtigen Beziehung aus dem Außenraum.

Für diese Introjektbildung ist aus meiner Sicht das von Jaak Panksepp (1998, 2003) beschriebene »panic system« der Säugetiere zuständig. Im Unterschied zum sympathikogenen »basic fear system«, welches für die Meisterung von Bedrohungssituationen durch Flucht oder Kampf gebraucht wird (»Hilfe, ich bin in Gefahr!«), springt das parasympathische, basale Furchtsystem bei Bindungsverlust an (»Hilfe, Mama ist weg!«). Somit sind neurobiologisch gesehen »Introjekte« innersystemische Copingmechanismen, wenn äußere Strategien wie Flucht und Kampf versagen oder, wie bei kleinen Kindern, wenig effektiv sind.

### 2.4.2 Die unterscheidbaren Schritte der Introjektion *ohne* Introjektbildung

Der Prozess der Introjektion besteht nach meinem Verständnis aus mehreren Schritten, die ich versucht habe in Abbildung 2-2 darzustellen.

In der Relation zu äußeren Objekten werden die Rollen und Merkmale dieser Bindungsfiguren handelnd erfahren und nach innen abgebildet: Aus einem realen **äußeren Objekt** wird via Perzeption im inneren Wahrnehmungsraum ein physiologisches Wahrnehmungsbild (Perzept) der äußeren Person. In diesem inneren Objektbild, das sich von der Außenperson auf meinem inneren Display aufbaut, spiegelt sich die auf mich gerichtete Handlungsintension wider (»transitive

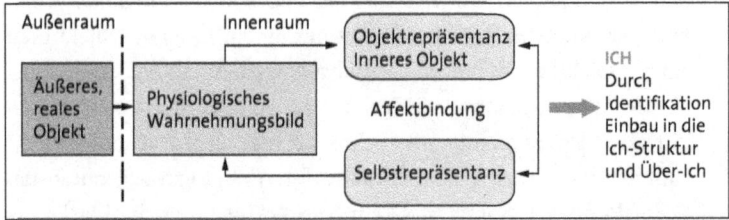

**Abb. 2-2:** Normale Verinnerlichung: Introjektion und nachfolgende Identifikation ohne Introjektbildung

Kommunikation«), die ich mithilfe der Spiegelneurone zu dechiffrieren lerne. Mit einem spezifischen Selbst-Anteil reagiere ich auf diese Objekterfahrung, und eine Selbst-Objekt-Affekt-Einheit (self-object-affect-unit), wie sie von Kernberg im Rahmen der Objektbeziehungstheorie beschrieben wurde, entsteht und wird im Gedächtnis abgespeichert; diese zuerst äußere und dann nach innen genommene Relation erzeugt einen Affekt zwischen einer Objektrepräsentanz und einer Selbstrepräsentanz. Somit ist ein inneres Objekt oder eine Objektrepräsentanz keine »wahrheitsgetreue« Abbildung des äußeren Objektes, sondern eine seelische Repräsentanz oder Phantasie eines äußeren Objektes infolge der mentalen Konstruktion des dabei involvierten Selbst-Anteils – ich konstruiere meine Objektwelt, d. h., Wahrnehmen ist ein aktiv gestalteter Vorgang.

Durch unbewusste Bedeutungsgebung, Aufmerksamkeitsfokussierung und Interaktion mit diesem inneren Objekt (lebenswichtige Bedeutung, libidinöse Besetzung usw.) verstärkt sich die Ausgestaltung dieser psychischen Repräsentanz zu einem wichtigen inneren Bezugspunkt. Dieses alles bezeichnen wir eine Introjektion im Rahmen der ichstrukturbildenden »Internalisierung« mit nachfolgender Identifikation und Übernahme in Ich – und/oder Über-Ich, aber **ohne (!) Introjektbildung.**

Dieses Konglomerat aus realer Außenobjektwahrnehmung durch die Sinne (äußeres Objekt), Reaktion des Selbst auf dieses Beziehungsangebot und Umgestaltung in der Phantasie haben wir ein inneres Objekt genannt. Durch Identifikation geht die darin angelegte Botschaft und Beziehungserfahrung in das Selbst ein, und ein Selbst-Anteil verändert sich durch unbewusste Übernahme der Werte, Normen, Ideen und Konzepten der uns wichtigen anderen: Die internalisierte Selbstrepräsentanz übernimmt die psychologische Funktion des äußeren Objektes. Im Rahmen dieser Verinnerlichung ohne Abwehrvorgang entstehen so innere Repräsentanzen wichtiger Außenpersonen: die innere Mutter, der innere Vater usw. – sie Introjekt zu nennen wäre falsch.

Wir unterscheiden aggressiv besetzte Objektrepräsentanzen, die fordernd und verbietend im Sinne eines strengen Über-Ich wirksam sind, und libidinös besetzte Introjekte, die dem Ich-Ideal angehören und für unser Wohlbefinden sorgen.

### 2.4.3 Introjekt, Introjektion, Identifikation: der traumatische Modus *mit* Introjektbildung

Dieser beschriebene Weg von der äußeren Wahrnehmung zur Ausbildung einer psychischen Objektrepräsentanz und zur Assimilierung ins Selbst via Identifikation ist sehr von der Bindungserfahrung des Kindes abhängig, und sein Gelingen oder Misslingen ist ein Indikator für mögliche traumatische Erfahrungen in der Frühzeit. Das sich aus dem inneren Objekt herausbildende Introjekt unterscheidet sich oft ganz erheblich von einfachen Nachbildungen äußerer Objekte, denn sie spiegeln nicht nur wegen kognitiver Unreife mögliche Verzerrungen des äußeren Objektes wider, sondern können durch Projektionen des Kindes auf die Eltern dämonisch verzerrt werden. Das Ziel der Introjektbildung als Abwehrvorgang ist der Ersatz des verlorenen äußeren Objektes (durch Verlust oder traumatische Bindung) durch ein Surrogat im Innenraum – im Ich. Der Verlust muss nicht real sein, sondern kann auch einer unbewussten Phantasie entstammen (wenn ich böse bin, werde ich verlassen). Dieses Konstrukt »Introjekt« ist eine im Gedächtnis abgekapselte, verdichtete mentale Formation, die aus der psychischen Repräsentanz des äußeren Objektes besteht und deren Ausdrucksgehalt durch den traumatischen Stress häufig »monströs« überformt ist. »Introjektion ist somit Aufrichten eines inneren Begleiters, mit dem man im Dialog stehen kann, der aber nicht ein Teil der Selbst-Repräsentation ist. Das Introjekt ist so eher ein Beifahrer, jemand, der einem entweder freundlich oder unfreundlich erzählt, was man tun soll ...« (Sandler 1988, S. 52). Der komplementäre Selbst-Anteil (traumatisches Kind-State) wird im Abwehrvorgang der Introjektbildung bei Traumabelastung meist dissoziiert, und dieses umso nachhaltiger, je größer die Auswegslosigkeit der Bedrohung ist. Siehe dazu Abbildung 2-3.

Dieses konstruierte Introjekt hat nach Hirsch (1997) folgende Eigenschaften: Es hat Objektcharakter, ist ich-dyston und ist als ein Fremdkörper vom Ich-Erleben, vom Denken, von der Phantasie und Sprechen abgetrennt – es ist ein isolierter Ich-Anteil. So ein Introjekt steuert als Programm das Erleben und das Verhalten des Patienten und ist in der Lage, massive Schuldgefühle zu erzeugen. Eine Identifikation mit ihm vermindert die Schuldgefühle und die innere, oft unerträgliche Anspannung.

Diese Assimilierung gelingt häufig nur sehr rudimentär (»Identifi-

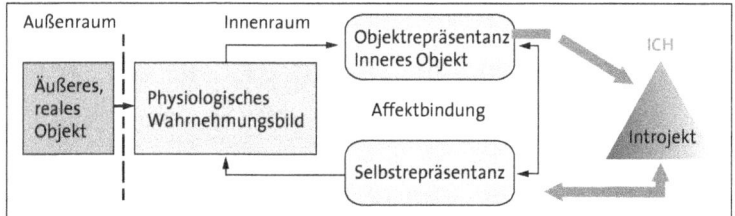

**Abb. 2-3:** Traumatische Verinnerlichung – Introjektion und Identifikation *mit* Introjektbildung

kation mit dem Aggressor«), weil die durch das Introjekt vermittelte Wertehaltung oder Forderung die eigenen Leitnormen und Wertepositionen übersteigt. Das Introjekt bleibt trotz der Aufnahme in den Organismus ein Fremdkörper, der wie ein Krankheitsherd in einem Organismus von den struktur- und lebenserhaltenden psychischen Mechanismen mit der Absicht der Assimilation oder Ausstoßung angegriffen wird. Gelingt weder Assimilation (Integration) noch Ausstoßung, so versucht der Organismus das Introjekt zu isolieren. Somit geht die klassische Psychoanalyse davon aus, dass das Introjekt abgekapselt oder isoliert wird, um ein Stück Weiterentwicklung der Person zu ermöglichen. In diesem Zusammenhang spricht Hirsch, wie oben schon erwähnt, von dem Introjekt als »einer Leiche in sich selbst«, »seelisch tot«, »kalter Kern«, »wie im Nebel, innerlich gefroren« und vieles mehr (siehe Hirsch 1997, S. 100).

Diese Abkapselungstheorie ist ein Versuch im Theoriegebäude der Psychoanalyse, die Einheit des Bewusstseins in einem Menschen, der traumatischen Erfahrungen ausgesetzt ist, zu erhalten. Diese Einheit des Bewusstseins und des Ich-Apparates war immer ein Anliegen Freuds, da er sich so von den Dissoziationstheorien Pierre Janets abzugrenzen wusste. Eine Alternative wäre die Aufspaltung im Selbstsystem durch Dissoziation und Weiterverarbeitung zu inneren Anteilen (Ego-States oder Parts), die als kreative Überlebensstrategie zu verstehen wären. Dabei auftretende Verfolger-Teile und Opfer-Teile wären dann Teil einer Anpassungsstrategie des Selbstsystems. Das ist der Ansatz, den ich hier verfolge und der meinen Therapiekonzepten zugrunde liegt.

## 3. Die verschiedenen Formen der Introjektion und die Bildung reaktiver Teile: die praktische Anwendung

In der psychotherapeutischen Arbeit mit Patienten, die mit der Diagnose Komplexe PTBS, Borderline-Störungen oder Dissoziative Identitätsstörung zu uns in die Praxis kommen, finden wir bei der Arbeit auf der inneren Bühne regelmäßig Anteile, die sich als »Fehlerzähler«, Innere Kritiker, gnadenlose Verfolger oder täteridentifizierte oder täterloyale Teile in Szene setzten. Eine der anspruchsvollsten Aufgaben der Ego-State-Theorie ist es, mit diesen inneren »Sub-Selbsten« zu arbeiten, da wir heute wissen, dass erst ein kooperatives Arbeitsbündnis mit diesen Persönlichkeitsanteilen eine Arbeit mit verletzten Kind-Anteilen ermöglicht, ohne diese durch Retraumatisierung zu gefährden. In der klassischen psychoanalytischen Sicht wurden Täterintrojekte als die im Selbst abgekapselten, von außen ins Innere eingedrungenen Täterbotschaften verstanden. Nur durch Externalisierung nach außen – so der therapeutische Ansatz – konnte der Patient sich in der Übertragung auf den Therapeuten davon befreien und die nicht feindselige und nicht rachevolle Reaktion des Therapeuten darauf als »mutualisierende Erfahrung« (Kohut 1971) verinnerlichen.

Die hypno-analytische Teile-Arbeit geht einen ganz anderen Weg, indem sie mehr auf die inneren dissoziativen Prozesse zentriert, die als Überlebensstrategien bei Zunahme des traumatischen »Impact« notwendig werden, um die Erfahrung eines traumatischen Beziehungsverlustes zu verarbeiten.

Meine alternative Erklärung bezieht die psychobiologischen Vorgänge mit ein, die im Gehirn ablaufen, wenn ein Mensch versucht, auf Bedrohung zu reagieren. Ist der psychische Missbrauch mit grober körperlicher und sexueller Gewalt vermischt, dann gibt es im Bereich der neurobiologischen Reaktionsschemata auf überwältigenden Stress einen qualitativen Sprung bei den Überlebensstrategien, was sich auf die Ausbildung und Funktion von Introjekten auswirkt. Das Entscheidende an lebensgefährlich bedrohlichen Ereignissen ist das Gefühl der völligen Hilflosigkeit und des Kontrollverlustes, was den gravierenden Unterschied ausmacht.

Um den psychischen Vorgang bei »normaler« und bei »traumabedingter« Introjektion besser zu verstehen und unterscheiden zu können, werde ich ein Modell unterscheidbarer Formen der Introjektion vorstellen.

Grundsätzlich gesehen hat der unbewusste Abwehrmechanismus der Introjektion im Moment des Entstehens eine systemerhaltende und damit überlebenssichernde Funktion für das Kind in einer Notlage. Zum besseren theoretischen Verständnis will ich den Vorgang der Introjektion in adaptive Introjektion, maladaptive Introjektion und traumatische Introjektion unterteilen, wissend, dass »im Leben« die Dinge hier genauso wenig getrennt sind wie bei der Unterscheidung zwischen psychischem, physischem und sexuellem Missbrauch.

Somit will ich im Folgenden unterscheiden:

- Adaptive Introjektion
- Maladaptive Introjektion
  - einfache Introjektion
  - feindliche Introjektion
- Traumatische Introjektion

## 3.1 Die adaptive Introjektion: die Stimme des Gewissens

Damit meine ich die in einer »normalen Entwicklung« stattfindende Ich- und Über-Ich-Bildung, d. h. die Übernahme der Verhaltensweisen, Anschauungen, Werte und Normen der Elterngeneration durch das Kind im Prozess der Sozialisation – die Eltern dienen damit als Rollenmodelle. In diesem Fall folgt auf die Introjektion sofort die Identifikation mit deren Inhalt und somit die Umgestaltung eines Selbst-Anteils nach dem Vorbild der äußeren Instanz, sodass wir hier eine Introjektion **ohne Introjekt** haben.

Sind die Eltern in ihrem Verhalten dem Kind gegenüber überwiegend vertrauenswürdig, konsistent, respektvoll schützend und sorgend, so wird das adaptive innere Objekt diese Haltung an das Selbst via Identifikation weitergegeben, und das Kind, und später der Erwachsene, wird sich selbst gegenüber unterstützend, sorgend und selbstbemutternd verhalten können. Daneben entstehen durch diese unbewusste Verinnerlichung im Kind Gehorsam, Moral und Gewissen; gegen diese verinnerlichten Pflichten zu verstoßen, erzeugt im Menschen ein Schuld- oder Schamgefühl (schlechtes Gewissen). In der Trotzphase kann der Wunsch nach Aufmerksamkeit, aber auch in der Verweigerung liegen.

Dass die Ich-Reifung und die Über-Ich-Bildung sich gegenseitig verstärken, ist sofort einleuchtend: Die Befolgung elterlicher Normen und Prinzipien garantiert elterliche Anerkennung und Bewunderung und führt zur Ich-Stärkung.

In der Teile-Arbeit mit »normal-neurotischen« Menschen finden sich Selbst-Anteile, die in der inneren Selbstfamilie für Selbstakzeptanz und Selbstfürsorge zuständig sind, aber auch für Moral und Normen – entweder in Form einer wohlwollenden bis strengen Stimme des Gewissens oder eines Teils mit funktionalen bis leicht dysfunktionalen Glaubenssätzen (z. B. der Alles-besser-Wisser, der Fehler-Zähler usw.), ohne dass aber im Idealfall in der Gegenwart die inneren Stimmen als belastend und abwertend erlebt werden. Das Spannungsniveau in der

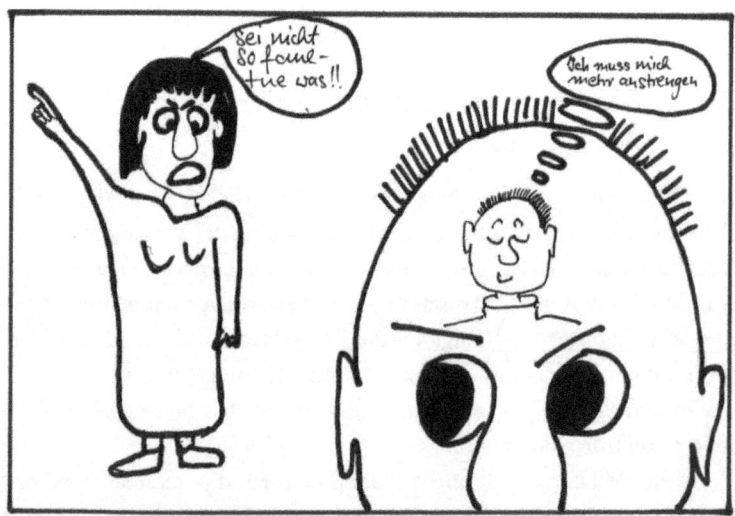

**Abb. 3-1:** Adaptive Introjektion – die Stimme des Gewissens

kommunikativen Wechselwirkung zwischen Patienten und seinen primären Beziehungspersonen war ausgeglichen, in Konfliktphasen leicht erhöht, ohne übertriebene Einfluss nehmende Dominanz der Sozialisationsagenten.

Daneben gibt es innere Repräsentanzen wichtiger Erziehungspersonen (innere Mutter, innerer Vater usw.) mit unterschiedlichsten Eigenschaften. Für diese Teile besteht Co-Bewusstheit in einem relativ gut integrierten System innerer Selbst-Anteile. Siehe dazu Abbildung 3-1, Seite 44.

## 3.2 Die maladaptive Introjektion mit Introjektbildung: vom Inneren Kritiker bis zum Inneren Verfolger

Ich schlage vor, zwei verschiedene Formen der maladaptiven Introjektion zu unterscheiden:

- die einfache Introjektion und
- die feindliche Introjektion[6].

Beide sind Ausdruck einer wenig förderlichen, angespannten bis destruktiven häuslichen Situation, eine Erfahrung für das Kind, die man als elterliche Kälte bis hin zum psychischen Missbrauch bezeichnen könnte. Der Patient berichtet von häufigen stressreichen Spannungszuständen im primären und/oder sekundären Sozialisationssystem (Kindergarten, Schule, Verein, Peergroupe usw. ) mit deutlicher Haltung der Einflussnahme und psychischer Grenzüberschreitung. Auch körperliche Maßnahmen wie Schläge auf den Po, Ohrfeigen, Einsperren im Kinderzimmer usw. können zur Durchsetzung der Forderungen eingesetzt werden, ohne dass schon massive körperliche Gewalt vorliegt.

Aber auch überängstliche, angespannte und damit beziehungsunsichere Eltern können durch ihre ständigen Ermahnungen und Verbote bewirken, dass Kinder dieses nett gemeinte »Maßregelungssystem« via Introjektion in sich aufnehmen, um dem elterlichen Liebesverlust zu entgehen. Wir finden in allen diesen Bereichen ein deutlich ausgepräg-

---

[6] Siehe dazu die Ego-State-Therapeutin Shirley Jean Schmidt (2004) aus San Antonio/ USA.

tes Maß an dissoziativer Abwehr und Nutzung der Introjektion zur psychischen Stabilisierung. Die Aktivierung der Introjektion als Abwehrmechanismus gegen Angst und Panik ist immer Folge einer realen oder phantasierten Befürchtung, von einer lebenswichtigen Außenperson verlassen zu werden. Für ein kleines Kind ist dieses Thema von existenzieller Bedeutung, werden die Erwachsenen doch als unfehlbar in ihren Ansichten über die Welt erlebt und ein Überleben ohne sie wäre nicht denkbar.

Damit die Abhängigkeit von dieser Außenperson gemildert werden kann, wird im Ich eine psychische Formation aufgebaut, die wir Introjekt nennen. Durch Introjektion, d. h. Einpflanzung ins Ich, ist die abwesende Bindungsperson da, obwohl sie real abwesend ist – »Ich fühle unbewusst die Anwesenheit bei Abwesenheit«. Der Selbst-Anteil, der bisher als Selbstrepräsentanz in Verbindung zum inneren Objekt stand, gerät durch das konstruierte Introjekt im Ich noch heftiger in die Opferposition. Je hasserfüllter und ablehnender eine wichtige Bezugsperson auf das Kind reagiert, umso stärker steigt der traumatogene Stresspegel im Kind, und das Notfallprogramm schaltet auf Dissoziation – umso elaborierter sind die einzelnen sich bildenden Ego-States.

Der Vorgang der maladaptiven Introjektion bei einem psychischen Missbrauch lässt sich unterscheiden in:

### 3.2.1 Das einfache Introjekt – der Innere Kritiker[7]

Die Eltern sind für das Kind affektiv unerreichbar, sie sind desinteressiert, depressiv klagend, nur mit sich beschäftigt. Die Botschaft an das Kind ist überwiegend »intrapunitiv« (d. h. sich selbst anklagend), d. h., die Eltern greifen das Kind nicht frontal an (das wäre »extrapunitiv«), sondern verweigern sich durch narzisstischen, hypochondrischen oder grandiosen Selbstbezug. Eine Spiegelung im Dialog mit den Eltern gelingt nicht: Das Kind kann keine mentale Abbildung seiner eigenen inneren Welt in den Bezugspersonen etablieren und dann internalisieren, um ein Selbst zu bilden. Die Botschaft, die von der Bindungsperson (z. B. der Mutter) für das Kind ausgeht und die durch Introjektion verinnerlicht wird, könnte lauten:

---

[7] Von Shirley Schmidt habe ich die Bezeichnung »simple Introject« und »oppressive Introject« übernommen.

- Ich bin ohnmächtig, die Welt ist schlecht (depressive Mutter)
- Ich bin selbst ein Opfer und bin hilflos (Opfermutter)
- Ich muss mich für andere aufopfern (Märtyrermutter)
- Ich brauche niemanden (unerreichbare Mutter)

Die Folgen sind eine Zunahme des **Als-ob-Modus**[8] (siehe Fonagy et al. 1993, 2001; Dornes 2004), damit mehr narzisstisch »falsches Selbst«, ein Mangel an Konsistenzerfahrung und in Folge ein unsicher-vermeidender Bindungstyp. Der Niederschlag der realen Beziehungserfahrung manifestiert sich im Introjekt als eine innere gefühllose, kalte Mutter, wie sie von Kohut (1971) für die narzisstische Persönlichkeitsstörung beschrieben wurde: Ihre Botschaft wurde via Identifikation von dem Selbst-Anteil verinnerlicht, um die unerträgliche Spannung zwischen Introjekt und Ich abzuschwächen. All dies wirkt sich aber massiv auf das sich entwickelnde frühkindliche Selbstwertsystem aus und untergräbt den Selbstwert.

Bei diesen überwiegend narzisstisch strukturierten Erwachsenen finden wir in der Teile-Arbeit einen kindlichen Selbst-Anteil, der die intrapunitive Botschaft der Mutter verinnerlicht hat, und seine Botschaft lautet: Ich bin hilflos, ich bin nichts wert. Neben diesem Kleinheits-Selbst findet sich häufig ein grandioser Teil, der unbewusst zur Kompensation geschaffen wurde, aber auf der inneren Bühne kaum sichtbar ist (tief verdrängt). Als weitere Ego-States finden wir ein Team Innerer Kritiker und Entwerter, bei denen wir

- Perfektionisten (»mache alles noch viel besser!«)
- Antreiber (»los, mach schneller!«)
- Kontrolleur (»hab dich besser im Griff!«)
- Anpasser (»mach es allen recht!«) und
- Moralist (»sei immer stark und untadelig!«)

unterscheiden können. Siehe Abbildung 3-2.

---

[8] Zur Erinnerung: Hier haben wir eine strikte Trennung zwischen der symbolischen Welt der Gefühle/Phantasien und der realen Welt. Die Vorstellungen sind rein innerlich und symbolisch, und die Realität ist außer Kraft gesetzt. Traumaerfahrung: Die Extremform dieses Mode ist die »Dissoziation« (die Phantasie ist von der realen Welt abgeschnitten).

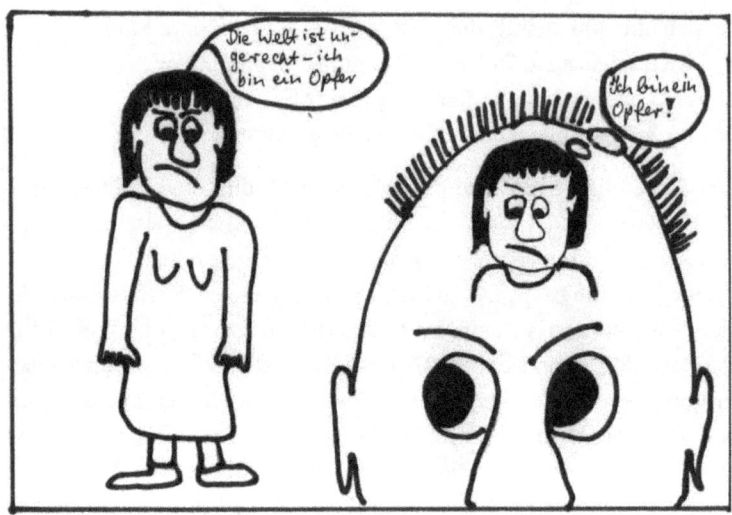

**Abb. 3-2:** Das einfache Introjekt – das depressive Muster

### 3.2.2 Das unterdrückende, feindselige Introjekt: der Innere Verfolger

In diesem Fall zeigen die Eltern aktiv ihre Ablehnung und weisen das Kind rüde zurück – ihre Botschaft ist extrapunitiv (d. h. den anderen beschuldigend). Der Stresspegel erhöht sich weiter im Familiensystem, es kommt zu seelischen Verformungen beim subdominanten Kind-Teil durch zunehmende Willkür und dem Versuch, den Willen des Kindes zu manipulieren.

Das Kind sieht Hass und Ekel in der Mimik der Eltern und glaubt sich real gespiegelt; es denkt: Ich bin so hassenswert wie das, was ich sehe. Ich möchte die vom Kind erlebte Bindungserfahrung als eine mehr oder weniger massive Form von seelischem Missbrauch bezeichnen.

Die Botschaft, die von der Bindungsperson für das Kind ausgeht und die durch Introjektion verinnerlicht wird, könnte lauten:

- Du bist wertlos, wärest du nie geboren (feindliche Mutter)
- Meine Bedürfnisse sind immer wichtiger als deine, du musst immer da sein (ausbeuterische Mutter)
- Du bist wie ich, du kannst ohne mich nicht überleben (bindungsverstrickte Mutter)

- Erwarte nichts von mir, du bist mir gleichgültig (distanzierte Mutter).

Diese verstrickten Mütter spiegeln negative Affekte des Kindes in übertriebener Weise oder verwechseln sie mit eigenen Erfahrungen, was auf das Kind fremd und alarmierend wirkt. Die unsichere Bindung zwingt dazu, die Haltung der Bezugsperson zu internalisieren.

Die Verstärkung des **Äquivalenzmodus**[9] (siehe Fonagy et al. 1993, 2001) ist ein Indiz für Pathologie, da damit angezeigt ist, dass die Person Gedanken nicht als bloße Gedanken erfahren kann, sondern als bedrohliche Realität. Das Gefühl von »Bösartigkeit« wird direkt umgewandelt in eine »reale Bösartigkeit«, aus der Flucht nur durch Selbstzerstörungen möglich scheint. So kommt es zu einem Stopp der Mentalisierung, und daraus entwickelt sich eine Zunahme der projektiven Identifikation und in Folge ein unsicher-verstrickter Bindungstyp.

Wichtig ist, dass eine Identifikation mit den Aussagen und Werthaltungen des Introjektes wegen ihrer verbal zerstörerischen Fremdartigkeit nur zu einem kleinen Teil stattfindet, d. h., das Mutter-Introjekt mit einer der obigen Botschaften wird nicht ins Selbst assimiliert. Es bleibt erhalten und spricht als eine Art **Innerer Verfolger** im Patienten in der Du-Form den Text der Mutter: »Du bist böse, du bist wertlos.« Aus der teilweisen Identifikation mit Mutters Botschaft (»Du bist böse, du bist wertlos«) entsteht ein reaktiver Teil. Dieses kindliche Ego-State hat die Botschaft verinnerlicht und sagt: »Ich bin wertlos und böse.« Auch hier kann das oben vorgestellte fünfköpfige Team der Inneren Kritiker zu finden sein, nur die Botschaften haben derart bösartigen Zungenschlag, dass ich sie nicht mehr als »kritisierend«, sondern als »verfolgend« bezeichnen würde. Siehe dazu Abbildung 3-3.

---

[9] Zur Erinnerung: Das Kind erlebt seine Gedanken, als ob sie Realität wären – d. h., das Gedachte existiert auch in der physischen Realität. »Der Gedanke, ein Krokodil ist unter dem Bett, ist so schlimm, wie wenn ein echtes da wäre.«

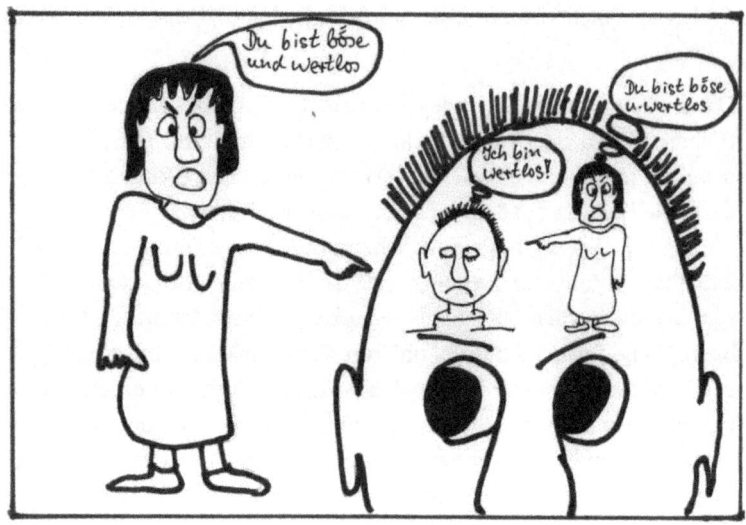

**Abb. 3-3:** Das unterdrückende, feindselige Introjekt: der Innere Verfolger

## 3.3 Die traumatische Introjektion: der Innere Zerstörer – das Täterintrojekt

Als Grunderfahrung spürt das Kind: Die Bezugspersonen setzen ihre Überlegenheit immer rigoroser ein und versuchen den Willen des Kindes zu brechen. Es entwickelt sich in zunehmender Schärfe eine Gegenüberstellung von unberechenbarer Willkür, situativer Gewalt und willfährigem, existenzgefährdetem Opfer. Die neurophysiologischen Stresszustände erreichen im Stressschema häufig den sympathikotonen Abschaltpunkt und ein Überkippen in den parasympathisch orchestrierten Zustand der Unterwerfung (engl. Submit-State).

Wegen der allgegenwärtigen Bedrohung durch physische und/oder sexuelle Gewalt kommt es zu einer fehlenden Verspieltheit mit einer Persistenz von **Äquivalenzmodus und Als-ob-Modus** nebeneinander, ohne einer Weiterentwicklung zum sog. reflektierenden Modus[10]. Die

---

[10] Das Kind hat eine repräsentationale Theorie des Geistes – seine Gedanken und Gefühle sind Einstellungen zur Realität. »Mutter denkt, ich bin böse, ich bin es aber nicht!« Das Kind erkennt die Unterschiede zwischen innerer und äußerer Realität und nimmt auch die Unterschiede deutlich wahr.

Folgen sind Neigung zu Selbstverletzung, Dissoziation und zwanghafte Bedeutungssuche auf der Basis einer desorganisierten Bindung und Introjektion eines fremden Selbst, wie von Fonagy (1993, 2001) beschrieben.

Durch das Trauma muss die äußere Welt ständig bewacht und kontrolliert werden, um ein letztes Stück Sicherheit zu garantieren. Dadurch bleibt kein Raum für die Vorstellung einer damit verbundenen und dennoch getrennten inneren Welt. Entweder wird die innere Welt

- wie die äußere Missbrauchswelt erlebt (Äquivalenzmodus), oder
- die äußere Welt wird durch Dissoziation ausgeblendet (Als-ob-Modus) und die Person zieht sich auf den infantilen Als-ob-Modus zurück.
- Als Reaktion auf Leere und Abgetrenntsein erzeugt der Als-ob-Modus eine zwanghafte Suche nach Sinn, das als »sich-verrückt-machen« beschrieben wurde.

Typisch für Traumatisierung ist nach Dornes (2004) ein Hin und Her zwischen beiden Modi. Da das Kind, um Schutz zu finden, sich an den Traumatisierenden bindet, steigt der Disstresspegel (sympathisches Hyperarousal), was wiederum zu noch mehr Abhängigkeit von der Bindungsperson führt. Für eine konzeptionelle Vertiefung der eben nur kurz beschriebenen Mentalisierungskonzepte der Arbeitsgruppe um Fonagy und ihre Bedeutung für die Bildung von kritisierenden, verfolgenden oder destruktiven Introjekten empfehle ich Ihnen die theoretischen Ausführungen in meinem Buch »Hypno-analytische Teilearbeit« (2012).

In Folge der oben beschriebenen zunehmenden Abhängigkeit von den Bindungspersonen stelle ich mir die Verarbeitung des Traumas als eine Aufspaltung der psychischen Realität in einzelne Selbst-Anteile vor, eine Auftrennung des Selbsterlebens, die durch die Theorie der »Strukturellen Dissoziation« von Ellert Nijenhuis et al. (2004 a + b) zutreffend beschrieben wird. Danach geschieht diese Aufspaltung unter traumatischen Bedingungen nicht zufällig, sondern an den sog. neurobiologischen »Sollbruchstellen« im Rahmen der verschiedenen angeborenen Handlungs- bzw. Aktionssystemen, die zur Steuerung der Anpassungsfähigkeit in der Umwelt dienen. Die für uns wichtigste Trennung ist die zwischen Alltagssystem (Überlebensfunktionen im Alltag) und Verteidigungssystem (Schutz- und Verteidigungsfunktionen bei

Bedrohung). Das Alltagssystem unterteilt sich in mehrere Aktionssysteme wie z. B. Reproduktion/Bindung an und Sorge für den Nachwuchs, Kontrolle des Energiehaushaltes, Erkundung u. a. und ist Inhalt des ANP (anscheinend normaler Teil der Persönlichkeit). Das Verteidigungssystem unterteilt sich auch in unterscheidbare Aktionssysteme (siehe unten), die von Nijenhuis als EP, d. h. emotionaler Teil der Persönlichkeit, bezeichnet werden. Beide natürlichen, biologisch angelegten Systeme sind überlebenswichtig und kooperieren im Alltag bei Mensch und Tier zweckmäßig miteinander.

Als Folge psychischer Traumatisierung in früher Kindheit integrieren diese Systeme nicht ausreichend zu komplexeren Bewältigungsstrategien und dienen der strukturellen Aufteilung der Persönlichkeit, um das Überleben und die Funktionsfähigkeit im Alltag zu erhalten. Es kommt im individuellen Bewusstseinssystem zu dissoziativen und dauerhaften (deshalb strukturell) Empfindungs- und Handlungsmustern – die Basis der Ego-State-Bildung.

Bei der sekundären strukturellen Dissoziation – vor allem bei Patienten mit Komplexer PTBS und Borderline-Störung – differenziert sich der EP zu unterschiedlichen reaktiven Parts/Ego-States/Sub-Selbsten weiter. Bei der *sequenziellen Dissoziation* finden wir laut Nijenhuis et al. (2004 b, S. 14) regelhaft folgende funktionelle Anteile aus dem Themenbereich:

- Besorgnis
- Flucht
- Freeze und Analgesie
- Kampf
- Totale Unterwerfung und Anästhesie und
- Erholung, Rückkehr des Schmerzes.

Bei der *parallelen Dissoziation* (ebd.) ist auch eine Aufspaltung in einen erlebenden und einen beobachtenden Anteil (Innerer Beobachter) möglich.

Ich gehe davon aus, dass alle ausdifferenzierten Ego-States (Teilpersönlichkeiten), die wir z. B. als Innere-Kind-Anteile bei unseren Traumapatienten finden, nichts anderes sind als dissoziative Parts im Sinne der strukturellen Dissoziation, die in sich zu Abwehr- und Überlebenszwecken traumatische Erfahrungen (Gedanken, Bilder, Gefühle usw.) aufgespeichert haben. Somit sind kindliche Ego-States Container traumatischer Erfahrung in Hochstresssituationen – Rolf Vogt nennt sie »traumatische Täter- und Opferspeicheranteile oder EPs« (Vogt 2012).

»Dysfunktionale defensive mentale Handlungstendenzen sind *Versuche*, sich vor weiteren relationalen Traumatisierungen und vor überwältigenden inneren Zuständen zu schützen, wenn die Betroffenen nicht über adäquate Bewältigungsfähigkeiten verfügen« (van der Hart et al. 2008, S. 87, kursiv im Original). Wir finden eine Reihe von Ego-States, die via Projektion und Identifikation (mit dem Aggressor) ihre Aufgabe darin sehen, über die Kampfstrategien von Wut, Feindseligkeit und selbstdestruktivem Hass vor erneuter seelischer wie körperlicher Verletzung zu schützen. Diese Selbst-Anteile üben eine Art Wächterfunktion für das System aus – daneben gibt es noch Teile, die verschiedene Formen von Flucht repräsentieren. In Abbildung 3-4 sehen wir zur Veranschaulichung drei reaktive Selbst-Anteile: ein ängstlicher, ein wütender und ein unterwürfiger Anteil des Selbstsystems.

Für uns interessant sind neben den kämpferischen, wütenden Persönlichkeits-Anteilen die Verfolger-Anteile, die nach van der Hart et al. (2008, S. 103 ff.) auf Täterintrojektion basieren und ebenso wie die Kämpfer auf das »Kampf«-Subsystem fixiert sind. »Verfolger-EPs sehen

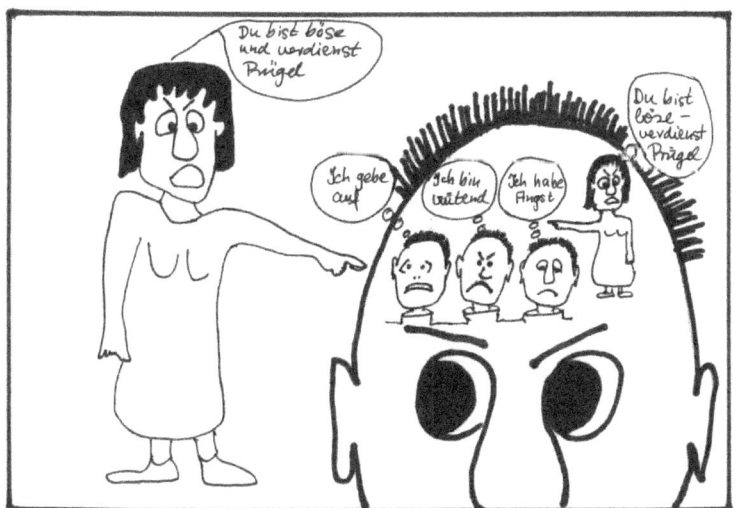

**Abb. 3-4:** Das traumatische Introjekt und die Aufspaltung in reaktive Teile

sich häufig als die Täter an, die Verursacher der Traumatisierung, und sie präsentieren sich dementsprechend. [...] Wenn Kinder noch nicht in der Lage sind, Täter zu ›mentalisieren‹ – symbolische Repräsentanzen von ihnen zu schaffen –, kann es sein, dass sie das ›böse‹ Objekt Täter ›in sich hineinnehmen‹ oder introjizieren. [...] Viele Traumatisierte werden von solchen ›inneren‹ Tätern gefoltert, als fände der Missbrauch oder die Misshandlung weiterhin statt« (ebd., S. 106).

Aber diese täteridentifizierten Teile sind nicht das Problem, sondern die Lösung eines Problems, indem sie versuchen, den Traumatisierten vor einer wahrgenommenen Bedrohung zu schützen. Sie versuchen proaktiv,

- mit den schwierigen Gefühlen Wut und Hass fertig zu werden und Gefühle der Verletztheit, Angst und Scham zu vermeiden (ebd., S. 105), indem sie jede Bindung, mögliche Abhängigkeit oder emotionalen Bedürfnisse unterdrücken und dabei
- ihre Wut in der Regel nach innen richten und das ursprüngliche traumatische Erleben mit dem Täter im eigenen Umgang mit Innenteilen reinszenieren und
- so die Ersatzüberzeugung schaffen, das Verfolger-EP sei der Täter – ein Versuch, der eigenen Hilflosigkeit durch Schuldübernahme zu entfliehen.

In dieser Sichtweise ist das Täterintrojekt nicht wie in der psychoanalytischen Theorie allein die Verinnerlichung der Bindungserfahrung mit dem Täter, sondern ist ein aktiver Überlebensmechanismus des Selbstsystems in Folge der sekundären strukturellen Dissoziation. Hinter der Aussage eines inneren täteridentifizierten Anteils zum erwachsenen Alltagsselbst einer Patientin »Bring dich doch endlich um, du alte Schlampe, du hast Strafe verdient« eine kreative, überlebenssichernde Strategie zu sehen, fällt uns jetzt vielleicht leichter zu verstehen. Und was sagt man zu so einem Teil im Patienten? Vielleicht: »Ich bin froh, dass ich mit dir sprechen kann. Ich weiß, alle Teile sind gekommen, um zu helfen. Was ist deine gute Absicht dahinter, wenn du das sagst?«

Bevor ich nun zu den verschiedenen Typen von Täterintrojekten komme, sind hier noch einmal zur besseren Übersicht die unterscheidbaren Formen der adaptiven, maladaptiven und traumatischen Introjektion in einem Schaubild zusammengestellt:

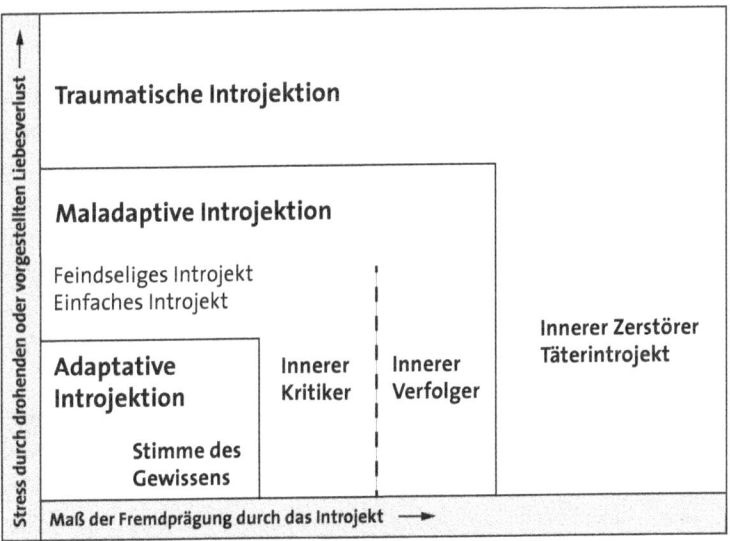

Abb. 3-5: Adaptive, maladaptive und traumatische Introjektion

## 3.4 Verschiedene Typen von Täterintrojekten

Wenn ein Kind sich wiederholt einschüchternden, überwältigenden und schmerzvollen Situationen mit zum Teil sexualisierten Eltern oder Bezugspersonen ausgesetzt sieht, dann ist eine Identifikation mit dem Hass des Täters unvermeidbar. »Es wird dies deshalb tun, weil der Täter in der gewalttätigen Situation den Begriff von Macht, Kontrolle und Stärke repräsentiert und in einer überlegenen Position gegenüber dem Opfer ist. Dies gilt besonders für das Kind, das zu jung ist, um irgendwelche moralischen Konzepte zwischenmenschlicher Gewalt internalisiert zu haben« (Marks 2012, S. 143).

Die von Marks (ebd., S. 143 ff.) beschriebenen häufigsten Typen von Täterintrojekten bei Kindern konnte ich auch in der Arbeit mit Erwachsenen wiederfinden und sollen hier kurz für die Erwachsenentherapie beschrieben werden.

- **Das Introjekt des gewalttätigen Täters:** Plötzlich verbales und auch handgreifliches Umschlagen in Stresssituationen; Gewalt im Familienalltag gegen eigene Kinder und/oder Partner oder Partnerin. Diese häufigste Form zeigt sich in der Therapie durch raptusartige

Beschimpfung des Therapeuten, Verweigerung und Drohung mit Therapieabbruch.

- **Das sexualisierte Täterintrojekt:** Drängt meist zu sexualisiertem bis promiskuitivem Verhalten, vor allem, wie bei Patienten mit Borderline-Störung nicht selten, wenn damit Alleinsein vermieden werden kann; oder »Sexual grooming« bei Männern mit der Absicht des gezielten Ansprechens von Kindern und Jugendlichen im Internet, zur Anbahnung sexueller Kontakte (auch Cyber-Grooming genannt). In der Therapie zeigt sich das sexualisierte Introjekt durch auffällig sexualisiertes Verhalten und ebensolche Kleidung.
- **Das kontrollierende Täterintrojekt:** Für Kinder wird dieses weitverbreitete Phänomen von Marks (2012) vor allem für Adoptiv- und Pflegefamilien beschrieben. »In der Familie hat das Kind mit einem kontrollierenden Täterintrojekt manchmal die Kontrolle über die ganze Familie« (ebd., S. 144). In der Therapie versucht das kontrollierende Täterintrojekt den Therapeuten und den Fortgang der Therapie zu kontrollieren und, wo das nicht möglich ist oder zugelassen wird, führt es oft zur Sabotage der Therapie bis hin zum Abbruch.
- **Das Introjekt, welches das Kind im Patienten töten will:** Dieses gefährliche Introjekt zeigt sich in gnadenloser Kritik, unmenschlicher Entwertung und Zynismus; es ist für die Botschaft der Selbstabwertung und der schier unglaublichen Aufforderung zuständig, sich selbst, aber auch andere umzubringen. »Diese Introjekte entstehen nicht nur durch die Nahtod-Erfahrungen während der Misshandlungen durch die Eltern oder Bezugspersonen, sie können auch in Verbindung mit infantizider Bindung gebracht werden« (ebd., S. 144).

Diese Aufforderung zur »inneren Abtötung« ist leider nicht die Ausnahme, sondern begegnet einem recht häufig in der traumatherapeutischen Praxis – wenn man weiß, welches die Anzeichen sind.

Das Konzept von der infantiziden Bindung (Kahr 2007) und Sachs (2007) wurde in zwei Subformen unterteilt:

- Die symbolische infantizide Bindung, also der Wunsch der Eltern, das Kind möge sterben (die »Sei-nicht-Botschaft«), und
- die konkrete infantizide Bindung, also der Versuch, das Kind durch

Abtreibung im Mutterleib oder einen tatsächlichen Versuch nach der Geburt zu töten.

Dieses infantizide Täterintrojekt speist sich aus einer Reihe von sehr frühen Erfahrungen, denen Kinder schutzlos ausgesetzt sind: das Wissen, das Produkt einer erfolglosen Abtreibung zu sein, immer wieder zu hören, dass man besser nie geboren wäre, dass man nicht um seiner selbst willen geliebt wird, sondern weil man als Ersatz für ein verstorbenes Geschwister geboren wurde (Ersatz-Kind-Syndrom) usw. Auch das Mitansehen von Folter und Mord an Tieren (»er hat meinen Hamster vor meinen Augen erschlagen«) oder das Zerstören der Lieblingspuppe oder das Zerstückeln des Teddybären, all diese erlebten Grausamkeiten sind mir in den letzten Jahren nicht selten, sondern eher häufig im klinischen Setting begegnet und schlugen sich in erbarmungslosen Botschaften der Selbstentwertung durch Täterintrojekte nieder.

*Zusammenfassung*

Je nachdem, ob auf den Vorgang der Verinnerlichung der Außenwelt in die psychische Innenwelt eine globale Identifikation folgt oder nicht, können wir eine Introjektion ohne und mit Bildung eines Introjektes definieren. Die Botschaft der verinnerlichten Denk- und Verhaltensweisen reichen von den moral- und regelgeleiteten Glaubenssätzen unseres Gewissen über die quälenden Forderungen unserer Inneren Kritiker und Verfolger bis zu den Vernichtungstiraden Innerer Zerstörer. Dieses Stufensystem der Introjektion zeigt zusammengefasst Abbildung 5-6.

Wie wir in diesem Kapitel über traumatische Introjektion gesehen haben, ist die Introjektion der Werte und Eigenschaften des realen Täters nur ein Teil eines komplizierten Anpassungsprozesses bei Menschen mit schwerer und zum Teil lang andauernder Traumatisierung in der Kindheit. Diese Mischung aus unbewussten psychologischen Abwehrmechanismen und neurobiologisch verankerten Aktions- oder »Emotionalen Handlungssystemen« (Panksepp 1998) ist der Kern der »Strukturellen Dissoziationstheorie« der Arbeitsgruppe um Ellert Nijenhuis – sie ist heute unbestritten unsere Metatheorie in der Traumatherapie. Die Arbeit mit inneren Selbst-Anteilen, wie sie in der von John und Helen Watkins entwickelten Ego-State-Therapie konzipiert wurde, ist

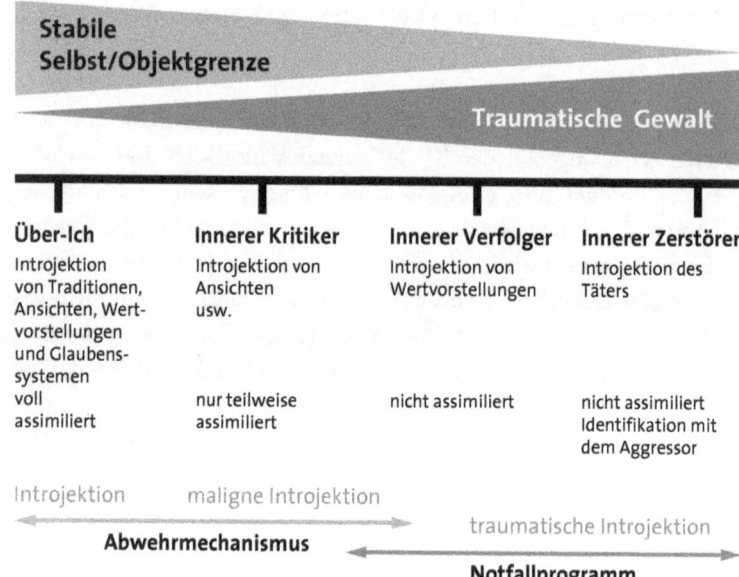

**Abb. 3-6:** Das unterscheidbare System der Introjektion

für mich heute eine hypno-analytische Therapiestrategie, um psychologische Konzepte über Traumaverarbeitung mit neurobiologischem Wissen über Stressreaktionen zu verbinden.

## 4. Hypno-systemische Aspekte: Das Prinzip der guten Absicht oder »Mit wem redet eigentlich der Innere Täter?«

Viele Menschen kommen sehr deprimiert und resigniert zu uns in die Therapie, und wir haben schnell den Eindruck, sie fühlen sich von ihren inneren Stimmen gejagt, verfolgt und auch massiv bedroht. Kein Wunder, denn dieses innere Abwertungsprogramm läuft schon wie bei einer beschädigten Schallplatte seit Jahren und Jahrzehnten.

In der therapeutischen Arbeit sind diese täterloyalen oder täteridentifizierten Selbst-Anteile – ein anderes Wort dafür stammt von Michaela Huber: »die inneren Boykotteure« – sehr störend und führen häufig zu abrupter Verschlechterung, zu plötzlicher Suizidalität und selbstverletzendem Verhalten. So ist es nicht verwunderlich, dass Therapeuten und natürlich auch Patienten den Inneren Kritiker, Verfolger und die verschiedenen Introjektbildungen, diese »inneren Fremdkörper«, loswerden wollen. Dieses therapeutische Grundmodell der Externalisierung findet vor allem in den Therapiekonzepten der Psychoanalyse seine Anwendung, wo der Heilungsvorgang von destruktiven Innenteilen durch Externalisierung von inneren Objektrepräsentanzen in der Übertragung auf den Therapeuten mit anschließender Deutung angestrebt wird. Da ich mittlerweile gegen jegliche Form der »Arbeit in der Übertragung« bei schweren traumaassoziierten Störungen bin, ist diese Form den »Exorzismus« kein Weg, den ich für hilfreich halte. Ein hypnotherapeutisches Vorgehen, welches ebenfalls auf die Externalisierung der Stimmen setzt, werde ich Ihnen im Praxisteil des Buches vorstellen.

Mein hier vorgetragener hypno-analytischer Umgang mit den Phänomenen der inneren Zuchtmeister setzt aber bei einer ganz anderen Einstellung zur Symptombildung an – der systemischen Sicht. Die grundsätzliche Herangehensweise, die ich dort gelernt habe, ist für mich trefflich in dem Satz von Gunther Schmidt zusammengefasst:

> Das Symptom ist nicht das Problem, sondern die Lösung für ein Problem.

In dieser Sicht sind die Inneren Kritiker, Verfolger und Zerstörer nichts anderes als Symptome wie viele andere auch (z. B. Angstzustände, Durchfall, Kopfschmerzen usw.) – das will ich nun ausführlich darstellen.

## 4.1 Die systemische Sicht der Symptombildung

Wenn wir uns entschließen könnten, nicht mehr vor dem Inneren Verfolger wegzulaufen, sondern unseren ganzen Mut zusammennähmen und einmal stehen bleiben würden, uns langsam umdrehen und fragen: »Warum kritisierst, verfolgst du mich?« – was glauben Sie, würde er sagen? »Weil du mich gerufen hast!« Um das zu erklären, muss ich etwas ausholen.

Statt monokausal wird die Verursachung der Symptombildung systemisch, das heißt in einem interagierenden, sozialen Ganzen gesehen. Es gilt das Sinnhafte des Symptoms zu verstehen, denn das Symptom gilt als Vorbote des Wandels, da es zur Veränderung des Lebenszusammenhanges beiträgt. Symptome sind aus Sicht der systemischen Therapie Ausdruck der aktuellen Kommunikations- und Beziehungsbedingungen in einem System, und das gilt auch für das innere System der Selbst-Anteile.

Wenn wir uns in unserer Arbeit zu sehr auf den »traumatisierten Kind-Anteil« konzentrieren, schaffen wir als Therapeuten ein Ungleichgewicht im inneren System unseres Patienten und werten die vom Patienten abgewertete kritische Seite noch weiter ab. Es ist besser, davon auszugehen, dass die Bildung einer inneren Verfolgerinstanz via Introjektion einen kompetenten Lösungsschritt des Patientensystems darstellt, eine Form kontextbezogener Kompetenz, eine, um es noch genauer zu sagen: verzweifelt hilflose Lösungsstrategie. Gunther Schmidt sagte dazu: »Die Bildung eines Täterintrojektes ist ein hoch kompetentes Verhalten unter bestimmten Bedingungen, wo dieses als einzige Lösung erscheint.«[11]

Ein Täterintrojekt im Inneren aufzubauen steht als Lösungsversuch für berechtigte und anerkennenswerte Wünsche und Sehnsüchte des Kindes – letztlich für den Wunsch, geliebt, geschützt und bestätigt zu werden.

Damals gab es keine andere Lösung, als sich die Sicht des Kritikers oder Täters zu eigen zu machen, um das Überleben zu sichern[12] – heute mag das alles anders sein, wenn wir uns in der erwachsenen Position befinden. Die Loyalitätskonflikte mit den frühen Bezugspersonen, namentlich mit den Eltern, lassen uns aber immer wieder an den frühen Sehnsüchten festhalten und sind der Klebstoff, der uns an die unerfüllten Wünsche der Kindheit bindet. Diese alten Muster unwillkürlicher Prozesse aus unserem Mittelhirn (Limbisches System) sind niemals bewusst steuerbar – sie sind Restriktionen[13], und sie setzen sich immer

---

[11] Vortrag in Heidelberg bei der »Teile-Therapie-Tagung« 2011.
[12] Siehe dazu die Ausführungen im Kapitel über das Spiegelneuronen-System.
[13] Restriktionen sind im hypno-systemischen Verständnis nicht veränderbare Tatsachen.

wieder durch. Die Frage, die uns zusammen mit dem Patienten beschäftigen sollte, lautet nicht, wie kann ich sie abschaffen, sondern: wie kann ich optimal damit umgehen. Aus dem Täterintrojekt als Existenzgegner sollte ein Partner werden – was in vielen Fällen sicher ein etwas zu hoch gestecktes Ziel ist. Der Schlüssel zu dem allen lautet: Was ist die gute Absicht hinter all den Anwürfen, Verurteilungen und Entwertungen? Und an das Täterintrojekt gewandt: »Nicht: **warum** verhältst du dich so ... sondern: **wozu** verhältst du dich so!«

Aber diese »gute Absicht« des Täterintrojektes zu erforschen gelingt nur, wenn der Patient sich nicht in der kindlich hilflosen Position befindet (der Erwachsene hat sich dann mit dem traumatisierten Kind identifiziert), sondern in der Position seines »Steuerungs-Ichs« (G. Schmidt) oder des Erwachsenen-Ichs, Alltags-Ichs in der Sprache der hypno-analytischen Teiletherapie.

Negativ bewertete Phänomene wie »anklagen, verletzen, Ärger zeigen, rationalisieren, aggressives Verhalten, Rückzug, Abwehr, Abneigung zeigen, Lügen, Verzweiflung, Ignoranz, Gewalt, psychische Symptome wie Zwänge, Ängste, Depressionen, Verfolgungsideen, psychosomatische Beschwerden, Drogen- oder Spiel-Sucht, innerer Ankläger etc.« (Schmidt 2004, S. 142) können als **Bedürfnisse** gehört und interpretiert (übersetzt) werden, was die Beziehungsgestaltung oft innerhalb von Sekunden auf konstruktive Weise verändert. Das Prinzip der radikalen positiven Konnotation macht aus jedem Symptomerleben den unhinterfragbaren Beginn eines möglichen Lösungserfolges.

## 4.2 Das Grundmuster der Beziehung zwischen Innerem Verfolger und Verfolgtem, zwischen Täterintrojekt und reaktiven Teilen

Die meisten Therapieformen, die ich in den letzten 35 Jahren kennengelernt habe, behandeln den Inneren Kritiker wie eine Stimme im Inneren, die man besiegen, beseitigen oder niederringen sollte, um wieder frei durchatmen zu können. Dieser Kritiker und Verfolger macht mit seiner Barschheit, seinen abfälligen Entwertungen und seinem Spott aus dem inneren Erlebnisraum einen Ort der Unsicherheit, wo man positive Veränderung und Heilung sich erst mal nur schwerlich für den Patienten vorstellen kann. Erfrischend neu und ganz anders der Ansatz in der Hypnotherapie, der systemischen Therapie und dem Fokusing: alle Teile im Innenraum sind entstanden, um zu helfen, und sie tun ihr Bestes, um das System zu erhalten ... so auch der Innere Kritiker, Verfolger und Täter. Welche grundsätzliche Idee steckt dahinter?

*Nur ein Teil von mir*

Zuerst einmal finde ich es hilfreich, davon auszugehen, dass der Innere Kritiker, Fehlerzähler, Scharfrichter oder wer auch immer nur eine Seite von mir ist – eine Seite von vielen inneren Selbst-Anteilen. Ich habe mir angewöhnt, von ihm als einem temporären Zustand zu denken, um die Möglichkeit der Veränderung von Anfang an im Gespräch mit dem Patienten zu antizipieren – »Seeding« nennt man das in der Hypnotherapie. Deshalb bevorzuge ich auch manchmal die Formulierung: »Der Teil in Ihnen, der gerade kritisiert.« Die Sätze der Kritiker sind nicht in Stein gemeißelt, nicht das 11. Gebot des Dekalogs – auch nicht der menschenverachtende Donnerschlag eines Täterintrojektes.

*Polarisierte Teile: Gegen wen kämpft der Innere Kritiker?*

Die therapeutisch sinnvollste Grundhaltung dem inneren Dementor gegenüber ist die von Respekt, Neugier und Akzeptanz. Da wir das von unseren Patienten nicht immer erwarten können – sie haben viele Jahre schmerzlich unter seinen Bemerkungen gelitten –, sollten wir Therapeuten ein Vorbild abgeben und ihm freundlich begegnen. Das heißt nicht, dass wir seine rüde und verletzende Sprache gut finden und entschuldigen, sondern dass wir erst mal offen sind, um zu verstehen, welchen Beitrag er oder sie am Erhalt des Systems in den letzten Jahren und Jahrzehnten geleistet hat und noch leisten will. Ziel aller unserer Bemühungen wird es sein, dem Patienten zu helfen, aus einem grausamen Dementor einen unterstützenden Mentor zu machen – oder aus einem Tyrannen einen Diener. Und vielleicht sagt der innere Anteil seit vielen Jahren immer das Gleiche, weil ihm bis heute niemand zugehört hat und er ein wichtiges Anliegen vertritt. Wenn ich das mit menschlichen Worten ausdrücken würde: Ein Teil in mir, der gerade kritisiert, tut das, weil es da einen anderen Teil in mir gibt, der Dinge tut, denkt oder auch etwas unterlässt, die der Kritiker für enorm schädlich hält. Da er die Hoffnung auf Änderung dieses Teils fast aufgegeben hat, sind aus Ermahnungen in den letzten Jahren knallende Ohrfeigen geworden. Das Ziel eines Inneren Kritikers, Ermahners und Zensors ist der Versuch, eine Veränderung bei mir als dem Erwachsenen-Selbst oder gegenüber einem Teil meiner Selbst-Familie zu erwirken (erzwingen?).

Richard Schwartz hat in seinem Konzept der »Systemischen Therapie mit der inneren Familie« (1997, 1998, 1999) über polarisierende Teile (z. B. innere Täteranteile) im inneren System geschrieben: »Wenn ein Teil sich zu einer extremen Rolle hin verlagert und die Verteilung von Ressourcen, Einfluß und Verantwortlichkeiten aus dem Gleichgewicht bringt, wird ein anderer Teil eine gegensätzliche oder konkurrierende Rolle übernehmen. Weil diese Polarisierungen dazu neigen, sich selbst zu bestätigen, werden sie in Abwesenheit wirklicher Führung wahrscheinlich eskalieren. Das heißt, die negativen Annahmen eines jeden Teils über den anderen werden ständig bestätigt, während jeder Teil extrem wird und dem anderen entgegenzuwirken oder ihn zu besiegen versucht« (1997, S. 96). So müssen wir davon ausgehen, dass jedem rüden Kritiker und Verfolger ein innerer Anteil gegenübersteht, auf den sein Verhalten sich bezieht – auch wenn der andere Teil im Blitzlichthagel des Kritikers unsichtbar ist oder sich versteckt –, gehen Sie davon aus, er ist da – ganz real oder als verzerrte Wahrnehmung des Inneren Kritikers. Die Handlungskonsequenz daraus fasst Richard Schwartz in ein hilfreiches Bild: Stellen Sie sich vor, Sie steuern ein kleines Boot über den See und bedienen Pinne und Motor. Ein Leichtmatrose setzt sich vom Boden des Boots auf die rechte Reling, und sofort gleicht ein anderer Leichtmatrose das Ungleichgewicht aus, indem er sich auf die linke Reling setzt. Dann steht der eine der beiden auf und sofort ... Sie verstehen, was Schwartz uns sagen will: Das Boot wird immer anfälliger für Wellengang, und es wäre sicher für das Gleichgewicht fatal, einem der beiden zu befehlen, sich sofort wieder hinzusetzen – Abrüstung kann, wie beim Atomwaffensperrvertrag zwischen USA und Russland, nur Schritt um Schritt erfolgen, sodass jeder Teil sein Gesicht wahren kann.

Eine mögliche Form der Eskalation in der Therapie besteht darin, dass der Patient und/oder der Therapeut beginnt, den Kritiker zu kritisieren und harsch abzuwerten oder ihn gar mit Exorzismus zu bedrohen. Etwas, was aus seiner Sicht über Jahre das Überleben durch sein unermüdliches Tun gesichert hat und schon dadurch erfolgreich war, dass der Patient ja augenscheinlich noch lebt, wird sich nicht abschaffen lassen – im Gegenteil, der Anteil wird unerbittlich um die Existenz kämpfen. Das sollten wir auch nicht weiter versuchen, auch wenn uns der Patient darum bittet, dieses kritische und verfolgende Teil aus seinem Innenraum zu entfernen. In Gunther Schmidts Worten: Das Büro für den Mafia-Auftragskiller ist nebenan, hier bei mir geht es mehr darum zu verstehen, was die Botschaft bedeutet.

*Die Botschaft*

Die Botschaften der inneren Fehlermesser und Dementoren benützen meist adjektivische Zuschreibungen der unfreundlichen Art: die entwertende Sprache greift zurück auf »dumm«, »blöd«, »hässlich«, »feige«, »böse«, »faul« und vieles mehr. Dies alles in Satzverbindung mit »sollte«, »müsste«, »hätte« oder der Verneigung »Ich sollte nicht ...« – eine permanent auf uns hereinprasselnde posthypnotische Suggestion. Und der zusammengefügte Satz zielt dann wie ein Torpedo auf einen anderen Teil, der damit versenkt werden soll – oder zumindest gezwungen, sich zu verändern. »Ich hasse mich, wenn ich so ängstlich bin«, gibt uns ganz klar die Veränderungsrichtung vor: Es muss also einen ängstlichen Teil im Untergrund geben, der soll mutiger werden, um so den Selbstwert zu steigern.

Nicht immer steht die verbale Botschaft des inneren Entwerters im Vordergrund, sondern seine Lokalisierung im Körper. Als ich einen Patienten bat, mit dem Teil in sich Kontakt aufzunehmen, der für die Unzufriedenheit mit der Lernleistung vor der Staatsexamensprüfung stand, dann sagte er: »Es fühlt sich an, als sei in meinem Körper eine Blockierung, als schnüre sich alles in meinem Hals zusammen.« Meist zeigt sich der kritische Teil in uns durch Körpersensationen wie

- Verkrampfungen
- Engegefühle oder
- ein Gefühl, nicht loslassen zu können.

Neben dieser kinästhetischen Form der Kommunikation machen sich kritische Innenstimmen auch durch Bilder (visuell) und natürlich durch Worte (auditiv) bemerkbar. Die Struktur der Botschaften erinnert etwas an ängstliche Mütter, die den Kindern deutliche Botschaften mit auf den Weg geben: »Wenn du nicht den Mantel zumachst, wirst du dir den Tod holen!«; oder sind Sie schon mal mit dem Satz:

»Hals und Beinbruch!« in den Skiurlaub verabschiedet worden? Das scheint irgendwie unlogisch, jemandem etwas zu wünschen, was man befürchtet ... aber ein weitverbreitetes menschliches Verhalten. Warum prophezeit eine Mutter dem geliebten Kind, es werde sterben? Weil sie will, dass das Kind etwas tut: einen Schal umbinden, die Zipfelmütze aufsetzen und eine warme Jacke anziehen. Das, was in drastischen Worten vorhergesagt wird (»Du bist ein Versager!«), ist das, was auf alle Fälle vermieden werden soll – die drastischen Worte dienen nur dazu, ein heftiges Gefühl zu erzeugen, um Veränderung zu erzwingen.

Wir könnten also sagen: Der Innere Kritiker will uns, hochemotional ausgedrückt, dazu veranlassen, dass das, was er prophezeit, auf keinen Fall eintreten darf: »Du machst immer alles falsch und machst dich zum Gespött.« Er scheint uns vor allem vor Beziehungsverlust, Scham, Schuld und Schmerz schützen zu wollen.

Ich hatte oben die ängstliche Mutter erwähnt, die dem Kind den Tod voraussagt. Ist der Motor aller kritischen Innenteile ein ängstliches und auch verzweifeltes Gefühl, etwas Schreckliches könnte passieren, wenn die Ermahnungen nicht beachtet werden? Ich denke, der Grund für den verbalen Angriff der kritischen Innenteile ist blanke Angst – und im Falle traumatischer Erfahrung die »Angst, nicht zu überleben« –, daher die Befürchtung, etwas könnte schiefgehen, andere Leute könnten schimpfen, der Erwachsene könnte versagen und beschämt werden, oder der Organismus könnte sterben. Wenn wir in der hypnoanalytischen Teiletherapie mit so einem Innenteil Kontakt aufnehmen, dann wirken diese meist gar nicht ängstlich, sondern eher ärgerlich, vernichtend kalt oder autoritär – sie haben recht und der Patient macht alles falsch. Fragen Sie so einen Innenteil, was er glaubt, was passieren würde, wenn er nicht mehr täte, was er tut, und nicht mehr sagen würde, was er sagt ... eine Litanei an Befürchtungen über den Untergang des Patienten in einer bösen Welt wird über Sie hereinbrechen. Verständlich, wenn man in Rechnung stellt, unter welchen Umständen der Innere Kritiker entstanden ist.

*Empathie zeigen*

Jetzt ist es wichtig, für diese Befürchtung des Inneren Kritikers Empathie und Respekt zu zeigen – wird nun doch die »gute Absicht« hinter seiner Botschaft für das gesamte System klar. Hier helfen Formulierungen wie: »Kein Wunder, dass du so heftig bist ...« oder »Ich kann gut verstehen, dass du dir Sorgen machst« und »Gut, dass es dich gibt, dass du all die Verantwortung bis jetzt getragen hast ...«.

Da er in einer Zeit entstanden ist, da genau das Gefühl der Sicherheit bedroht war, weiß er, wovon er spricht – der Innere Kritiker ist mit seiner Botschaft die optimale Anpassung an eine Stresssituation, einen drohenden Liebesverlust, eine Beschämungsangst oder ein traumatisches Ausgeliefert-Sein im Dort und Damals ... aber nicht im Heute.

Wir müssen lernen, unter dem »Schreckensszenario«, der »worst-case-Beschwörung« das zu entdecken, was Gunther Schmidt einmal das Sehnsuchtsziel bezeichnet hat (siehe dazu die Übung in Kasten 1)[14].

Therapeuten müssen das »Sehnsuchtsziel« hinter der guten Absicht nicht erraten, wir müssen nur den Kritiker, Verfolger und Entwerter danach fragen und Geduld haben. Oft ist dieses Herausarbeiten der eigentlichen »guten Absicht« hinter der Botschaft der anstrengendste und langwierigste Teil in der Arbeit mit kritischen Introjekten. Einige Ideen dazu liefern die hier von mir gesammelten und abgedruckten Therapiemanuale im Praxisteil des Buches

*Wer ist eigentlich gemeint?*

Der nächste Punkt, mit dem wir uns beschäftigen müssen, ist die Frage, wer eigentlich mit der Kritik, den »bösen Worten« im Patienten gemeint ist. Wen kritisiert der Innere Kritiker und wen verfolgt der Innere Verfolger? Wenn ich für einen Moment in die sog. »Beobachterposition« gehe und ohne Bewertung und Beurteilung, aber mit Neugierde und achtsamer Aufmerksamkeit das Ganze betrachte, dann merke ich schnell, dass ich als erwachsene Person gar nicht gemeint bin. Der Satz »Man muss 150 % sein, damit etwas in Ordnung ist« ist aus dem erwachsenen Gegenwartserleben eher lachhaft, und es fällt nicht schwer, den Satz als absurd abzuweisen. Aber wer in mir lässt sich dann mit so einem Satz schrecken?

Wenn wir dem kritischen Teil schon unseren Respekt und Empathie zollen, dann gilt das auch für den Teil, der vom Kritiker kritisiert wird und vom Verfolger verfolgt – quid pro quo. Dieser Teil, der kriti-

---

[14] Eigene Mitschrift einer Übung in meiner Ausbildungsgruppe 2009 bei G. Schmidt und B. Trenkle.

## Wie gehe ich mit Selbstabwertungs-Mustern bei Traumapatienten um? (Nach Gunther Schmidt)

Diese Übung zielt auf Aspekte der Selbstverantwortung des Patienten dafür, dass es ihm schlecht geht. Jemand hat bedrängende Erlebnisweisen: zum Beispiel Flashbacks, Selbsthassimpulse, körperliche Probleme.

Das bedeutet, dass das Ich des Patienten in der Regel sehr stark damit assoziiert ist; das verstärkt somit das Problemerleben, das Negative wird dann ganz nahe gefühlt. Die Interventionsrichtung ist: Dissoziation. Ziel der Selbstverantwortung und mehr Wahlfreiheit.

1) Wie üblich Problem erfragen,
2) pacing.
3) »Wie finden Sie das, dass es so bei Ihnen läuft?«

Es gibt verschiedene Zeiten mit massiver Selbstabwertung, aber: **die massive Selbstabwertung ist ein Rettungsversuch, ein anerkennenswerter Lösungsversuch.**

Wenn ich selbst schuldig bin und mir Vorwürfe mache, dann stellt sich heraus, wenn man genau fragt, dass die Seite, die die Schuldgefühle macht, dass diese Seite sagt: »Hättest du das gemacht oder hättest du das nicht gemacht ... Dann wäre das oder jenes *nicht* passiert.« Und immer bietet die beschuldigende Seite dem Patienten eine Imagination an: »Es wäre nicht passiert ... das ist eine Wunscherfüllungsphantasie.« Damit könnten wir sagen, in der Selbstbeschuldigung drückt sich auch eine Sehnsuchtsphantasie aus, eine Wunscherfüllung. Z. B.: Könnte ich die Zeit doch zurückdrehen und alles wäre wunderbar. Die Eintrittsfahrkarte für die Wunschphantasie ist die Selbstbeschuldigung. Damit ist die Selbstbeschuldigung nicht nur ein aggressiver Akt, sondern auch ein Ausdruck von Sehnsucht.

Aus diesem Grund dürfen wir *nie* die **beschuldigende Seite** abwerten und uns mit unserer Empathie ganz allein auf das missbrauchte, traumatische Kind konzentrieren (was leider zu häufig noch passiert). Das ist, wie wenn ich in einer Familientherapie mich mit dem Kind gegen die strenge Mutter solidarisierte ... Wer leidet letztendlich darunter? Natürlich das Kind!

siert wird, fühlt sich beschämt, verärgert, schuldig, wütend, rebellisch oder peinlich berührt. Diesen Teil nenne ich nach dem Vorschlag von Shirley Schmidt (siehe dazu Kapitel 3.2) den reaktiven Teil oder die reaktiven Teile.

Dieser reaktive Teil ist zur gleichen Zeit entstanden wie der Kritiker oder Verfolger und steht für den kindlichen Ego-State (Ich-Zustand) in uns, der sich durch drohenden oder realen Liebesverlust, massive Loyalitätskonflikte oder Traumatisierung verängstigt und hilflos gemacht fühlte. Die Aufrichtung des äußeren bedrängenden Objektes via Introjektion im psychischen Innenraum ist, wie oben von mir gezeigt, ein Coping-, Abwehr- oder gar ein Überlebensmechanismus. Introjektbildung schützt im ersten Moment den verwundeten Inneren-Kind-Anteil und hilft, Schmerz, Beschämung und Bindungsverlust zu vermeiden. Was sich im Gehirn bewährt hat, wird beibehalten, ausgebaut und synaptisch verstärkt. Wenn wir älter werden, internalisieren wir über Jahre all die äußeren Stimmen, die kritischen Äußerungen und Begrenzungen unserer Spontanität und unseres natürlichen Verhaltens. Aus all dem werden die inneren kritischen bis verfolgenden Stimmen, der innere Zuchtmeister. Sein Job ist es, all die Regeln, Forderungen der Umwelt und Verbote wie in einem großen Gesetzesbuch aufzuschreiben und uns permanent zu mahnen, die Grenze nicht zu überschreiten. Es ist auffällig, dass sich die inneren Stimmen häufig harscher und fordernder bemerkbar machen, als die äußeren je waren. Wir peitschen uns emotional, aber verletzen uns auch körperlich durch Selbstverletzung und Entwicklung von Süchten. Was als Schützer gestartet war, landet später als Zerstörer.

An diesem Punkt möchte ich einmal die Kausalkette umdrehen. Bisher denken wir doch vermutlich so: Weil meine Patientin einen so harschen, entwertenden Inneren Verfolger seit vielen Jahren in sich trägt, deshalb geht es ihr so schlecht. Stimmt! Aber es stimmt auch: Weil sie einen kindlichen Teil in sich hat, der so massive Angst vor Liebes- und Bindungsverlust, Beschämung, erneutem Missbrauch usw. hat, braucht sie einen lautstarken Inneren Kritiker, um das zu vermeiden, was sie fürchtet. Wenn ich das Sehnsuchtsziel, die Sehnsuchtsphantasie mit eigener Kraft immer noch nicht allein erreichen kann, dann brauche ich die kritischen Stimmen, damit ich das Ziel nicht aus den Augen verliere. So gesehen ist der Kritiker und Verfolger nicht das alleinige »Problem«, sondern es ist vorrangig auch die Ohnmacht des kindlichen, (traumatisch) verstrickten Ego-States, einen Zustand von Sicherheit und Gebundenheit in einer nährenden Beziehung zu erreichen – und das vor allem in der Gegenwart. Dieser eben beschriebene traumatisierte Innere-Kind-Anteil ist zum einen der Niederschlag einer bedauerlichen (traumatischen) Stresserfahrung unseres Lebens (autobiographische Erinnerung) – und dafür gebühren ihm Anerkennung und Unterstützung –, aber auch ein dysfunktionaler Lösungsversuch einer Gegenwartssituation durch eine Strategie der Vergangenheit. Diese »Trance«, mit der ein inneres traumatisiertes Kind den Erwachsenen heute zwingt, die Gegenwart als sich wiederholende Vergangenheit zu sehen, nennt Stephen Wolinsky die »dunkle Seite des inneren Kindes« (1995). Die theoretischen Hintergründe dazu finden sich in meinem Theoriebuch »Hypno-analytische Teilearbeit« (2012).

Um das oben Gesagte noch mal an einem Beispiel zu verdeutlichen:

Mein Patient mit einer Zwangsstörung, der nach dem Reifenwechsel von Sommer- auf Winterreifen (und vice versa) immer wieder die Schraubenmuttern kontrollieren muss, hat eigentlich zwei Probleme:

- einen ständig quälenden Zwangsgedanken, das Auto rechts ranfahren und die Muttern nachziehen zu müssen: »Du wirst sterben, weil die Muttern locker sind!« und
- keine zeitstabile Sicherheit in sein eigenes Tun und die Erinnerung, es erst vor 30 Minuten gemacht zu haben, und die Fähigkeit, daraus eine Selbstbeschreibung abzuleiten: Ich bin verantwortungsbewusst, kann mein Leben trotz Gefahren meistern und ertrage Ambivalenz.

Ich behaupte: Die Stimme hört nur auf zu fordern oder zu befehlen, wenn sich beim zweiten Punkt oben etwas ändert. Damit ich den Autopiloten ausschalten kann, muss ich schon viel Flugerfahrung und Selbstvertrauen in mein eigenes Können haben, um das Flugzeug eigenhändig durch die Wolkenbank zu steuern. Deshalb, so denke ich heute, lassen sich so viele Innere Kritiker, Verfolger und Täterintrojekte in der Therapie nicht auflösen oder zumindest kleiner schrumpfen, weil das, was vom Kritiker kritisiert und vom Verfolger verfolgt wird, in der Therapie zu wenig gesehen wurde und ebenfalls ein Angebot zur Veränderung und Unterstützung vom Therapeuten bräuchte.

Wir können uns einmal mit der einen Seite, dem Kritiker, identifizieren (»Das war jetzt aber wieder super blöd von mir!«) oder mit der

Seite in uns, die kritisiert wird (»Ich fühle mich nicht gut genug!«) – es kann ständig hin und her wechseln. Der einzige Weg, aus dem Patt zwischen Kritiker und kritisiertem Teil herauszukommen, ist in die erwachsene Beobachterposition zu gehen.

*Der Weg vom Schützer zum Verfolger: eine Karriere*

Wenn ein Kind eine grenzüberschreitende, traumatische Erfahrung macht, dann wird ein Teil vom Alltags-Selbst des Kindes als Schützer (Protektor) abgespalten, welche ab diesem Moment versucht, das Kind vor einer Wiederholung der traumatischen Erfahrung zu schützen – so weit hatte ich es bisher beschrieben. Alles, was das Kind ab jetzt tut, wird peinlich genau daraufhin untersucht, ob eine Retraumatisierung droht. D. h., das Kind übernimmt die Verantwortung für die Ereignisse und sucht bei sich Möglichkeiten, das Schreckliche zu verhüten. Dies wird bis ins 7. Lebensjahr durch das von Piaget beschriebene präoperationale Denken gefördert – eine Zeit des sog. Egozentrismus.

> »Im präoperationalen Stadium sieht sich das Kind mit seinen Bedürfnissen und Zwecken noch als das Zentrum. Alles wird in Bezug auf das Ich gesehen. Der Egozentrismus des präoperationalen Kindes lässt es annehmen, dass jeder so denkt, wie es selbst denkt, und dass die ganze Welt seine Gefühle und Wünsche teilt. Dieses Gefühl des Einsseins mit der Welt führt im Kinde zu der Überzeugung seiner magischen Allmacht. Die Welt ist nur seinetwegen geschaffen. Aufgrund seines Egozentrismus ist das Kind nicht fähig, sich in andere Menschen hineinzudenken. Alle teilen vermeintlich seinen Standpunkt. Es kennt nur seine Perspektive. Das Kind glaubt, dass alles, was es für real hält (Worte, Namen, Bilder, Träume, Gefühle), auch wirklich existiert (Realismus). Auch auf der sprachlichen Ebene zeigt sich diese Egozentrizität. Das Kind ist nicht in der Lage, eine Geschichte so zu erzählen, dass sie für einen Zuhörer, der die Geschichte nicht kennt, verständlich ist.«[15]

So schafft das Kind sich einen Inneren Helfer, eine Art Wächter oder Re-Trauma-Verhinderer. Ich stelle mir das so vor: Wenn ich immer ge-

---

[15] http://de.wikipedia.org/wiki/Jean_Piaget

hört habe: »Schmeiß die Tür nicht ... mach sie leise zu ... Tür zu!« und es mal ein paar Kopfnüsse und scharfe Töne setzt, dann wird in mir ein Teil diese Botschaft überleben und, wenn ich gerade durch die Tür mit meinem Flieger flitze, sagen: »Mach die Tür zu!« Das hilft mir, die Regeln der Eltern einzuhalten, um nicht wieder Geschrei zu provozieren. Bei ernsthaften Traumatisierungen bedeutet das, dass ich Gefahr laufe, meine psychische Entwicklung zu verlangsamen, um ja nicht Grund für weiteren Missbrauch zu werden: Ich werde scheu, ängstlich und ziehe mich in mein Zimmer oder in meine Innenwelt zurück – diese häufig kompensatorisch angefüllt mit virtuellen Spielkameraden und Übergangsobjekten.

Die Pubertät mit ihren neuen Möglichkeiten und Gefahren, die Erweiterung des Lebens- und Beziehungsradius, der Beginn der sexuellen Neugier machen aus dem Inneren Wächter einen Inneren Verfolger: um den gleichen Gehorsam zu erzwingen, muss der Wächter aufrüsten und sein Vokabular verschärfen: Jetzt entsteht die rüde Sprache der Entwertung und Bedrohung. Seine größte Angst scheint mir zu sein, dass die aufkeimende Sexualität und die oft hormonbedingten Absonderlichkeiten, die sich Pubertierende zur eigenen Identitätsbildung ausdenken und auch in Cliquen umsetzen, aus dem Ruder laufen, die »Erwachsenen-Persönlichkeit« die Kontrolle verliert und die traumatische Situation sich wiederholt. Ab der Pubertät wird aus dem Wächter ein aktiver Verfolger.

Ob das dann wirklich ein »Verfolger« ist oder nur ein Helfer im verzweifelten Versuch, eine aus seiner Sicht katastrophische Situation zu verhindern, ist auch an anderer Stelle schon diskutiert worden. Lisa Goodmann und Jay Peters schreiben über den angeblichen Wechsel von »helfen« nach »verfolgen« bei DIS-Patienten: »In unserer Arbeit finden wie keinen solchen Wechsel bei den Teilen. Die Protektoren sind immer wieder und zu jeder Zeit Protektoren. Was sich ändert, ist die Art des schützenden Verhaltens, welches nach außen sicher nicht mehr protektiv wirkt und in bestimmten Momenten für den Host verletzend und lebensbedrohlich erscheint« (1995, S. 95).

> Der Innere Verfolger war in der Zeit der Traumatisierung und danach ein Wächter zur Vermeidung von Re-Traumatisierung. Ab der Pubertät wird aus dem Wächter ein aktiver Verfolger

Für die Autoren ist der entscheidende Wandel in der Entwicklung des Inneren Verfolgers in der Pubertät und der frühen Erwachsenenzeit, dass der Wächter oder Helfer der posttraumatischen Phase den Host (besser würden wir sagen ANP oder Erwachsenen-Selbst des Patienten) oder die Handlungen des Host als die Quelle der Bedrohung ansehen. Weil von ihm die Bedrohung ausgeht, muss er kontrolliert und überwacht werden, um das ganze System zu schützen. Um den Wandel vom Kindheits-Beschützer zum Verfolger wirklich besser zu verstehen, müssen wir uns nicht so viel mit dem Dementor, aber mehr mit dem Host, d. h. dem Erwachsenen-Selbst, beschäftigen.

Diese Haltung entspricht auch meiner Intention, als ich sagte: Die Mannschaft der Inneren-Verfolger-Teile wird nie aufhören zu verfolgen, wenn der Teil, auf den sich die Verfolgung bezieht (das verletzte Innere Kind), nicht vom Erwachsenen-Selbst beschützt wird und der Erwachsene Verantwortung für sein Leben übernimmt. Die Voraussetzung dafür ist: Der Erwachsene darf sich nicht ständig mit dem Inneren Kind verwechseln und seine erwachsenen, steuernden Funktionen aufgeben. Neurobiologisch heißt das: Mehr Kontrolle des Orbito-Frontalen Kortex (OFC) über das Limbische System (siehe dazu Peichl 2012).

*Die reaktiven Teile*

Wie ich in dem Abschnitt über die verschiedenen Formen der Introjektion dargelegt habe (Kapitel 3), gehe ich mit Shirley Schmidt und der Arbeitsgruppe um Ellert Nijenhuis davon aus, dass bei fortgesetzter Gewalt neben einem Introjekt auch verschiedene »reaktive Teile« entstehen. Diese werden als Folge der diversen Abwehrsysteme auf Bedrohung bei den Säugetieren unterscheidbar ausgestaltet. Der bei unterschiedlichen Opfern von psychischer/physischer/sexueller Gewalt im Vordergrund stehende dominierende Verteidigungsmechanismus (Flucht-Kampf-Freeze-Unterwerfung) prägt auch den reaktiven Teil, auf den sich die Kritik des Inneren Kritikers und die Verfolgung des Verfolgers usw. beziehen.

Nach meiner Erfahrung finden sich oft bei Patienten mit Traumaerfahrung drei kindliche Ego-States, die sich ganz unterschiedlich auf die innere Bedrohung durch den Kritiker/Verfolger/Täterintrojekt positionieren.

1) **Der sich unterwerfende Teil:** Je schwerer die Traumatisierung, umso ausgeprägter findet man einen reaktiven Teil, der aus dem Reaktionssystem »Unterwerfung« (submit) hervorgegangen ist. Dieser Teil stimmt dem Dementor völlig zu und sagt über sich: »Ja, ich bin schlecht und verdiene Strafe« oder: »Es ist alles meine Schuld – ich habe es so gewollt.« Wenn die erwachsene Person voll mit dieser Haltung der Schuldübernahme und Beschämung identifiziert ist, ist es schwer, diesen Teil zu entdecken. Deshalb ist zuerst »Dis-Identifikation« nötig, um dem Erwachsenen aus der Beobachterposition einen Blick auf seine Innenteile zu ermöglichen. Das Hauptthema des sich unterwerfenden Teils sind Schuld, Scham und Verzweiflung.
2) **Der wütende Teil:** Dieser Teil rebelliert offen oder versteckt gegen die Forderungen des Inneren Kritikers oder Verfolgers. »Nein, das werde ich nie tun … du kannst mich nicht zwingen« könnte ein Satz des wütendes Teiles sein. Häufig sind diese Teile nicht kindlich, sondern verhalten sich eher pubertär und haben eine Wucht, wie wir sie aus den Kämpfen um Autonomie bei Patienten mit Borderline-Störung in der Adoleszenz kennen.
3) **Der flüchtende Teil:** Gemäß der Überzeugung, Flucht ist besser als Kampf, zeigt dieser reaktive Typ ein ausgeprägtes Flucht- und Vermeidungsverhalten. Ist das Erwachsenen-Ich mit dieser Vermeidungsstrategie identifiziert, dann entzieht es sich dem Druck der inneren Introjekte durch Flucht in Alkohol, Drogen, Essen, Computersucht oder einer äußeren Fassade von unberührter Naivität und Inkompetenz.

All diese verschiedenen reaktiven Formen müssen – wie die Introjekte – im Therapieprozess angesprochen, ihre Not erkannt und ihre Aufgabe für das Gesamtsystem gewürdigt werden. Introjekte und reaktive Teile repräsentieren den ehemals äußeren Konflikt zwischen Objekt und Selbst im Innenraum: der äußere Konflikt, die Gewaltbeziehung des Traumas sind durch Verinnerlichung nach innen genommen worden und entfalten hier ihre destruktive Kraft. Der damit einhergehende Überlebensvorteil, der Außenraum, ist von Bedrohung ein Stück befreit, neue überlebenswichtige Bindungen – auch zum Täter oder täterloyalen Objekten – sind wieder möglich. Der Versuch, diese nach innen genommene Erfahrung zu dissoziieren, ist ein weiterer Überlebensmechanismus: Neutralisierung des Leides und Terrors durch Abkapselung.

## 4.3 Das Introjekt-System: die Choreographie der Innenteile infolge der Introjektion der Außenwelt in die Innenwelt

Je tiefer wir in die Phänomenologie des Systems der Innenteile einsteigen, umso klarer tritt das Introjekt-System hervor. Um die Choreografie der Selbst-Anteile unter dramatischen oder traumatischen Objekt- und Selbstverlust auf der inneren Bühne noch genauer zu beschreiben, ist ein Blick auf Abbildung 4-1 hilfreich.

Wir betrachten als Erstes die Achse »Innerer Kritiker/Verfolger/Zerstörer« und »kritisiertes Inneres Kind« (grau unterlegt), die in der Ursprungssituation, meist in der frühen Kindheit, auf dramatischem oder traumatischem Wege entstanden sind. Objektpsychologisch gesprochen haben wir hier den Niederschlag einer oder vieler verdichteter Interaktionssequenzen (generalisierte Repräsentanz), immer mit einem Objektanteil (der äußere Täter), das reagierende Subjekt (Selbst-Anteil) und einem dominierenden Affekt. Das damalige Kind-Selbst erlebt einen realen, drohenden oder vorgestellten Verlust einer existenziellen Bezugsperson, wird massiv beschämt wegen seiner Existenz oder wegen Regelüberschreitungen oder befindet sich in einer grenzüberschreitenden Missbrauchssituation mit Verlust der Eigensteuerung. Die Psyche spaltet diesen kindlichen Reaktionszustand ab und formt daraus ein

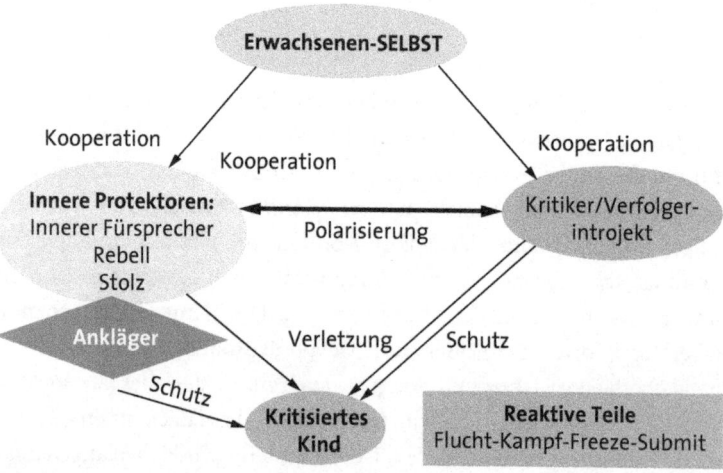

**Abb. 4-1:** Das Introjekt-System

kritisiertes/traumatisiertes Kind-State – eine Art Container für die gesamten Traumaerfahrungen (Traumakindanteil, Opferspeicheranteil, emotionaler Teil der Persönlichkeit [EP] usw.). Der Vorteil dieser Übernahme und Verdichtung in einem kindlichen Selbst-Anteil ist, dass die Verletzungs- oder Traumaerfahrung contained ist und das restliche Kind-Selbst sich weiterentwickeln kann – eine Alltagspersönlichkeit entsteht (ANP). Ist die Wucht und Perfidität der Grenzüberschreitung traumatisch, d. h. kommt es zum Erleben von absoluter Hilflosigkeit, Kontrollverlust und Todesangst durch das Opfer, dann entstehen über diverse Anpassungsprozesse sog. reaktive Teile, wie ich sie oben gemäß der Theorie der Strukturellen Dissoziation nach Nijenhuis beschrieben habe. Diese Ego-States entwickeln sich aus heftigen Affekten peri- und posttraumatisch und können aus den Verteidigungssystemen Flucht-Kampf-Freeze-Unterwerfung hergeleitet werden.

Wenn keine Chance besteht, den Grenzüberschreiter zu meiden, um sich vor weiterem Leid zu schützen, erfolgt die Introjektion des »Täters« in den psychischen Innenraum, d. h., ein Selbst-Anteil des Kindes wird gemäß den ich-fremden Denk- und Handlungsprogrammen des äußeren Peinigers ausgestaltet – ein Introjekt ist entstanden. Damit ist die äußere Beziehung nun vollständig nach innen genommen, das Kind verhält sich auch in Abwesenheit der Eltern regelkonform, und die existenzielle Beziehung zum »Täter« wird wieder gut. Das Kind überlebt mithilfe des Introjektes, welches hilft, Schmerz, Scham und Liebesverlust zu minimieren, und wird über die Jahre erwachsen: Das Alltags-Selbst ist jetzt zum Beispiel 28 Jahre alt, aber in dem Patienten besteht diese Konfliktachse weiter fort. In der Pubertät und der damit verbundenen Erweiterung des sozialen Rahmens und der Gefahren hatte sich die Sprache des Introjekts noch einmal verschärft, um mit der Neugier, der Verweigerung, dem erwachenden sexuellen Begehren usw. mitzuhalten (siehe oben).

Im Laufe der Jahre haben sich nun aber auch innere Protektoren, Schützer gegen die Dominanz des ewigen Anklägers, Forderers oder Destruktors gebildet. Jay Earley und Bonnie Weiss (2010) nennen das »inner defender«, die Inneren Verteidiger. Davon sind mir drei immer wieder begegnet:

- **Der Innere Fürsprecher** – das ist ein Teil, der gegen den Inneren Kritiker versucht, Gegenargumente zu finden »So schlimm ist es doch auch nicht ... jeder braucht eine Chance ... es wird schon klappen« usw. Seine Chancen, gegen den Inneren Kritiker zu gewinnen, sind eher niedrig anzusetzen ... sonst gäbe es ja das Problem nicht.

- **Der Innere Rebell** – wenn der Dementor zu stark und zu ausdauernd drängt, kann das Ganze plötzlich in Trotz und Verweigerung umschlagen, auch wenn das manchmal selbstdestruktive Züge annimmt. »Jetzt habe ich überhaupt keine Lust mehr ... die können mich alle mal!« Diese letzte Bastion der Autonomie ist verständlich, führt aber in eine Art Bürgerkrieg mit dem Inneren Kritiker oder Verfolger.
- **Der Stolz** – die Anwürfe werden gemildert, indem ein Teil ständig auf die Erfolge, das Können und die Bewunderung durch andere hinweist. Das wirkt manchmal ziemlich übertrieben, und solche Menschen erscheinen uns, als hätten sie wenig realistische Selbsteinschätzung – dabei sind sie nur verzweifelt bemüht, gegen die gnadenlose innere Stimme des Gewissens etwas halbwegs Gutes zu setzen.

Eine letzte Instanz, die noch gegen das gnadenlose Introjekt aufgeboten werden kann, ist der **Ankläger.** Er ist in seinem Denken rigoros und extrapunitiv: Nicht ich bin schuld, sondern immer die anderen; dass die Forderungen des Introjekts nicht erfüllt wurden, liegt nicht an dem Inhalt der Forderung und auch nicht an der Person an sich, sondern am Umfeld, der Welt als solcher und dem Wetter im Besonderen. »Dass ich die Arbeit nicht perfekt abliefern konnte, hat nicht an mir gelegen, sondern an dem Professor, der eine so schlechte Vorlesung machte – weil er nie Zeit hat und ständig in der Weltgeschichte herumfahren muss ...«

Alle diese Teile auf der inneren Bühne könnte man »Das Introjekt-System« und im Falle des Inneren Kritikers »Das Innere-Kritiker-Cluster« nennen – alle im Tanz vereint nach der Choreographie: »Wir sind gekommen, um zu helfen.«

# 5. Die Grenzen des Modells und seine Gefahren

Jetzt habe ich viel, zum Teil auch sehr theoretisch und anstrengend, über das Phänomen der Widerspiegelung der Außenwelt in unserer Innenwelt geschrieben – manches hat Sie vielleicht interessiert, anderes vielleicht auch gelangweilt. Die große Bandbreite der inneren Stimmen, von freundlich-kritisch bis vernichtend-unerträglich, macht es nicht leicht, einen Theorieansatz zu finden, der den »Inneren Wächter« mit dem »Verfolger« und »Zerstörer« verbindet. Und doch, so bin ich heute überzeugt, wollen beide nur das eine: uns helfen, seelisch und körperlich zu überleben.

## 5.1 Die Grenzen des Teile-Modells bei der Behandlung der Dynamik trauma-induzierter Täteranteile

Aus Sicht der Systemtheorie gibt es die Persönlichkeit eines Menschen als solche nicht, sondern nur eine Betrachtung von Geschehnissen und Menschen mit den Konzepten der Persönlichkeit, die wir konstruieren. Die Theorie, in deren Licht wir die komplexe Opfer-Täter-Dynamik in diesem Buch bisher betrachtet haben, ist das von mir entwickelte hypno-analytische Teiletherapie-Modell (siehe dazu Peichl 2012), eine Weiterentwicklung der Ego-State-Theorie von John und Helen Watkins. Jede Theorie, sagt Bernd Schmidt, ist einem Teleobjektiv bei der Kamera vergleichbar: Es gibt einen schmalen Bereich, in dem ein Gegenstand scharf abgebildet werden kann, einen großen Bereich der Unschärfe und einen Bereich, wo der Gebrauch völlig unsinnig ist – z. B. wenn ich damit Makroaufnahmen machen will.

Dieses Kapitel liegt mir deshalb so am Herzen, weil ich mittlerweile in der Praxis erfahren habe, dass das klassische Ego-State-Modell, so wie ich es noch in den Neunzigerjahren des letzten Jahrhunderts von Woltemade Hartman, einem Schüler von John und Helen Watkins, lernen durfte, bei schweren dissoziativen Störungen zu kurz greift und theoretisch falsch ist. Heute hat sich die Erkenntnis bei mir durchgesetzt: Wenn ich auf der einen Seite das populäre Dissoziations-Differenzierungs-Kontinuum infrage stelle (siehe Peichl 2012, S. 113 ff.) und von einem entscheidenden Unterschied zwischen Alltagdissoziation und trauma-induzierter Dissoziation ausgehe, dann hat das anderseits Folgen für die Praxiologie der Teiletherapie. Das bedeutet: Ab einem Grad der Pathologie dissoziativer Selbstsysteme nach massiver Traumaeinwirkung ist ein Therapieansatz, der auf dem hypnotherapeutischen Konzept der »guten Absicht« für die Symptombildung beruht, schlichtweg ineffektiv (bis zynisch). Lassen Sie mich das Behauptete etwas ausführen. Dazu muss ich Ihnen erst etwas über die Brille, d. h. das theoretische Konzept, sagen, mit der ich traumatische Hochstresszustände in Abhängigkeit der Absicht und Pathologie der Täter betrachten möchte.

Durch meine Beschäftigung mit den Arbeiten von Renate Hochauf (2007) und Ralf und Irina Vogt (2007, 2012) habe ich verstanden, dass es notwendig ist, in Anlehnung an das allgemeinen Stresserlebensdiagramm von Hochauf (2007, S. 270–273), je nach Schwere der traumatischen Gewalt, unterscheidbare Regulationszustände als Traumafolge zu unterscheiden. »Dabei gilt: Je stärker die Lebensbedrohung im Erleben des in der Interaktion unterlegenen Objektes – also des Opfers –, desto stärker ist die Ausrichtung auf die Position des in der Interaktion überlegenen Objektes – also des Täters« (Vogt 2012, S. 33). Gewichtet man auf einer Ordinate den »Grad der statebezogenen psychophysischen Stressspannung« und auf der Abszisse den zunehmenden Schweregrad der Fremdprägung durch den Täter, so lässt sich der Grad der Traumatisierung als ansteigende Kurve darstellen. Bei genauer Analyse ergeben sich nach Voigt sieben unterscheidbare Regulationszustände (RZ 1 bis RZ 7) des Individuums auf Lebensherausforderung und Traumata. Siehe dazu Abbildung 5-1.

Mit Watkins (2003/1997) ist sich Vogt einig, dass man prinzipiell jeden unterscheidbaren psychischen Zustand einer inneren Erlebens- und Verhaltensorganisation »State« nennen kann. »Durch die psychodynamischen Mechanismen der bewussten oder unbewussten Verinnerlichung ist man schematisch nun in der Lage, die verschiedenen Qualitäten der psychischen Innenregulation zu charakterisieren« (Vogt 2007, S. 45). Wiederholte Interaktionserfahrungen bilden nach Vogt die spezifischen Wahrnehmungs-, Erlebens- und Handlungsmodelle, die neuronalen Netzwerke, die man als Regulationszustände bezeichnet. In der Abbildung 5-1 sind diese Regulationzustände zur Darstellung der

Grad der statebezogenen psychophysischen Stressspannung

| | RZ 1<br>Situations-<br>verhaltens-State | RZ 2<br>Gewohnheits-<br>State | RZ 3<br>Übertragungs-<br>State | RZ 4<br>Introjekt-<br>State | RZ 5<br>Implantats-<br>State | RZ 6<br>Programm-<br>State | RZ 7<br>Dual-<br>State |
|---|---|---|---|---|---|---|---|
| | ESTs im Sinne einer normalen Differenzierung – »verborgene Ego-States« nach Watkins | ESTs zum Teil als starre Muster und Handlungs-stereotypien | Traumatisierte Kind-States, die die bedrohliche Erfahrung tragen | Unterscheidbare Trauma-States: Täter-State – Opfer-State | Relativ autonome Persönlich-keitsanteile | Unverbundene, roboterartige Programme | |
| | | | | Begriff: Täter | Introjekt | Implantat | Programm |
| | | | | | Begriff: Täter | Begriff: Täter | Begriff: Täter Fragmente |
| | Normalo | Leichte Neurosen Eigenarten | Neurosen PS-Störungen | Mittlere DESNOS DDNOS | Schwere DESNOS DDNOS | DIS | Schwere DIS |
| | Normale Entwicklung | Nicht ganz verdaute Konflikte | Problematische Erfahrungen | Massive Beeinflussung | Sex. Miss-brauch Gewalt Psychoterror | Folter Mind-control | PS-Zerstörung Kollaps |

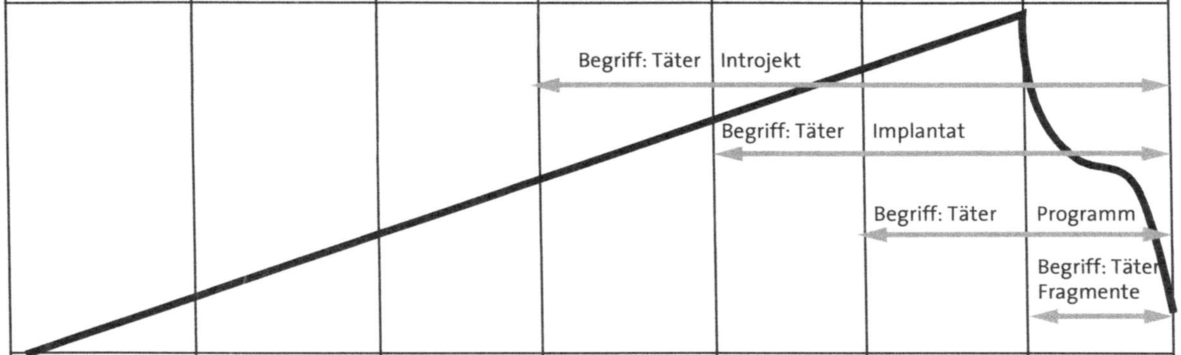

hoch → niedrig

niedrig → Grad der Fremdprägung → hoch

**Abb. 5-1:** Regulationszustände nach Vogt 2012

»kristallisierten Ergebnisse (states) einer lang andauernden psychodynamischen Regulation bzw. Regulationsstörung kategorial in Abhängigkeit vom Traumatisierungsgrad geordnet« (ebd., S. 47). Die Abbildung 5-1 zeigt ihnen

Zeile 1 und 2: Die Bezeichnungen der Regulationszustände RZ 1 bis RZ 7
Zeile 3: Die Art der Ego-States, die bei der Arbeit mit dem Teilemodell zu erwarten sind
Zeile 4: Den Kurvenverlauf zwischen Stresssteigerung und Zunahme der gewaltsamen Fremdprägung durch den Täter
Zeile 5: Die traumatypischen Diagnosen
Zeile 6: Die Art der Konfliktpathologie und Täterbeeinflussung.

Für unsere Arbeit hier ist der Bereich RZ 4 bis RZ 7 entscheidend, der Bereich, der gemeinhin als »genereller Introjektionsbereich der Täter-Opfer-Dynamik« in der Literatur diskutiert wird, ohne aber nach Schweregrad der Gewalteinwirkung und der angewandten Methode der Grenzüberschreitung zu unterscheiden.

Leider kann ich an dieser Stelle die sehr komplexe Theorie von Ralf und Irina Vogt über die Regulationszustände der Seele nach wiederholter Traumaeinwirkung nicht breit darstellen und verweise deshalb zu einem vertieften Verständnis auf die Publikationen des Ehepaares (Vogt 2007 und 2012). Für uns in diesem Praxishandbuch nur ein paar wichtige Überlegungen zum Bereich traumatischer Introjektion, weil sich für mich in den letzten Jahren immer deutlicher zeigt, dass wir Teiletherapeuten für den Bereich RZ 4 bis RZ 7 erst noch differenzierte therapeutische Strategien entwickeln müssen. Die hypnotherapeutische »Allzweckwaffe«: »frage nach der guten Absicht hinter dem Symptom« ist hier kaum in der Lage, die Wucht der Täter-Implantation und die durch gezielte folterunterstützte Introjektion geschaffenen Innenpersonen zu heilen.

Die Frage, die mich zurzeit beschäftigt, ist, wie differenzieren sich nun Introjektions-, Implantat-, Programm- und Dual-States voneinander (in der Abbildung grau unterlegt)? Wie würde die Arbeit mit Ego-States, die sich in den unterschiedlichen Regulations-States ausgebildet haben, aussehen? Wie könnte ich unterscheiden, ob bei einer Patientin mit dissoziativer Störung nach massiver Gewalttraumatisierung ein

Introjekt oder Implantat mit mir spricht und behauptet zu wissen, dass »Paula ein Stück Dreck ist und nicht wert zu leben«? Und wie würden sich Programme und Zwangsgedanken davon unterscheiden?

Für den Moment gehe ich mit Vogt davon aus, dass sich die unterscheidbaren States durch den Grad der Fremdprägung durch einen oder mehrere Täter und dem traumatischen Stress voneinander differenzieren – d. h. vom Ausmaß der traumabedingten Dissoziation und Aufspaltung des Selbst, um zu überleben.

Der **Introjekt-State** ist ein Schweregrad der gewaltsamen Verinnerlichung im Psychischen. Bei der Ausbildung von Übertragungsmustern beim konfliktneurotischen Patienten (RZ 3) konnte dieser als Opfer der Grenzüberschreitung seiner Eltern sich noch innerpsychisch wehren und seine Position der Interaktion reflektieren. Unverdaute Introjektionsmuster im Patienten zeigen an, dass psychische oder/und physische Grenzüberschreitungen mittels Gewalt vorliegen: Das Opfer wird in seinem Willen gebeugt und muss Denken und Verhaltensweisen vom Täter notgedrungen akzeptieren – unbewusste Objektübernahme. Ein Introjekt des »Täters« (Denk- und Verhaltensgewohnheiten) entsteht im »Opfer« (Vogt 2012).

Die **Implantation** ist vom Schweregrad ein qualitativ noch gewaltsamer Prozess der interaktiven Grenzüberschreitung, welcher den Punkt der physischen Existenz gefährdet. Täter macht mit dem Opfer, was er will, das Kind ist ein willfähriges Objekt vom Täter, es kommt zur Aufgabe der Ichgrenzen und der Selbstwahrnehmung, von eigenen Interessen und Bedürfnissen. Nur die zwischenmenschliche Kapitulation kann die Weiterexistenz des Opfers erhalten. »Dadurch werden auch der Wille des Täters und das Schema seiner Tat auf die autonome – das heißt unbewusst ständig aufnahmebereite – hirnphysiologische Festplatte (des Opfers, J. P.) kopiert« (Vogt 2012, S. 40–41).

Der **Programm-State** entsteht durch gezielte, persönlichkeits- und willenvernichtende Gewalt. Der oder die Täter verwenden zielgerichtet Folter und sind kontinuierlich extrem sadistisch und grausam, um die Eigenpersönlichkeit zu zerstören und die vom Täter gewünschten Denk- und Verhaltensprogramme zu installieren, damit diese auf Codeworte willenlos ausgeführt werden (z. B. sog. Sexsklaven) (Vogt 2012). Verschiedene Programm-States und Täterintrojekte, das Erwachsenen-Selbst sind in Auflösung.

**Duale States** entstehen durch gezieltes und unwillkürliches Überschreiten des psychophysischen Abschaltpunktes eines Individuums und der Herausbildung einer Mischung aus täterorientierter und körperorientierter Wahrnehmung der Welt. Wir finden Täterintrojekte und Programme, das Erwachsenselbst ist zerfallen, Traumakindanteile befinden sich in Auflösung (Vogt 2012). Nach dem psychophysischen Kollaps, z. B. unter Folter, teilt sich die Persönlichkeit in eine autonome-unbewusst-psychische Ebene mit unstrukturierten Splittern der einzelnen Sinnesmodalitäten in den impliziten Speichern und eine autonom-unbewusste körperliche Ebene, die wir gemeinhin das Körpergedächtnis nennen[16].

Die Beschreibungen der einzelnen States können uns helfen, in der Therapie besser zu erfassen, welche Erfahrung der Patient vermutlich in der traumatischen Beziehung gemacht hat und welcher Art der Niederschlag der Täterabsichten im psychischen Innenraum des Opfers ist – ein Introjekt, ein Implantat, ein Programm oder einschießende todesnahe Bruchstücke. Davon wird dann die Methode abhängen, die ich in der Therapie von Täterstimmen im Innenraum einsetzen werde.

## 5.2 Überlegungen für die Praxis

Das Folgende basiert auf einer rein subjektiven Einschätzung meiner Erfahrung mit Traumapatienten, zum einen im direkten Kontakt im stationären und ambulanten Setting, zum anderen als Supervisor. Meine Kernaussage lautet:

> **Ich würde den Einsatz von Teilearbeit zur Behandlung von Täterspeicher- und Opferspeicheranteilen, wie sie im klassischen Ego-State-Modell (John und Helen Watkins 2003) oder im hypno-analytischen Teilemodell (Peichl 2012) vertreten wird, nur für die Regulations-States RZ 1 bis RZ 4 empfehlen (siehe Abbildung 5-1). Die Arbeit mit dem hypno-systemischen Konzept von Gunther Schmidt, dass jeder Symptombildung[17] eine**

---

[16] Siehe dazu Renate Hochauf 2007, S. 63 ff.
[17] Eine innere Stimme, die zum Selbstmord drängt, wird wie ein Symptom, z. B. Kopfschmerz, betrachtet.

Lösung beinhaltet und damit von einer guten Absicht für das Gesamtsystem getragen ist, ist für massive Introjekte aus RZ 4, für Implantat, Programme und Dual-State nicht mehr hilfreich oder gar falsch. Weiter muss die Methodik der Teilearbeit im Bereich RZ 4 bis RZ 7 generell überdacht werden, um die Gefahr auszuschließen, Innenteile iatrogen zu erzeugen.

Die gute Nachricht ist, dass die Teilearbeit im Bereich der normalen Differenzierung (RZ 1), der erworbenen Gewohnheiten (RZ 2), der neurotischen Störungen (RZ 3) und der Persönlichkeitsstörungen (RZ 4) gut funktioniert und von mir empfohlen werden kann. Für den Regulationszustand »Introjektion« gilt: Die Arbeit mit Täterintrojekten und traumatisierten Kind-Anteilen gelingt umso besser, je stabiler die Basisbeziehung zum Verursacher war. Vogt schreibt über RZ 4: »Diese Introjektseite ist also eine unfreiwillige Aufnahme von Richtlinien, Erlebnisformen und Verhaltensweisen äußerer oder alltagsbekannter Einflussnehmer, indem diese Personen Gewalt auf egozentrische, intolerante und grenzüberschreitende Weise einsetzen. Die Basisbeziehung zur Bezugsperson ist einerseits noch erhalten, aber ebenso stark erschüttert und dadurch unzuverlässig« (2012, S. 76). Löst sich diese Basisbeziehung immer weiter in Richtung Implantat-State RZ 5 auf und dominiert dann der Wunsch des Täters, den Willen des Opfers zu brechen, dann dominieren Täter-Implantat den psychischen Innenraum. »Das Implantat hat sich als Muster einer gewaltsamen Vorerfahrung gebildet und verschafft sich mit gewisser täterorientierter Autonomie Aktionsraum und setzt somit unbewusst alte Verhaltensprägungen fort« (Vogt 2012, S. 77). Einem solch konditionierten Täterschema, einer solch unbewusst verinnerlichten Steuerungsstruktur im Sinne einer Furchtkonditionierung, welches sich zumeist als Täterabbild im Innenraum fühlt und handelt, diesem Tätersurrogat ist mit der naiven Frage: »Was ist deine gute Absicht?« nicht mehr beizukommen.

Ich habe lange überlegt, wie ich den Unterschied zwischen Übertragung, Introjekt, Implantat und Programm in ein Bild fassen kann. Folgende schrittweise lebensbedrohliche Infektion ist mir dazu eingefallen:

Eine Übertragung ist, wenn mein Füller ausläuft und ich Tinte am Finger habe – einen Teil davon kann ich wegwischen, ein Teil bleibt als Verfärbung. Ein Introjekt ist, wenn jemand mir mit großer Kraft einen

Stempel auf den Unterarm drückt und der Satz »Du bist wertlos« nicht mehr zu entfernen ist – außer durch massive Gegenreaktion. Ein Implantat ist es, wenn mir jemand gegen meinen Willen Druckerfarbe unter die Haut spritzt und der Abszess mich schwer schädigt. Bei einem Programm wird die Druckerfarbe in mein Blutsystem infundiert und schädigt meine Immunabwehr und macht mich lebensbedrohlich krank.

*Warum funktioniert eigentlich das Prinzip der guten Absicht nicht mehr?*

Das hypnotherapeutische Konzept der »guten Absicht«, das hinter einer Symptombildung heimlich eine Lösung für ein Problem vermutet, bedeutet doch, dass der Therapeut dem Patienten hilft, aus dem Erleben der Hilflosigkeit herauszukommen: meine blöde Angst – ich will *es* nicht, *es* passiert ganz unwillkürlich. Die neue Frage heißt jetzt: Welche Lösung – und für was? – steckt im Symptom? Damit ist der Patient, der bisher an sein Symptom, an sein Problem sehr stark assoziiert war, mehr dissoziiert und kann wieder mehr Freiheitgrade entwickeln und Zugang zu seinen Ressourcen finden. Das Symptom muss also nicht durch Exorzismus aus dem Körper oder der Seele entfernt werden, sondern hilft, eine leidvolle Situation zu meistern, die noch viel schlimmer als das Symptomerleben ist oder befürchtet wird. Dieses Denken geht davon aus, dass wir Menschen ein sich selbst organisierendes Regulationssystem in unserer Psyche haben, welches die Homöostase des inneren Gleichgewichts versucht immer wieder neu herzustellen, auch wenn dazu massive Über-Ich-Restriktionen benutzt werden müssen – Ziel ist die Vermeidung von Verlust, Scham, Schuld und Schmerz durch ein Tätersurrogat im Innenraum, genannt Introjekt. Mit diesem Konzept unterstellen wir dem Introjekt quasi eine eigene positive Motivation, das System zu erhalten, auch wenn es dazu grobe und schmerzhafte Methoden verwenden sollte.

Ab den schweren Fällen des Regulationszustandes IV (Introjekt-State) im Übergang zum Implantat-State verliert der Patient die Fähigkeit, seine oft unerträglichen, schambesetzten Zustände früheren Einflusspersonen zuzuordnen – die Prägungserfahrungen bleiben als unbewusst verinnerlichte Steuerungsstruktur hinter Nebel verborgen und ihre Aktivierung erfolgt gänzlich gegen den Willen: »Ich weiß nicht, warum ich das tue.« Es nicht zu tun, würde sofort die psychische und auch die körperliche Existenz gefährden. Innerhalb des Regulationszustandes »Introjekt-State RZ IV« ist für die Patienten eine subjektive Reflexion über die Ursachen seiner Innensteuerung, die Bedeutung des Introjektes als Überlebensfunktion infolge einer äußeren Gewalterfahrung noch möglich, auch wenn das Sprechen darüber massive Schamkonflikte reaktiviert. Nimmt die sadistische Gewalt des oder der Täter weiter zu und wird aus einem Introjekt mit guter Überlebensabsicht (RZ IV) ein destruktives Implantat, dann gilt: »Ab ca. RZ V (Implantat-State) ist die Reflexions- und Steuerkompetenz extrem bis völlig eingeschränkt. Der dissoziative Klient spürt auch im ANP-Zustand seinen Leidensdruck nicht mehr, weil seine unzureichende Bewusstheit, seine dissoziative manipulierte Willensausrichtung und die introjizierten Weitergabeinteressen emotional nicht als fremdartig reflektiert werden können« (Vogt 2012 S. 63) – d. h., die »gute Absicht« im Sinne einer positiven Eigenmotivation des Implantats zu erforschen, geht nicht mehr. Dennoch hat die Bildung eines Implantates als Überlebensstrategie einen Sinn und muss dem Patienten auch immer wieder aufs Neue erklärt werden – unsre Credo als Teiletherapeuten heißt: alle Teile sind gekommen, um zu helfen. Die Herausbildung als solche ist von einer positiven Funktion getragen, wie alles, was mir hilft, am Leben zu bleiben. Man müsste folgerichtig sagen: alle Teile sind gekommen, um zu helfen zu überleben. »Und somit« ist das ›entstanden um zu helfen‹ nur als Überlebensprinzip zu verstehen. Nicht als persönliche Motivation. Kontextualisierung und Vergeschichtlichung wäre also mein Weg und eine respektvolle Begegnung auf der Grundlage, dass es viel an Psychoedukation braucht für diese Innenpersonen« (Gaby Breitenbach, persönliche Mitteilung).

Ich werde im Praxisteil (Kapitel 8.5) die Introjektarbeit mit »persecutor/protector-alters« (PPA), wie sie bei spontaner Aufspaltung in eine multiple Persönlichkeit (z. B. bei der systemisch erzwungenen Aufspaltung unter Folter und organisiertem Missbrauch) nach einem Therapiemodell von Alison Miller darstellen. Lassen wir an dieser Stelle schon einmal zusammenfassend die Autorin zu Wort kommen zur Funktion von sehr bösartigen Verfolger- und Zerstörerimplantaten (2012, S. 135 ff.):

Die persecutor/protector-alters finden sich nahezu bei jeder Person mit der Diagnose DDNOS oder DIS und sind nach Miller der Schlüssel, jedes Persönlichkeitssystem zu öffnen, insbesondere bei Menschen, die rituellen Missbrauch und Mind Control erfahren haben. Diese furchterregenden, ekelhaften uns schikanierenden Verfolger-Teile sind die aggressive Ausformung des »Inneren Kritikers«, den wir alle kennen. Sie befehlen der Person, nicht zu reden, sie drohen mit ernsten Konsequenzen für Ungehorsam, sie terrorisieren die Familie und Freunde und sie verletzen den Körper oder wollen ihn gar töten. »Das ist das einzigartige Beispiel dafür, wie Mind Controller und rituell missbrauchende Kulte destruktive Programme konstruieren, indem sie bestehende Überlebens- und Selbst-Schutz-Motive ausbeuten. So missbräuchlich oder destruktiv sie auch erscheinen, [...], so ist es ganz wichtig zu begreifen, dass diese Alters in nichts verschieden sind von allen anderen Alters, indem sie ihren Job tun, nämlich das Überleben der Person zu gewährleisten. Sie schikanieren und zerstören im Dienste des Schützens« (S. 135).

Noch kurz zum Programm-State RZ VI: Hans Ulrich Gresch[18] schreibt dazu über Mind-Control:

> Ein »Bewusstseinskontrolleur« versucht, die Persönlichkeit seines Opfers in mindestens zwei Teile zu spalten, nämlich in einen Sklaven, der ihm hörig ist und der »auf Knopfdruck« sein Befehle ausführt, und in eine Frontpersönlichkeit, die im Alltag in Erscheinung tritt und eine Fassade der Normalität aufrechterhält. Die Frontpersönlichkeit weiß entweder nicht, dass der Sklave existiert, oder sie ist nicht in der Lage, die Spaltung infrage zu stellen oder gar zu überwinden. Bewusstseinskontrolle durch Persönlichkeitsspaltung ist im Grunde also nichts anderes als die absichtliche, künstliche Erzeugung einer Multiplen Persönlichkeitsstörung oder die Instrumentalisierung einer bereits bestehenden Multiplen Persönlichkeitsstörung zum Zweck der mentalen Versklavung. Die künstliche, also absichtliche, sorgfältig geplante und systematisch realisierte Produktion oder Nutzung einer Multiplen Persönlichkeitsstörung zur Bewusstseinskontrolle ist in der Regel, neben den beschriebenen Mitteln der Hypnose, zusätzlich auf weitere Verfahren und Hilfsmittel angewiesen.«

---

[18] www.trance.psy-knowhow.de/ketten.pdf

Hierbei werden die »normalen« Steuerungsmechanismen der Selbstorganisation durch Gewalt und foltergestützte Programmierung außer Kraft gesetzt und an deren Stelle tätergewollte Steuerungsprogramme auf die mentale Festplatte geschrieben. Vereinfacht können wir sagen: Je sadistischer der oder die Täter ans Werk gehen, je eindeutiger die bösartigen Gewaltübergriffe auf die Zerstörung des Willens des Opfers zielen und der Grad dissoziativer Abwehr zunimmt, umso ineffizienter ist die Teilearbeit mit der hypnotherapeutischen Idee der »guten Absicht«.

Welche Möglichkeiten der Therapie ich zum jetzigen Zeitpunkt dennoch sehe, werde ich im Praxisteil erläutern.

## 5.3 Erzeugen wir unbeabsichtigt Ego-States?

Ein weiteres Problem ist die mögliche iatrogene Erzeugung von Selbst-Anteilen bei hoch dissoziativen Patienten. Gegen das quantitative Kontinuitäts-Kontinuum der Dissoziation regt sich in den letzten Dekaden wieder zunehmend Widerspruch (siehe dazu Peichl 2012, S. 113 ff.) – nicht zuletzt durch die Arbeiten der Arbeitsgruppe um Ellert Nijenhuis, die sich in ihrem Konzept der Strukturellen Dissoziation ausdrücklich auf Janet beziehen. Schon Frank Putnam und Colin Ross waren es, die zwar immer wieder in ihren Arbeiten die dimensionale Konzeption der Dissoziation beschworen – hatte sie doch zu deutlichen Fortschritten in der Entwicklung von testdiagnostischen Instrumenten wie dem DES geführt –, aber auch Kritisches anmerkten. Die Schilderung der dissoziativen Zustände durch verschiedene Angehörige von Diagnosegruppen legte für sie die Vermutung nahe, es gäbe mindestens zwei oder auch mehr unterscheidbare Formen der Dissoziation. Gibt es vielleicht doch eine Form der »normalen Dissoziation«, die eigentlich keine ist, sondern eine Form der Aufmerksamkeitsfokussierung und Aufmerksamkeitssteuerung und eine Form der »pathologischen Dissoziation«, vor allem nach Traumaerfahrung? Das Dissoziationskontinuum von Watkins würde nun nach meinen Korrekturen wie in Abb. 5-2 aussehen.

Wenn dem so wäre, unterliegen die Entstehung, Funktion und Ausgestaltung von Ego-States links anderen Kriterien wie rechts, und das hat Auswirkung auf die Therapie.

Um die Entstehung der Ego-States im sog. Trauma-Dissoziations-

**Kontinuum der Dissoziation**

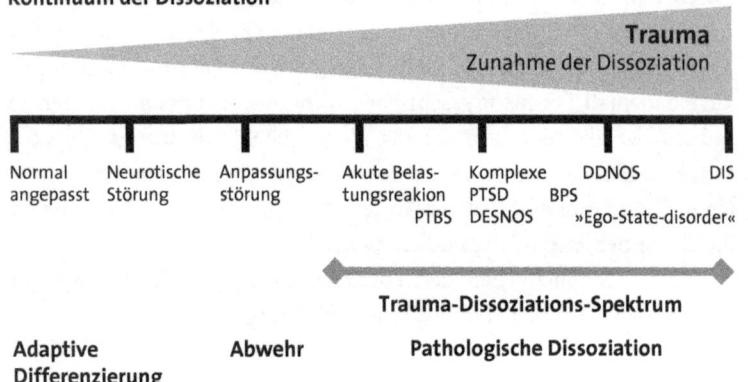

Abb. 5-2: Ich-Zustands-Spektrum und diagnostische Zuordnungen

Spektrum rechts mit den Erscheinungen Detachment, das heißt Derealisation und Depersonalisation und Compartmentation, das heißt Aufspaltung in einzelne Persönlichkeitsanteile, zu beschreiben, nutze ich die Theorie der Strukturellen Dissoziation der Arbeitsgruppe um Ellert Nijenhuis. Die Herausbildung der Täter- und Opfer-Ego-States erfolgt an den Sollbruchstellen der neurobiologisch vorgegebenen Handlungssysteme, zwischen den Alltagssystemen – sie sind für die Überlebensfunktionen im Alltag zuständig – und den Verteidigungssystemen – als Schutz- und Verteidigungsfunktionen bei Bedrohung, Flucht-Kampf-Unterwerfung, Freeze usw., wie ich diese in Kapitel 3.3 schon beschrieben habe. Die traumabedingten heftigen Gefühle von ausgeprägter generalisierter Angst und Panik (aus dem Aktionssystem Flucht), massiver Wut (aus dem Aktionssystem Kampf), depressiver Antriebslosigkeit (aus dem Aktionssystem Unterwerfung) usw. entwickeln sich zu Ich-Zuständen weiter, wobei verschiedene Teileerfahrungen für »bedürftig sein«, »wütend sein« usw. zum Beispiel bei der Borderline-Störung zu prototypischen Selbst-Anteilen zusammengebunden werden. Leider fehlt mir hier die Zeit, das weiter auszuführen. In diesem von mir »Trauma-Dissoziations-Spektrum« genannten Bereich müssen wir noch einmal intensiv über die Indikation und Kontraindikation der Ego-State-Methode, wie sie bis heute gelehrt wird, nachdenken – alles, was hilft, hat auch Nebenwirkungen.

In der Zeit meiner klinischen Tätigkeit sah ich in den letzten Jahren wiederholt hoch dissoziative Patientinnen mit bis zu 120 Teilpersönlichkeiten, für die Patientinnen Namen, Geschlecht, Alter und Gestalt angeben konnten. Was kann dazu geführt haben, dass Patientinnen mit einer Innenwelt aus zahllosen Ego-States so instabil und gleichzeitig so unerreichbar in ihrer Welt wirken und klassische Ego-State-Therapie das Problem eher zu verschärfen scheint?

Ein paar vorläufige Ideen dazu, was hinter diesen überkomplexen Strukturen bei Patienten des Trauma-Dissoziations-Spektrums stecken könnte:

1) Es handelte sich um Patienten mit einer sog. polyfragmentierten Dissoziativen Identitätsstörung mit mehr als 20 alternierenden Persönlichkeiten, wie es von Braun 1988b und Ross 1989 beschrieben wurde, aber da fehlen bisher Erfahrungsberichte im Umgang mit den Teilen aus Sicht der Ego-State-Therapie. In diesem Fall befinden wir uns im Bereich der Regulationszustände RZ 5 bis RZ 7 und müssen von einer massiven Dissoziation als Überlebensstrategie ausgehen. Ich bin heute überzeugt, dass heftige Flashbacks und die damit einhergehende Retraumatisierung manchmal zur spontanen Bildung weiterer Teilpersönlichkeiten führen kann, was dann wieder zur Verstärkung der Dissoziation führt.

2) Wir haben einen Fall vor uns, den die Kolleginnen Claudia Wilhelm-Gößling und Frauke Rodewald von der Medizinischen Hochschule Hannover auf ihrer Homepage als »Pseudo-DIS« oder »nachgeahmte DIS« bezeichnen[19]. Dieses sei im Allgemeinen keine bewusste und absichtliche Simulation des Störungsbildes, sondern eine mehr oder weniger bewusstseinsnahe Fehlinterpretation von Symptomen und der eigenen Lebenssituation. Diese können durch die Reaktionen aus dem Umfeld (z. B. TherapeutIn, ÄrztIn, PartnerIn, FreundInnen und Bekannte etc.) in die eine oder andere Richtung beeinflusst werden. Die Kolleginnen schreiben auf der Internetseite: »Wir finden dies vermehrt bei manchen PatientInnen mit einer Borderline-Persönlichkeits-Störung, wenn diese über das subjektive Vorhandensein alternativer Persönlichkeitsanteile vermeiden, Verantwortung für eigene Handlungen und/oder für das eigene Leben zu übernehmen, und über die Präsentation von Kinderanteilen nach Aufmerksamkeit und ›Umsorgt werden‹ suchen. Häufig wurde das Verhalten

---

[19] http://www.infonetz-dissoziation.de/t-pseudo-dis.html

der PatientInnen im Vorfeld von Fachkräften im psychosozialen Bereich fälschlicherweise mit dissoziierten Persönlichkeitsanteilen in Verbindung gebracht, was die Fehlannahmen der PatientInnen verstärkt.«

3) Die Ego-States, die Inneren Kinder, Feen, Bösewichter usw., haben die Funktion von Übergangsobjekten oder Übergangserfahrungen. Claire Frederick schreibt: »Viele Individuen entwickeln Persönlichkeitsenergien, um Lücken auszufüllen, Verluste auszugleichen, den Schrecken von Trennung und auch unangemessener Anwesenheit entgegenzuwirken« – um »Versorgung, Beständigkeit und Kameradschaft zu vermitteln«, wird ein Ich-Zustand kreiert (Frederick 2007, S. 23 ff.). Häufig sind sie Produkte der Imagination und keine Introjekte, beispielsweise idealisierte Eltern, Spielkameraden, Geschwister und Helden, die in der realen Welt ohne Entsprechung sind, und

4) eine weitere Idee, die ich aus den zu erwartenden inneren Kämpfen zwischen Opferanteilen- und Täterintrojekten – wie wir sie bei allen Opfern traumatischer Gewalt finden – herleite: Durch die starke Zustandsabhängigkeit von Traumapatienten lösen neue soziale Situationen potenziell Panik und damit eine Überschwemmung mit traumanahen Erinnerungen und Zuständen aus. In deren Gefolge versucht das ANP eine sofortige Anpassung an die Situation. Vor allem dann, wenn ein sadistischer Täter »Empathie« in das Opfer nutzte, um noch gnadenloser seinen pathologischen Narzissmus zu befriedigen und deshalb der Patient unsere therapeutische Einfühlung heute eher als Bedrohung erlebt. Das bedeutet, eine Patientin wird sich sehr schnell – wie damals beim Täter – auf das von ihr gewünschte Verhalten einstellen, um einen Rest Kontrolle zu bewahren – unsere Begeisterung für innere Anteile, die Tendenz, ihnen Namen zu geben, Geschlecht, Kleidung und Gestalt wird in vorauslaufendem Gehorsam erfüllt.

Bei all den genannten Punkten wird deutlich, dass wir dem Patienten schaden können, wenn wir unreflektiert Teilearbeit anbieten. Wir sollten als Erstes auf Hypnosetechniken und als Zweites auf Interventionen verzichten, die die Personifizierung verstärken, z. B. auf Stühle-Technik, Dissoziative-Table-Technik von Fraser, die Arbeit mit Metaphern wie »Innere Konferenzraum« oder »Inneres Theater«, und auf eine genaue Beschreibung der States. Wir sollten alles unterlassen, was Dissoziation verstärkt, die Neigung des Klienten zu Flashbacks sollte als Erstes in den Fokus der Behandlung rücken, und weiter sollten wir den Persönlichkeitsteilen keine Eigennamen geben und sie nicht personifizieren; es würde reichen, ihnen eine funktionale Bezeichnung zu geben (Tröster, Entwerter, Hass-Teil usw.).

# 6. Zur Veranschaulichung meiner Ideen zur Introjektion: Paula – ein Fall aus der Praxis

Und nun zu Paula, einer Patientin, von der ich viel über das dissoziierte Selbstsystem lernen durfte. Zuerst möchte ich Ihnen »Paula« vorstellen. Da ich hier kein Video einer Falldemonstration einblenden kann, bitte ich Sie, mit einem Comic vorliebzunehmen. In dieser Bildergeschichte sind all die theoretischen Überlegungen zum Trauma und der Bildung der Introjekte angesprochen, wie auch die basalen Techniken der hypno-analytischen Teilearbeit. Im Anschluss daran werde ich in Teil II die Techniken genauer beschreiben. Film ab!

# Die Geschichte von Paula oder die Zähmung des inneren Giermonsters

© Jochen Peichl

**1. Paula ist ein fröhliches Kind ...**

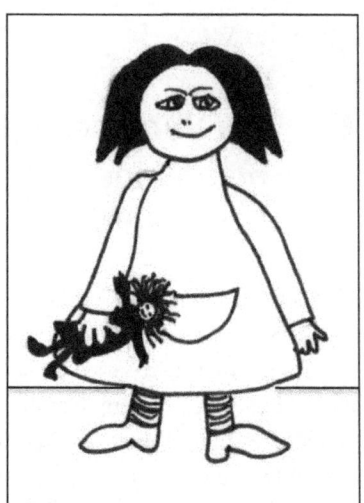

Paula ist jetzt 4 Jahre alt,
sie ist ein aufgewecktes und
sehr neugieriges Kind.
Sie liebt ihre Puppe »Liesl«.

**2. ... und manchmal tief traurig und verwirrt.**

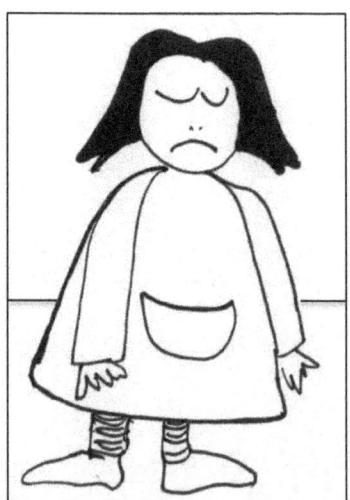

Manchmal ist sie aber sehr traurig.
Mama schimpft viel mit ihr und
sagt oft böse Worte zu ihr. Manchmal
bekommt Paula Schläge mit dem
Teppichklopfer. Warum mag Mama
den Bruder Hans lieber?

# PSYCHOLOGIE & PSYCHOTHERAPIE

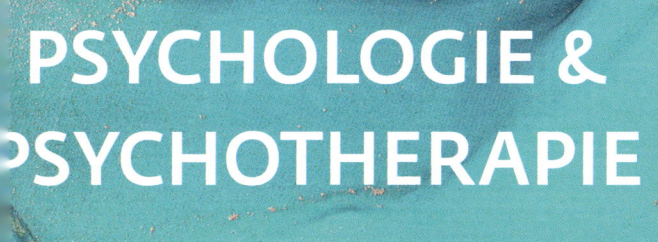

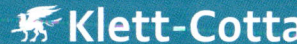

Neue Bücher
Lesetipps
Infos
Frühjahr 2024

## PSYCHOLOGIE

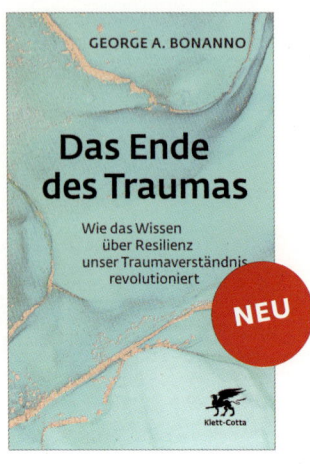

George A. Bonanno
**Das Ende des Traumas**
Wie das Wissen über Resilienz unser Traumaverständnis revolutioniert

Aus dem Amerikanischen von Maren Klostermann
ca. 288 Seiten, gebunden
ca. 39,00 € (DE) | ca. 40,10 € (AT)
ISBN 978-3-608-98688-4
*Erscheint April 2024*

## »Eine neue, aufschlussreiche Perspektive auf Trauma«

Wenn uns das Schlimmste widerfährt, was man sich vorstellen kann – gewalttätige oder lebensbedrohliche Ereignisse oder andere schwerwiegende Widrigkeiten – erwarten wir in der Regel, dass wir traumatisiert werden und wahrscheinlich eine posttraumatische Belastungsstörung entwickeln. Aber wie hoch ist die Wahrscheinlichkeit, dass dies tatsächlich eintritt?
Auf der Grundlage von drei Jahrzehnten Forschung und anhand zahlreicher Beispiele belegt George A. Bonanno eindrucksvoll seine These, dass die natürliche Reaktion auf traumatische Erfahrungen vielmehr Resilienz und nur in wenigen Fällen wirklich eine PTBS ist. Er zeigt, was uns widerstandsfähig macht, warum wir es manchmal nicht sind und wie wir zukünftig besser mit traumatischem Stress umgehen können. Ein Buch für alle, die das Thema Trauma aus einem neuen Blickwinkel betrachten möchten.

**George A. Bonanno** ist Professor für klinische Psychologie und Leiter des Loss, Trauma, and Emotion Lab am Teacher's College der Columbia University in New York.
*»George Bonanno ist ein führender Denker in Sachen Trauma und Resilienz. In seinem neuen Buch [...] argumentiert er, dass vieles von dem, was man über Trauma zu wissen glaubt, falsch ist. Bonanno stützt sich bei seiner Argumentation auf bewegende Berichte von Patienten und sein umfangreiches Wissen auf diesem Gebiet und bietet eine neue, aufschlussreiche Perspektive auf Trauma, Behandlung und Resilienz.«*
Joseph LeDoux, Autor von *Bewusstsein – Die ersten vier Milliarden Jahre*

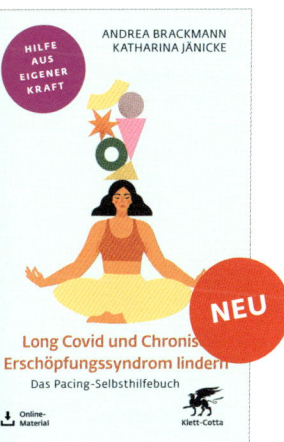

Andrea Brackmann, Katharina Jänicke
**Long Covid und Chronisches Erschöpfungssyndrom lindern**
Das Pacing-Selbsthilfebuch

ca. 176 Seiten, broschiert, mit Download-Material
ca. 17,00 € (DE) | ca. 17,50 € (AT)
ISBN 978-3-608-86085-6
*Erscheint April 2024*

# Erste Hilfe bei Long Covid und ME/CFS

Leiden Sie unter Erschöpfung und Atemnot? Fallen Ihnen schon kleine Aktivitäten wie Zähneputzen, Duschen oder Einkaufen schwer?
Die Symptome, unter denen Long-Covid-Betroffene leiden, sind größtenteils identisch mit den Symptomen des Chronischen Fatigue Syndroms (ME/CFS). Mithilfe der *Pacing*-Methode, einer Technik des Energiemanagements, gelingt es Betroffenen, wieder mehr Lebensqualität zu gewinnen und ihren Alltag besser zu meistern. Zusätzlich bietet das Workbook mentale und psychologische Strategien zur Bewältigung der Erkrankung, wie z. B. Imaginations-Übungen und Tools zur seelischen Stärkung.

**Andrea Brackmann** ist Diplom-Psychologin und Verhaltenstherapeutin. Sie behandelte ein breites Spektrum an psychischen Erkrankungen, später spezialisierte sie sich auf Hochbegabung bei Kindern und Erwachsenen. Sie ist selbst von ME/CFS betroffen.

**Katharina Jänicke** begann nach ihrem Masterstudium (Clinical Casework) die Ausbildung zur Kinder- und Jugendlichenpsychotherapeutin (VT), die sie aufgrund ihrer Erkrankung (ME/CFS) nicht beenden konnte.

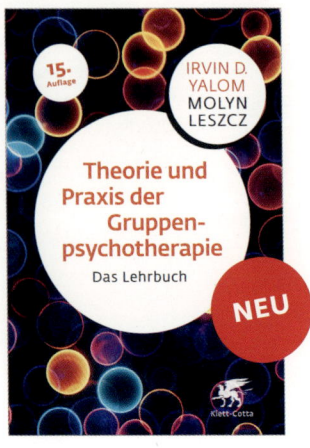

Irvin D. Yalom, Molyn Leszcz
**Theorie und Praxis der Gruppenpsychotherapie**
Das Lehrbuch

Aus dem Amerikanischen von Teresa Junek, Gudrun Theusner-Stampa und Theo Kierdorf
ca. 704 Seiten, gebunden, zwei Lesebändchen
ca. 65,00 € (DE) | ca. 66,90 € (AT)
ISBN 978-3-608-98781-2
*Erscheint Mai 2024*

# DAS Standardwerk in überarbeiteter Neuauflage

Für diese komplett überarbeitete Neuauflage von Irvin D. Yaloms Klassiker wurden viele neue Themen und Materialien in den Inhalt aufgenommen. Mit der Entstehung von neuen psychologischen Syndromen, Settings und theoretischen Ansätzen haben sich auch entsprechende Varianten der Gruppentherapie etabliert. Dem trägt da Buch ebenso Rechnung wie der Tatsache, dass Therapie heute verstärkt mit unterschiedlichen ethnokulturellen Hintergründen bei den Patient:innen umgehen muss. Auch dass Gruppentherapie heute häufig online angeboten wird, schafft neue Möglichkeiten, aber auch Herausforderungen, für die in dieser Ausgabe Hilfestellur gen geboten werden. Das Buch zeigt also alle signifikanten Innovationen in Forschung und Praxis der Gruppenpsychotherapie auf, we che sich seit der letzten Revision vor 15 Jahren entwickelt haben. Damit ist das Praxishandbuch wieder hochaktuell.

**Irvin D. Yalom**, MD, ist Psychoanalytiker, Psychotherapeut, Psychiater und Schriftsteller. Professor em. für Psychiatrie an der Stanford University School Medicine. Er gilt als bedeutendster lebender Vertreter der existenziellen Psychotherapie und Pionier der Gruppentherapie. Er ist Autor mehrerer literarischer Bestseller wie z. B. *Die rote Couch* oder *Und Nietzsche weinte* und lebt in Palo Alto, Kalifornien.

**Molyn Leszcz**, MD, ist Professor für Psychiatrie an der Universität von Toror und Präsident der American Group Psychotherapy Association. Er lebt in Toronto, Kanada.

## PSYCHOLOGIE

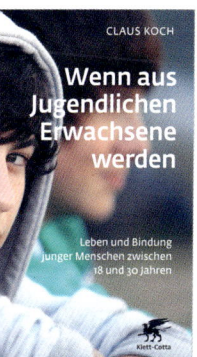

Claus Koch
**Wenn aus Jugendlichen Erwachsene werden**
Leben und Bindung junger Menschen zwischen 18 und 30 Jahren

182 Seiten, broschiert
22,00 € (DE) | 22,70 € (AT)
ISBN 978-3-608-98730-0
*Erscheint Februar 2024*

Erwachsenwerden aus bindungstheoretischer Perspektive
Thematisch konkurrenzlos im deutschen Sprachraum
Die »Odysseusjahre« als eigenständige Entwicklungsphase

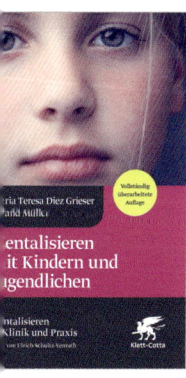

Maria Teresa Diez Grieser, Roland Müller
**Mentalisieren mit Kindern und Jugendlichen**

ca. 304 Seiten, gebunden; 4., völlig überarbeitete und erweiterte Auflage
ca. 40,00 € (DE) | ca. 41,20 € (AT)
ISBN 978-3-608-96620-6
*Erscheint April 2024*

Das erfolgreiche Buch zur Förderung der Mentalisierungsfähigkeit
Umfassend aktualisierte und erweiterte Auflage
Mit umfangreichem Zusatzmaterial

## PSYCHOTHERAPIE

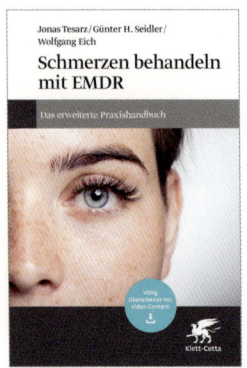

Jonas Tesarz, Günter H. Seidler, Wolfgang Eich
**Schmerzen behandeln mit EMDR**
Das erweiterte Praxishandbuch

ca. 304 Seiten, gebunden, mit ausführlichem Videomaterial; 6., völlig überarbeitete Auflage
ca. 40,00 € (DE) | ca. 41,20 € (AT)
ISBN 978-3-608-98784-3
*Erscheint April 2024*

- Das erfolgreiche Standardwerk in überarbeiteter Neuauflage
- Zahlreiche Arbeitsmaterialien, Ressourcenübungen und Patienteninformationen
- Mit Video-Tutorials

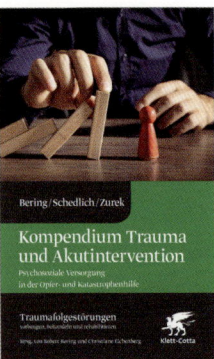

Robert Bering, Claudia Schedlich, Gisela Zurek
**Kompendium Trauma und Akutintervention**
Psychosoziale Versorgung in der Opfer- und Katastrophenhilfe

Traumafolgestörungen, Band 5
ca. 240 Seiten, gebunden
ca. 32,00 € (DE) | ca. 32,90 € (AT)
ISBN 978-3-608-98413-2
*Erscheint September 2024*

- Psychosoziale Notfallversorgung – umfassend und kompakt
- Abgestimmt auf das neue SGB XIV zur Sozialen Entschädigung
- Inklusive Kriseninterventionsprogramm TGIP (Target Group Intervention Program)

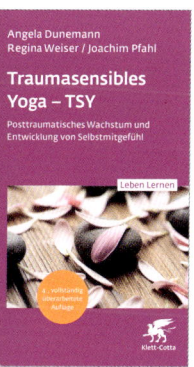

Angela Dunemann, Regina Weiser, Joachim Pfahl
**Traumasensibles Yoga – TSY**
Posttraumatisches Wachstum und Entwicklung von Selbstmitgefühl

Leben Lernen, Band 346
238 Seiten, broschiert, mit ca. 80 Abbildungen
30,00 € (DE) | 30,90 € (AT)
ISBN 978-3-608-89320-5

- Die wichtigste deutschsprachige Veröffentlichung zum Thema TSY
- Kann in alle traumatherapeutischen Behandlungskonzepte integriert werden
- Das Praxislehrbuch für die Weiterbildung

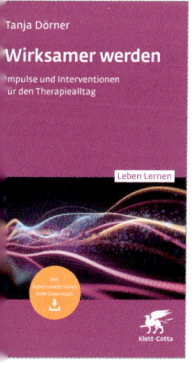

Tanja Dörner
**Wirksamer werden**
Impulse und Interventionen für den Therapiealltag

Leben Lernen, Band 347
ca. 224 Seiten, broschiert, mit Download-Material
ca. 28,00 € (DE) | ca. 28,80 € (AT)
ISBN 978-3-608-89321-2
*Erscheint April 2024*

- Konkrete Empfehlungen und Tools für eine wirksamere Psychotherapie
- Auf Basis von Erkenntnissen aus der Psychotherapieforschung
- Mit sofort einsetzbaren Arbeitshilfen zum Download

LEBENSHILFE

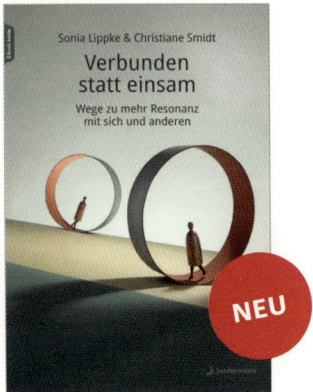

Sonia Lippke & Christiane Smidt
**Verbunden statt einsam**
Wege zu mehr Resonanz mit sich und anderen

224 Seiten, kartoniert
28,00 € (DE) | 28,80 € (AT)
ISBN 978-3-7495-0474-9
*Erscheint voraussichtlich Juli 2024*

## Einsamen Menschen aus der Isolation helfen

Bereits vor Corona war ein besorgniserregender Trend zu beobachten, der mittlerweile als »die andere Epidemie« (F.A.Z.) betitelt wird: Einsamkeit.
Das Gefühl der Einsamkeit kann vielfältige negative Auswirkungen auf die psychische und physische Gesundheit von Menschen haben. Und das betrifft nicht nur die Älteren in unserer Gesellschaft. Zwei Expertinnen aus Forschung und (Coaching-)Praxis haben sich zum Ziel gesetzt, zur Verbesserung dieses Zustands und zur Steigerung der Zufriedenheit betroffener Menschen beizutragen.
Kleinschrittig und empathisch begleiten sie ihre Leser:innen auf dem Weg aus der Isolation. Konkrete Tipps, Übungen und Fallbeispiele, die unterschiedlichen Gründe und Erscheinungsformen von Einsamkeit verdeutlichen, motivieren und zeigen Lösungen auf. Auch Einsamkeit als Folge von psychischen Störungsbildern oder als Begleiterscheinung von traumatischen Lebensereignissen wird thematisiert.

**Sonia Lippke**, Prof. Dr., ist Gesundheitspsychologin an der Jacobs University Bremen mit einem Schwerpunkt im Bereich theorie- und evidenzbasierter Gesundheitsförderung.
**Christiane Smidt** ist Heilpraktikerin für Psychotherapie, Master Business Coach (DVNLP), Mediatorin und Dozentin in der Erwachsenenbildung. Sie arbeitet in eigener Praxis in Bremen.

# EMOTIONSREGULATION

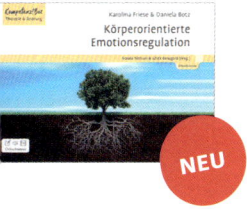

Karolina Friese, Daniela Botz
**Körperorientierte Emotionsregulation**
Kompetenz!Box
Therapie und Beratung

Herausgegeben von Frauke Niehues und Ghita Benauguid
100 Karten in stabiler Box
50,00 € (DE) | 51,40 € (AT)
ISBN 978-3-7495-0472-5
*Erscheint voraussichtlich März 2024*

**Fördern Sie selbstwirksame Emotionsregulation** Ihrer Klient:innen mit körperorientierten Übungen und selbstregulatorischen Strategien.
**Körperachtsamkeit und hypnotherapeutische Suggestionen** werden eingesetzt und psychoedukative Beschreibungen der einzelnen vegetativen Zustände vermittelt.
**Inklusive Audio- und Video-Materialien** sowie Handouts für die Klient:innen.

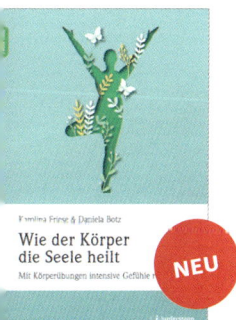

Karolina Friese, Daniela Botz
**Wie der Körper die Seele heilt**
Mit Körperübungen intensive Gefühle regulieren

240 Seiten, kartoniert
28,00 € (DE) | 28,80 € (AT)
ISBN 978-3-7495-0552-4
*Erscheint voraussichtlich Mai 2024*

**Sich selbst beruhigen:** Manchmal ist es bloß ein Gedanke, der uns durch den Kopf schießt, oder eine unangenehme Erinnerung – und prompt reagieren wir mit Herzrasen, Druck auf der Brust oder einem Gefühl der Erschöpfung. Wie hilfreich wäre es, sich in solchen Momenten selbst beruhigen bzw. stabilisieren zu können!
**Hintergrundwissen und Übungen**, um übererregte Zustände wie Angst und Panik oder untererregte Zustände wie depressive Episoden über den Körper selbst regulieren zu lernen.

## LEBENSHILFE / TRAUMATHERAPIE

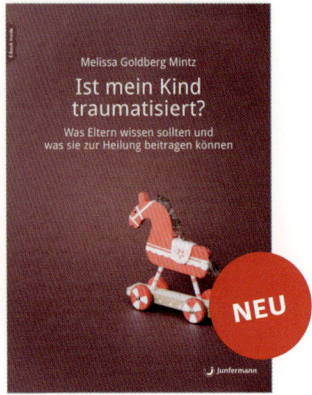

Melissa Goldberg Mintz
**Ist mein Kind traumatisiert?**
Was Eltern wissen sollten und was sie zur Heilung beitragen können

250 Seiten, kartoniert
28,00 € (DE) | 28,80 € (AT)
ISBN 978-3-7495-0563-0
*Erscheint voraussichtlich Mai 2024*

## Traumawissen für Eltern

Wenn ein Kind nach einem belastenden Erlebnis ein verändertes Verhalten zeigt, fragen Eltern sich, ob das noch im Bereich des Normalen liegt oder ob es Zeichen einer Posttraumatischen Belastungsstörung sein könnte. Was braucht das Kind jetzt, um sich wieder sicher zu fühlen?
Die erfahrene Psychotherapeutin Melissa Goldberg Mintz erläutert, wie Kinder, je nach Lebensalter, auf belastende Erfahrungen reagieren und wie individuell unterschiedlich solche Reaktionen sein können. Sie gibt Eltern hilfreiche Tools an die Hand und beschreibt, wie sie ihrem Kind in Triggersituationen beistehen können. Ihr Fazit: Auch wenn das, was Eltern selbst tun können, irgendwann an Grenzen stößt und professionelle Hilfe nötig wird, ist nichts so wichtig im Genesungsprozess wie liebevolle elterliche Unterstützung.

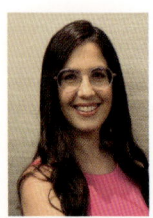

**Melissa Goldberg Mintz**, Dr., ist klinische Psychologin. Sie ist in eigener Praxis tätig und lehrt am Baylor College of Medicine.

# PSYCHOTHERAPIE

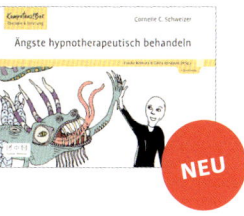

Cornelie C. Schweizer
**Ängste hypnotherapeutisch behandeln**
Kompetenz!Box
Therapie und Beratung

Herausgegeben von Frauke Niehues und Ghita Benaguid
101 Karten in stabiler Box
50,00 € (DE) | 51,40 € (AT)
ISBN 978-3-7495-0414-5
*Erscheint voraussichtlich Juli 2024*

**Praxisorientiert:** Die Box enthält zahlreiche Techniken, selbsthypnotische Übungen und alltagstaugliche Interventionen.
**Für Betroffene leicht umsetzbar:** Eigenständig anwendbare Methoden fördern die Selbstwirksamkeit. Menschen, die unter Ängsten leiden, verfügen meist über sehr gute (selbst-)hypnotische Fähigkeiten!

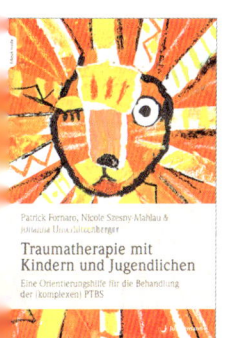

Patrick Fornaro et al.
**Traumatherapie mit Kindern und Jugendlichen**
Eine Orientierungshilfe für die Behandlung der (komplexen) PTBS

320 Seiten, kartoniert
38,00 € (DE) | 39,10 € (AT)
ISBN 978-3-7495-0442-8

**Wichtiges Praxisbuch:** bietet den psychotherapeutischen Leitfaden für eine bedarfs- und kindgerechte Behandlung von Traumafolgestörungen. Wissen über Trauma und Traumafolgen wird ebenso anschaulich vermittelt wie erprobte Strategien für eine an den Bedürfnissen der Betroffenen und deren Bezugssystemen orientierte Beziehungsgestaltung.
**Tipps zur erfolgreichen Therapieplanung:** Fallbeispiele, die Darstellung eines modularen, integrativen Vorgehens und Arbeitsmaterialien erleichtern die Umsetzung in der Praxis.

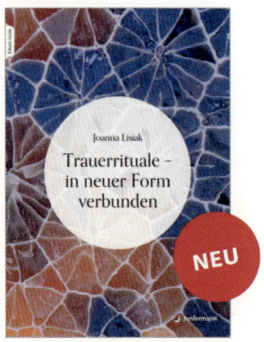

Joanna Lisiak
**Trauerrituale – in neuer Form verbunden**

250 Seiten, kartoniert
28,00 € (DE) | 28,80 € (AT)
ISBN 978-3-7495-0557-9
*Erscheint voraussichtlich April 2024*

**NEU**

- **88 Trauerrituale**, von denen einige sehr einfach und ohne große Vorbereitungen durchzuführen sind, andere sind komplexer und nicht immer und überall umzusetzen. Trauerrituale helfen, mit dem Verlust zurechtzukommen und stärken gleichzeitig die Verbindung zwischen Toten und Lebenden.

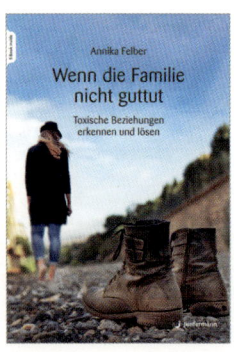

Annika Felber
**Wenn die Familie nicht guttut**
Toxische Beziehungen erkennen und lösen

208 Seiten, kartoniert
26,00 € (DE) | 26,80 € (AT)
ISBN 978-3-7495-0473-2

- **Werfen Sie einen kritischen Blick auf die eigenen Wurzeln:** Wi können Menschen damit umgehen, wenn sie in einer Familie gro wurden, in der körperlicher, psychischer und/oder narzisstischer Missbrauch an der Tagesordnung war? Sollen sie ihrer Familie de Rücken kehren oder ihr verzeihen?
- **Übungen und Impulse**, um mit der Vergangenheit abzuschließe und das Leben frei von schädlichem familiärem Einfluss zu gestalten.

## COACHING & KOMMUNIKATION

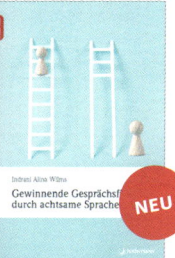

Indrani Alina Wilms
**Gewinnende Gesprächsführung durch achtsame Sprache**

200 Seiten, kartoniert
25,00 € (DE) | 25,70 € (AT)
ISBN 978-3-7495-0560-9
*Erscheint voraussichtlich Mai 2024*

Mithilfe achtsamer Sprache kann man aussichtslose und verloren geglaubte Situationen umkehren und sogar Gegner für sich gewinnen.

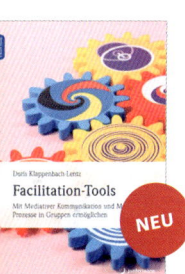

Doris Klappenbach
**Facilitation-Tools**
Mit Mediativer Kommunikation und Mediation Prozesse in Gruppen ermöglichen

250 Seiten, kartoniert
32,00 € (DE) | 32,90 € (AT)
ISBN 978-3-7495-0566-1
*Erscheint voraussichtlich April 2024*

Facilitation bedeutet, in der Arbeit mit Gruppen Prozesse zu ermöglichen und zu begleiten. Einsatzgebiete sind Konfliktklärungen, Change-Prozesse oder Teambuilding.

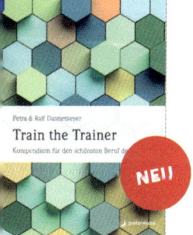

Petra und Ralf Dannemeyer
**Train the Trainer**
Kompendium für den schönsten Beruf der Welt

350 Seiten, kartoniert
40,00 € (DE) | 41,20 € (AT)
ISBN 978-3-7495-0569-2
*Erscheint voraussichtlich Juli 2024*

Ein Praxisbuch zur optimalen Vorbereitung von Trainer:innen auf ihren beruflichen Alltag.

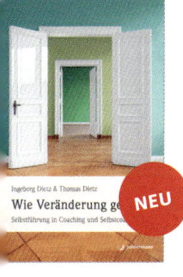

Ingeborg und Thomas Dietz
**Wie Veränderung gelingt**
Selbstführung in Coaching und Selbstcoaching

240 Seiten, kartoniert
32,00 € (DE) | 32,90 € (AT)
ISBN 978-3-7495-0572-2
*Erscheint voraussichtlich April 2024*

Eine Kombination aus der Arbeit mit Persönlichkeitsteilen, Achtsamkeit und Körperwahrnehmung – mit systemischem Verständnis.

# Kartensets – unser »Ass im Ärmel« für positive Veränderung

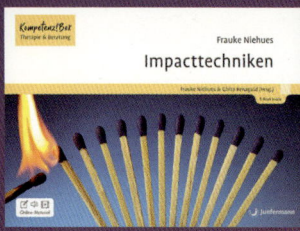

Frauke Niehues,
Ghita Benaguid
**Impacttechniken**

ISBN 978-3-7495-0344-5

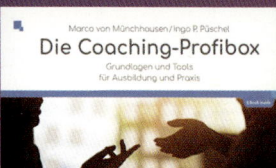

Marco von Münchhausen,
Ingo P. Püschel
**Die Coaching-Profibox**

ISBN 978-3-7495-0349-0

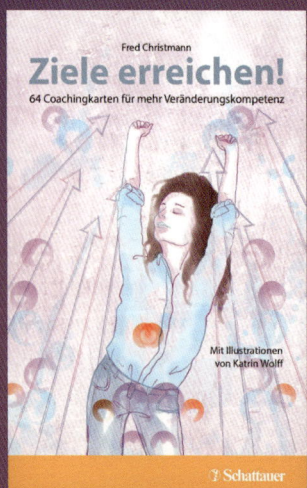

Fred Christmann, Katrin Wolff
**Ziele erreichen!**

ISBN 978-3-608-40070-0

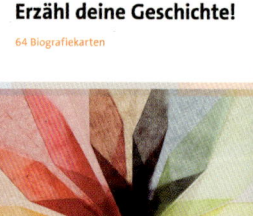

Fred Christmann
**Erzähl deine Geschichte!**

ISBN 978-3-608-40148-6

### 3. Die Geschichte von Mama und Paula

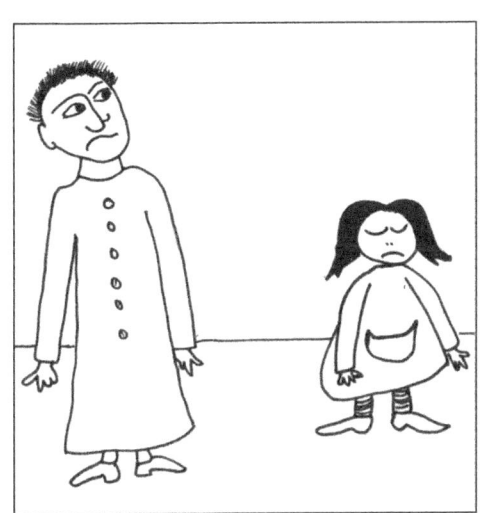

Mama findet Paula eine Zumutung... am besten für alle wäre, sie wäre gar nicht auf der Welt... die Wahrheit ist, dass Paulas Vater unbekannt ist... eine kurze Romanze, die sie total quält und sich übel nimmt... wenn Paula etwas falsch macht, dann kocht es in ihr voller Hass.

### 4. Was Mama über Paula wirklich denkt.

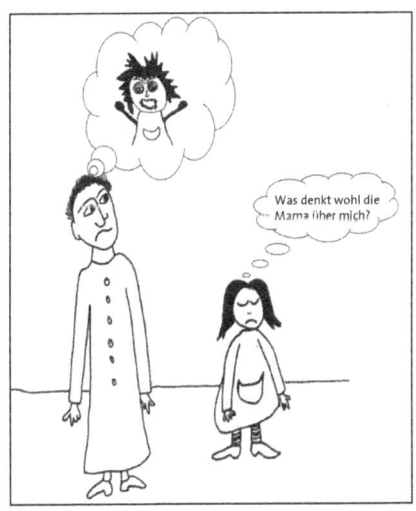

Für Mama ist Paula ein richtiger Teufel, ein »schreckliches Kind«, wie sie öfter sagt.
Paula ist ganz verzweifelt und spürt, dass Mama sie immer weniger liebt, je mehr sie sich anstrengt. Was soll sie nur tun?

**5. Der Verlust der existenziellen Liebe droht, und Paula erlebt absolute Hilflosigkeit.**

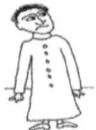

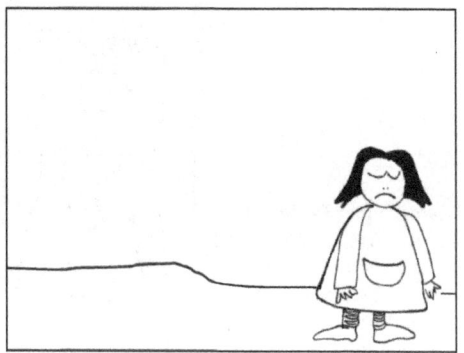

Paula ahnt: »Wir Kinder sind auf Gedeih und Verderb auf die Liebe der Eltern angewiesen; ohne sie können wir nicht überleben ... wenn sie sich abwenden, dann kann es nur unsere Schuld sein ... irgendetwas haben wir sicher falsch gemacht ... dass sie so weit weg sind, ist der Beweis, dass ich Verbote missachtet habe!«

**6. In dieser verzweifelten Situation wird das Bindungssystem aktiviert, und es findet eine Introjektion der traumatischen Bindung in drei Schritten statt.**

Angst und seelisch/körperlicher Schmerz führen bei Paula dazu, dass ein ganz alter Abwehrmechanismus aktiviert wird, um dem totalen Liebesverlust zu entgehen: Paula introjiziert Mutters Normen und Werte, d. h. das Bild, das Mutter von Paula hat und ihre Forderungen an Paula. Die Erfahrung mit der Mutter umfasst die Themen: das böse Kind, das ideale Kind und der strafende Elternteil.

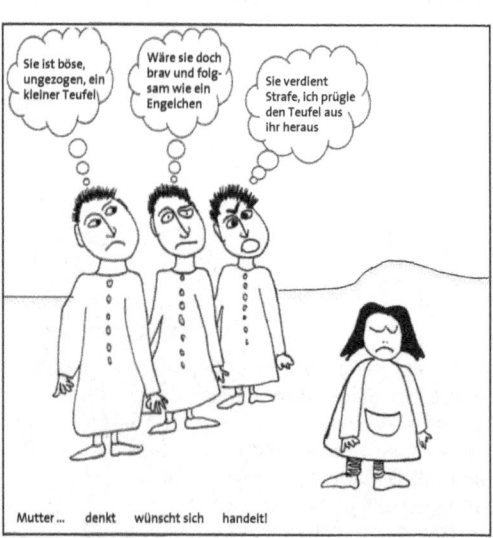

**6a. Täterintrojekt: Übernahme des vom Verfolger propagierten Feindbildes als eigenes Selbstbild**

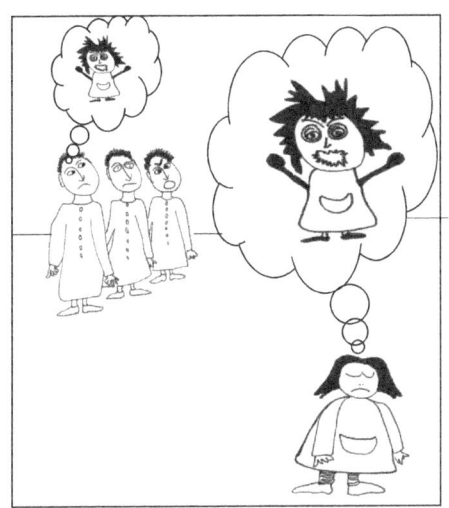

In Paula entsteht ein innerer Selbstanteil, geformt nach der Meinung, die die Mutter von Paula hat; introjiziert wird das Bild des »bösen Kindes«. Seine Funktion ist der Schutz gegen die Hilflosigkeit: es schafft die Sicherheit, nicht gänzlich verlassen worden zu sein, und die Illusion: wenn ich nur so bin, wie der andere mich will, dann werde ich wieder geliebt. Aus Mutters »Du bist böse« wird »Ich bin böse und verdiene Strafe!«

**6b. Die Veränderung des Ich-Ideals**

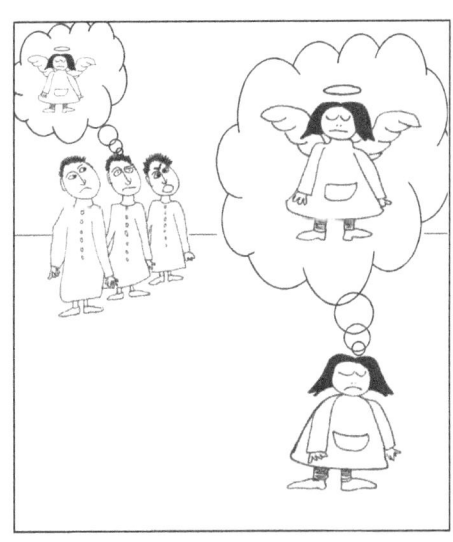

Das ideale Kind: Paula identifiziert sich mit dem Bild des »bösen Kindes«, was Mutter von ihr hat, und übernimmt das Idealbild »Engel sein« in ihr Ich-Ideal. So ist der Konflikt zwischen Paula und Mutter – der erst außen war – nach innen genommen ... Mutter ist nun wieder gut ... eine weitere Überlebensstrategie.

**6c. Paulas Identifikation mit dem Aggressor**

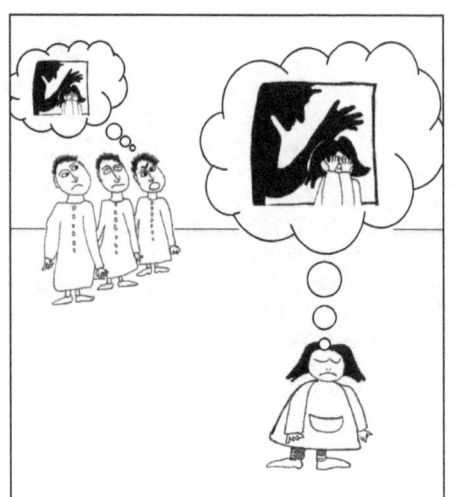

Der strafende Elternteil wird zum Vorbild: Paula ist im Kindergarten aggressiv, ungesteuert und schlägt andere – sie verhält sich so wie Mama. Paula hat sich mit dem Jähzorn von Mama identifiziert und lässt ihre Wut an Schwächeren aus: das nennt man Identifikation mit dem Aggressor.

**7. Bildung von Trauma-Ego-States**

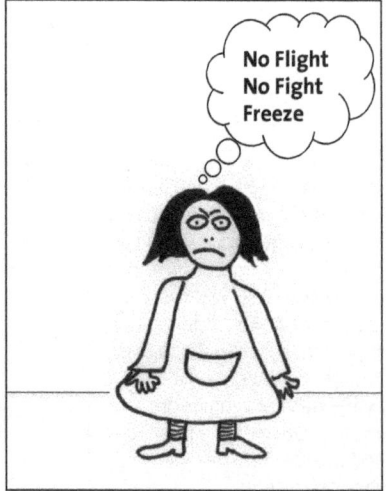

Sequenzielle bedrohliche Erlebnisse führen nicht nur zu einer Aktivierung des Bindungssystems, sondern auch des Abwehr- und Verteidigungssystems. Wiederkehrende Hilflosigkeit und Ohnmacht führen Paula immer wieder in das Gefühl des Ausgeliefertseins, was dissoziative Abschottung und inneren Rückzug in eine Phantasiewelt verstärkt. Aus den fragmentierten sensorischen Teilen der Traumasituation und den damals sinnvollen Reaktionen darauf (Traumaschema, Kogn.-Körper-Emotions-Verhaltens-Muster) bilden sich Trauma-Ego-States um traumatische Affekte.

**7a. Die sog. parallele Dissoziation**

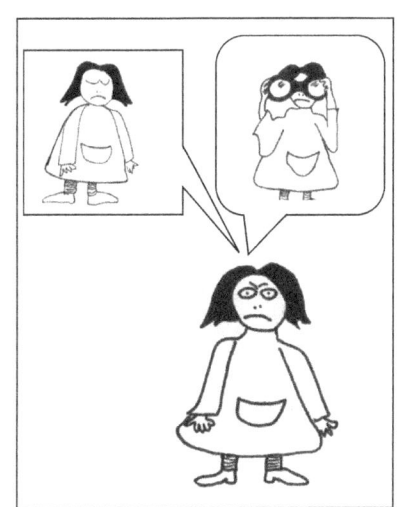

Unter paralleler Dissoziation verstehen wir die Aufspaltung in einen Teil, der das Trauma sensumotorisch und affektiv erlebt (erlebender Teil), und einen beobachtenden Persönlichkeitsanteil. Diesen nennen wir die primäre Dissoziation und den **Inneren Beobachter**.

**7b. Die weitere Aufteilung nach den mentalen defensiven Handlungstendenzen**

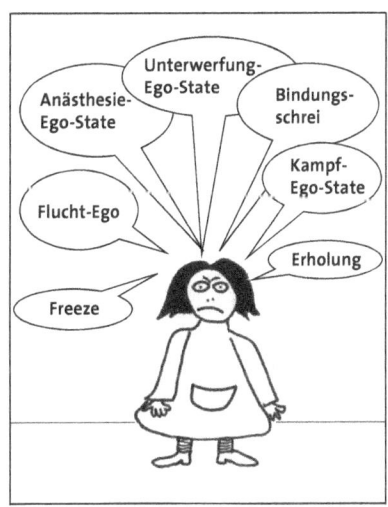

Die mentalen defensiven Handlungstendenzen ähneln den physiolog. Verteidigungssystemen (Flucht, Kampf, Freeze, Unterwerfung) bei Säugetieren. Diese sind Versuche, sich vor weiterer Traumatisierung zu schützen. Es gibt Ego-States, die bestimmte traumatische Aspekte des Ereignisses in sich aufbewahren – Gedanken, Gefühle, Körpererinnerungen, Bilder und Bindungserfahrungen.

## 8. Paula kommt nach 25 Jahren zu mir in Psychotherapie

Paula kommt wegen einer bulimischen Essstörung und selbstverletzendem Verhalten in Psychotherapie. Aus der Lebensgeschichte wird deutlich, dass Paula in ihrem Elternhaus eine Bindungstraumatisierung und psychische wie physische Gewalt erlebt hat. Sie fühlte sich als Kind von Anfang an nicht geborgen (Sei-nicht-Botschaft), lernte keine sicheren Bindungsmuster, wurde als Kind nicht erkannt, noch anerkannt und erlebte mehrfache Wechsel der Bezugspersonen, weil Mutter als Alleinerziehende schon nach 6 Monaten arbeiten gehen musste. Die innere Stimme des Introjekts des »bösen Kindes« der Kindheit ist in den letzten Jahren immer lauter, gnadenloser und zerstörerischer geworden, Paula hat das Gefühl, ein Monster wüte in ihr. Auf der inneren Landkarte finden sich noch andere Ego-States: ein ängstliches, schreckhaftes Inneres Kind, welches ständig auf der Flucht ist (Aktionssystem Flucht), ein Selbst-Anteil mit massiven Wutanfällen und dem Gefühl, »immer um mein Leben kämpfen zu müssen« (aus dem Aktionssystem Kampf entstanden) und ein hilflos-unterwürfiges Kind mit Phasen der Depression und dem Gedanken: »Ich gebe auf, es ist alles zu spät« (Aktionssystem Unterwerfung). Daneben aber auch einige Selbst-Anteile mit innerer Stärke, Überlebenswille und vielen Ressourcen.

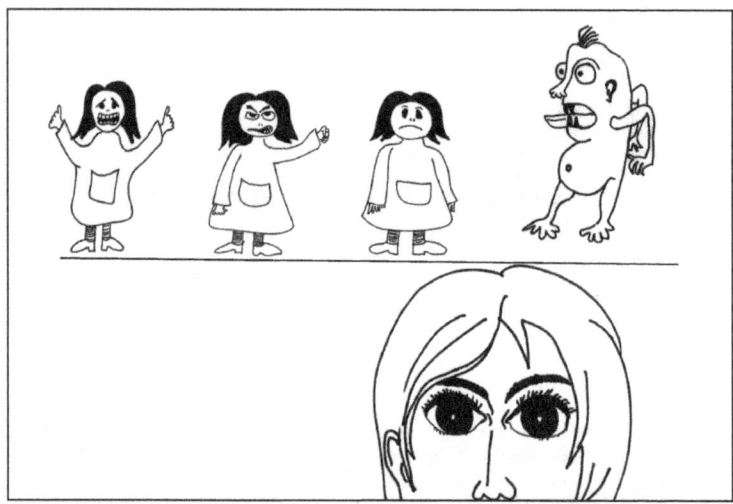

**9. Hypno-analytische Teilearbeit, Schritt 1:**

Die wichtigsten Grundsätze der Teilearbeit sind: 1. »Trauma first!« 2. »Safety first!« und 3. »Boss comes first!« So schlägt der Therapeut vor, mit dem scheinbar mächtigsten Teil im System von Paula zu beginnen, dem Teil, der für die Symptome der Essstörung und dem SVV verantwortlich zu sein scheint: mit der inneren Stimme, die Paula mit Sätzen wie »Du bist hässlich, faul und gefräßig und verdienst Strafe« quält. Der Therapeut führt Paula in eine leichte Trance und bittet sie, die 4 Dimensionen der inneren Anteile zu erkunden: die sensorische, die emotionale, die kognitiv/verbale und die imaginative Dimension. Vor ihrem inneren Auge bekommt die Stimme eine Gestalt, Persönlichkeit und Namen. Um der Bedeutung dieses Persönlichkeitsanteils gerecht zu werden, bittet Paula das »Gier-Monster«, wie es sich nennt, auf dem Feldherrnhügel des inneren Systems Platz zu nehmen (Dissoziationstechnik).

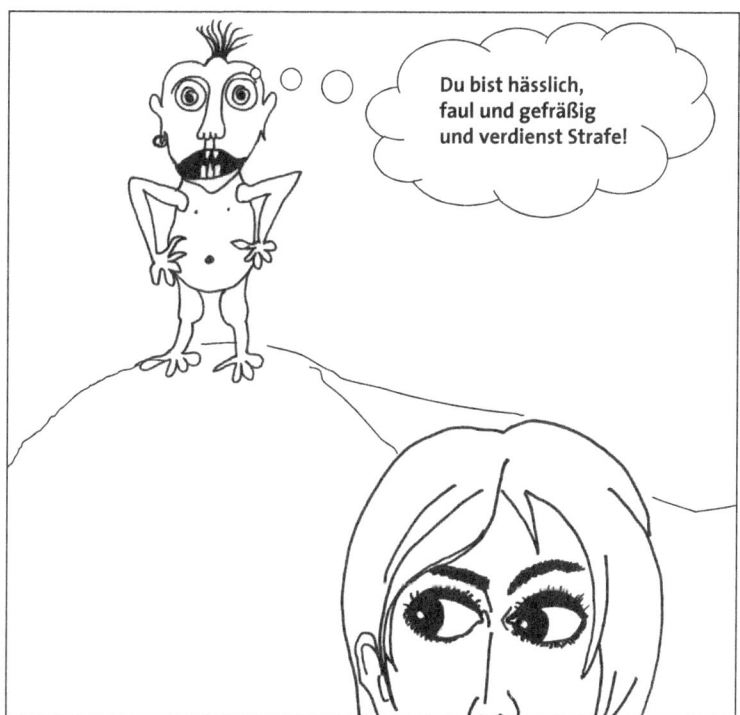

## 10. Hypno-analytische Teilearbeit, Schritt 2:

Paula möchte dieses Teil so schnell wie möglich loswerden und bittet den Therapeuten, dieses für sie zu tun und eine Art Mafia-Auftragskiller loszuschicken. Der Therapeut erklärt Paula, dass alle Teile ursprünglich entstanden sind, um zu helfen, und dass Exorzismus nicht hilft – im Gegenteil das Problem nur verschärft: Ein Mechanismus, der sich seit Jahren bewährt hat, das Überleben zu sichern, wird alles daransetzen, nicht abgeschafft zu werden. Es ist besser, die »gute Absicht« dieses Teils zu erforschen, ihm für seine geleistete Arbeit zu danken und gemeinsam um Veränderung zu werben, z. B. ihm eine neue, weniger anstrengende Rolle anzubieten. Da sich Paula sehr schwertut, mit dem Gier-Monster auf dem Feldherrnhügel Kontakt aufzunehmen, spricht der Therapeut mit freundlicher Stimme zu diesem Selbstanteil.

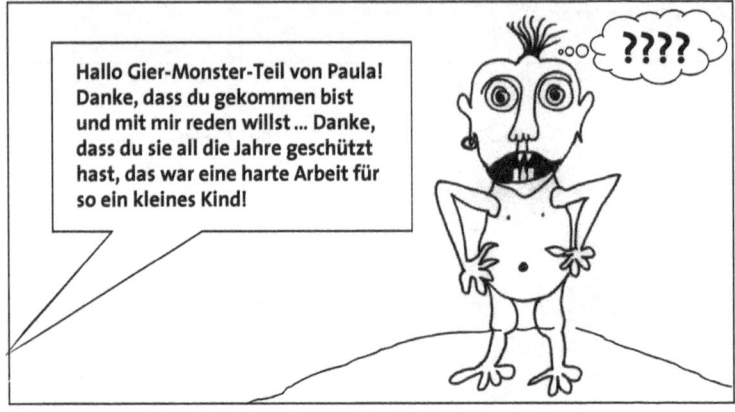

Das Monster ist sehr misstrauisch und brodelt voller Wut.

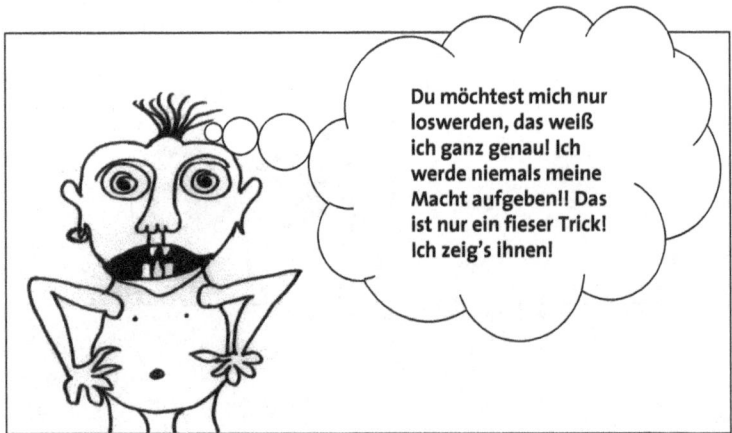

Die Gewinnung eines Verbündeten

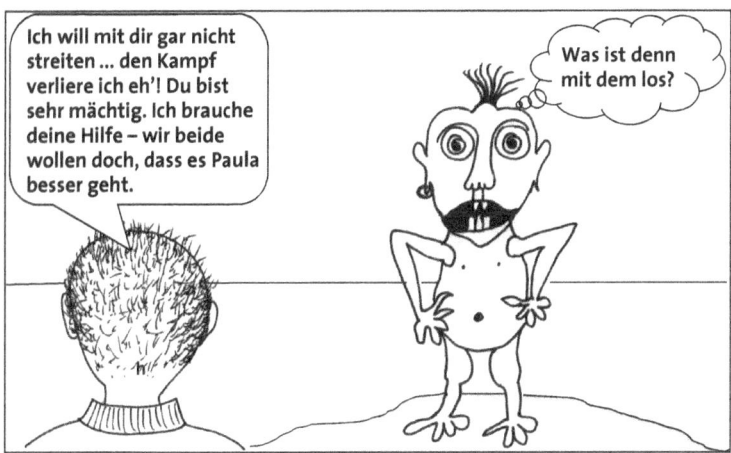

Der Therapeut fragt nach der guten Absicht

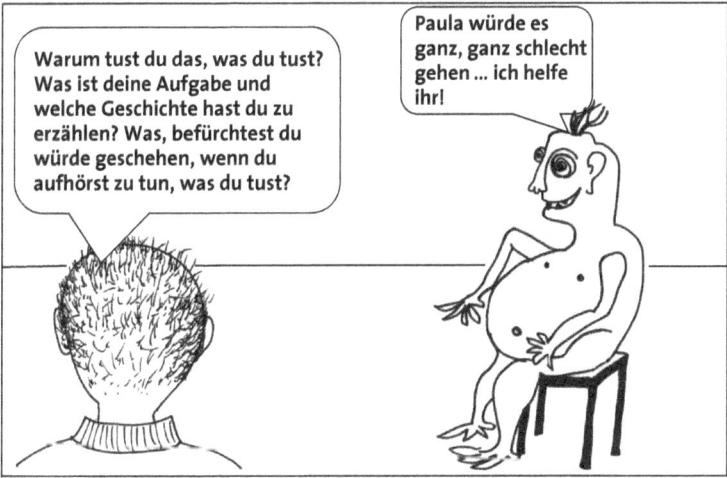

## 11. Hypno-analytische Teilearbeit, Schritt 3:

Der Therapeut dankt dem »Monster« und bietet ihm einen neuen, weniger stressigen Job an. Zuerst muss noch einmal die Überlebensfunktion des »Täterintrojektes« Gier-Monster gewürdigt werden und seine schwierige Lage im System: Durch die Identifikation mit dem »bösen Kind« und der Übernahme der Sichtweise der verurteilenden Mutter wird das Gier-Monster von allen anderen Teilen gefürchtet, wird gehasst und keiner kann es leiden – es soll eigentlich verschwinden. Ziel der Arbeit ist es jetzt, die Loyalität von Gier-Monster vom Täter weg und hin zu Paula zu wenden, in deren Körper es lebt. Es bedarf einer Orientierung in der Zeit und zum Ort und einer klaren Unterscheidung: das Gier-Monster ist der Täter-Teil-des-Selbst von Paula und nicht der äußere Täter – es ist ein kindlicher Selbstanteil, der das Fremdbild der Mutter sich zum Selbstbild gemacht hat. Viele der Funktionen des Introjektes können heute von anderen Teilen der erwachsenen Paula übernommen werden (Selbstschutz, Grenzen setzen, Sicherheit bewahren, Beschämung vermeiden, Energie bereitstellen), sodass das Gier-Monster nach der erschöpfenden Arbeit sich erholen und einen ruhigeren Job, z. B. Berater oder Grenzenwächter, für Paula übernehmen kann. Diesen Wandlungsprozess kann der Therapeut gut mit einem Teile-EMDR des Gier-Monsters unterstützen.

Was das Gier-Monster-Teil wirklich braucht:
- Verständnis und Anerkennung vom Therapeuten und den inneren Anteilen
- das Verständnis seiner Funktion und seinen positiven Absichten
- ein Wissen, dass die Erwachsene den Schutz jetzt selbst übernehmen kann
- die Entdeckung des verletzten und erschöpften Kindes in seinem Inneren

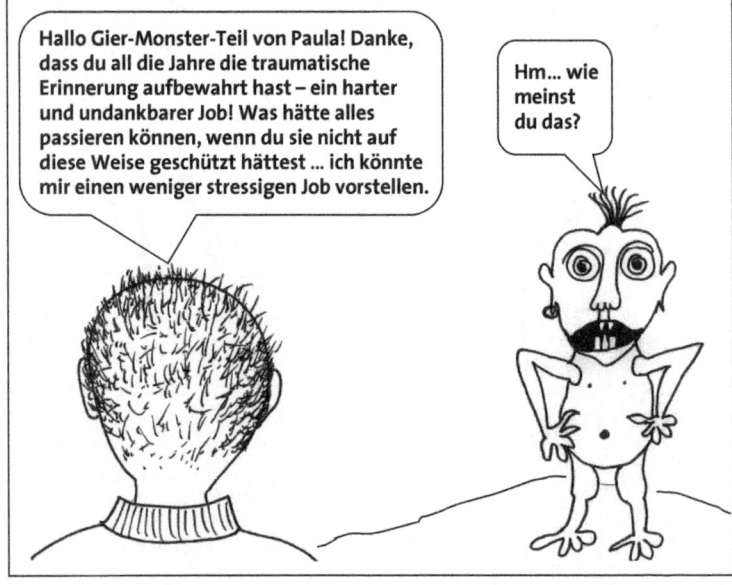

**12. Hypno-analytische Teilearbeit, Schritt 4:**

Das Monsterkostüm ablegen und das verletzte Kind dahinter entdecken: Erst wenn das Gier-Monster sicher ist, dass seine wichtige Schutzfunktion von anderen Teilen und der erwachsenen Paula übernommen werden kann, dann kann sich das Kindteil hinter der Maske zeigen. Es bedarf vieler freundlicher Wertschätzung und liebevoller Empathie durch die erwachsene Paula.

Der Therapeut begrüßt das verletzte Kind hinter der Maske des »Monsters«

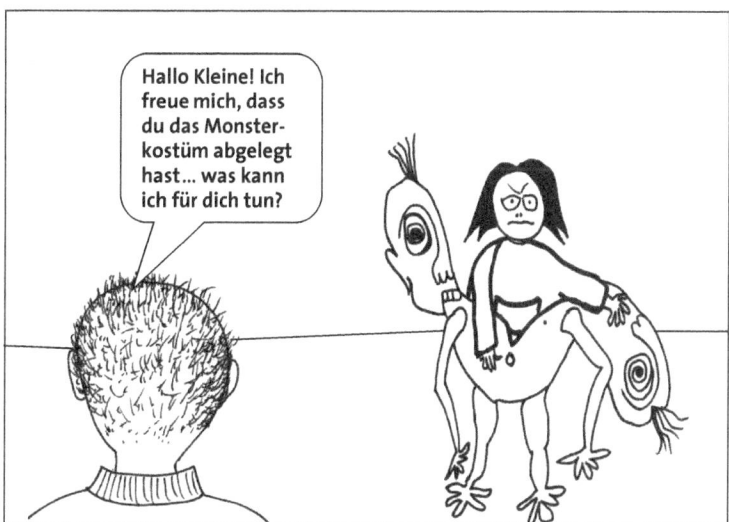

Nachdem die Arbeit mit dem Selbstanteil, der sich als »Gier-Monster-Teil« von Paula gezeigt hat, abgeschlossen ist und dem verschreckten Kind hinter der Maske geholfen wurde, sich von seiner Last zu befreien, kann der Therapeut anfangen, sich den anderen Teilen zuzuwenden, den sog. reaktiven inneren Anteilen. Am besten beginnen wir mit dem traumatisierten Inneren Kind, das bisher vom »Gier-Monster« geschützt wurde ... aber das ist eine andere Geschichte.

# Teil II:
# Praxis: Hypno-analytische Arbeit mit maladaptiven bis bösartigen Introjekten

- Die Arbeit mit Inneren Kritikern bei Patienten mit neurotischer Strukturbildung
- Die Arbeit mit »persecutory Alters« bei Patienten mit Dissoziativer Identitätsstörung: wie aus einem Verfolger eine Ressource wird
- Der Umgang mit dem Inneren Entwerter im hypno-systemischen Modell von Gunther Schmidt
- Mein Hypno-analytischer Werkzeugkasten
  - Methoden der Umfokussierung hin zu Ressourcen
  - Methoden, die in dem Kritiker, Verfolger, Täterintrojekt die originale Stimme und Beurteilung des Täters sehen (Objektanteil der Introjektbildung)
  - Methoden, die in dem Kritiker, Verfolger, Täterintrojekt die Stimme und Beurteilung eines Selbst-Anteiles des Opfers sehen (Selbst-Anteil der Introjektbildung) – Frage nach der guten Absicht
  - Die therapeutische Arbeit mit dem Adressaten der Botschaft
  - Externalisierung und Kontrolle durch Distanzierung
  - Die radikale Akzeptanz nach dem Modell von Ann Weiser Cornell und Marsha Linehan

# 7. Die Arbeit mit dem Inneren Kritiker

In diesem Kapitel möchte ich zwei Therapiestrategien vorstellen, wie ich sie bei Patienten einsetze, die aufgrund ungelöster heftiger familiärer Konflikte mit Eltern und/oder Geschwistern an Inneren Kritikern, Fehlerzählern und Miesmachern leiden, die sie mit beschuldigenden und beschämenden Botschaften bombardieren. In der Regel sind diese Menschen nicht im eigentlichen Sinne körperlich oder sexuell traumatisiert, leiden aber deutlich an mangelndem Selbstwert, der Fähigkeit, sich von anderen abzugrenzen und sich von den inneren Anforderungen zu distanzieren.

## 7.1 Die Arbeit mit dem Inneren Kritiker nach dem hypno-analytischen Teilekonzept

Die Grundidee, mit der ich arbeite, stammt aus der IFS von Richard Schwartz. Sein Schüler Jay Earley schreibt dazu: »Wenn Sie die Arbeit mit einem Inneren-Kritiker-Teil beginnen, dann merken Sie schnell, dass es nicht das einzige Teil ist, der aktiviert wird. Wenn Selbst-Verurteilung ein Problem ist, so gibt es einen ganzen Cluster von Teilen, die beteiligt sind.«[20]

In meinem therapeutischen Vorgehen beziehe ich mich explizit auf meine Darstellung der inneren Choreographie in Kapitel 4.3. Diese Innenteile sind es, mit denen der Patient und/oder wir nun auf der inneren Bühne in unserer Teilearbeit zu tun bekommen. Unser Ziel ist es, die einzelnen Teile im Selbst des Patienten zu aktivieren und an einen Ort einzuladen, an dem in einer geschützten Umgebung Kommunikation möglich ist, dann Schritt für Schritt das »Kritiker-Introjekt« zur Kooperation durch Wertschätzung einzuladen, seine gute Absicht zu erkunden und das »kritisierte Kind« in Sicherheit zu bringen. Weitere Schützer-Teile wie »Innere Fürsprecher«, der »Stolz« und der »Innere Rebell« müssen in den Prozess eingebunden werden.

Nach Jay Earley (2010) sind der Innere Fürsprecher, der Stolz und der Innere Rebell – wie wir in Kapitel 4.3 gehört haben – eine Art Schützer oder Verteidiger, die auf den Plan treten, um das kritisierte Kind vor dem Kritiker zu schützen. Die Beziehung zwischen den Teilen zeigt als Merkvorlage für die Therapie Abbildung 7-1.

---

[20] http://www.personal-growth-programs.com/blogs/the-inner-critic-cluster

**Protektoren**

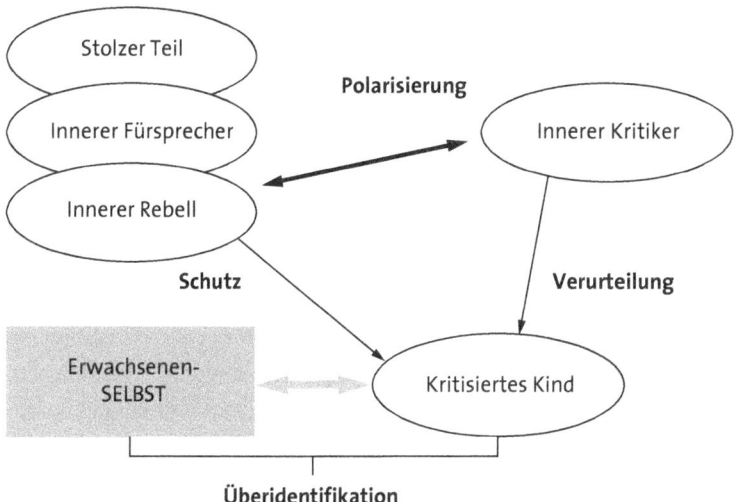

**Abb. 7-1:** Die »Innere-Kritiker-Truppe« – ergänzt nach Jay Earley

*Praktische Tipps:*

1) Wie finde ich die »Botschaft des Kritikers oder Verfolgers«?
   a. Wir machen eine leichte Tranceinduktion und bitten den Patienten, an eine schwierige Situation der letzten Zeit zu denken, in der eine innere Stimme mit antreibendem, entwertendem Inhalt zu hören war. Der genaue Wortlaut der Tirade wird schriftlich fixiert.
   b. Sie lassen den Patienten den Kritiker-Test machen. Mit ihm ist es möglich, fünf verschiedene Innere Kritiker zu differenzieren. Der Test wurde von mir aus mehreren, im Internet kursierenden Tests entwickelt und orientiert sich am »Inner Critic Questionaire« von Earley und Weiss 2010. Der Test ist im Anhang des Buches abgedruckt und kann gerne verwendet werden[21]. Bitte bedenken Sie, er ist von mir »selbstgestrickt« und nicht wissenschaftlich getestet.

---

[21] Über eine Rückmeldung, ob der Test funktioniert und für Sie hilfreich war, würde ich mich freuen. Meine E-Mail-Adresse findet sich unter www.teiletherapie.de.

In der Therapie haben wir nun zwei Möglichkeiten:

1. Wir arbeiten ganz gezielt mit einem der Inneren Kritiker und versuchen, seine gute Absicht für das Gesamtsystem zu ergründen. Dadurch bekommt er Anerkennung und so lässt sich die Polarisierung zwischen Innerem Kritiker und den drei protektiven Teilen verringern. Die Grundidee ist: »Ihr wollt doch alle das Gleiche (das System stabilisieren, starke negative Emotionen vermeiden, Liebesbindungen erhalten), nur auf unterschiedlichen Wegen. Lasst uns gemeinsam einen Weg finden!«
2. Die Überidentifikation zwischen Erwachsenen-Selbst und dem kritisierten Inneren Kind auflösen (Methoden der Dis-Identifikation aus dem Baukasten der Hypnotherapie oder aus dem IFS), dann den Erwachsenen-Anteil stärken, damit er sich vom Kritiker abgrenzen kann. Dazu den kritisierten Kind-Anteil wertschätzen (pacing und leading) und von seiner Aufgabe entlasten, die damals konflikthaften und/oder traumatischen Erinnerungen zu tragen. Das Kind aus der Vergangenheit in die Gegenwart holen.

Zu dem Thema »Den Inneren Kritiker nach der guten Absicht fragen« noch ein paar Hinweise:

Früher wurden Schuld und Scham nur in ihrer maladaptiven Funktion für das Individuum gesehen, und die primäre adaptive Funktion, welche in den letzten Jahren auch durch die neuere Emotionsforschung ins Blickfeld kam, wurde vernachlässigt. Erst die hypno-systemische Therapie von Gunther Schmidt öffnete mir die Augen für eine lösungsorientierte Sicht.

Somit sind diese sogenannten sozialen Gefühle, Scham und Schuld, wichtige Regulationsmechanismen des Selbst in der Beziehung zu anderen. Ich beziehe mich im Weiteren auf die Arbeiten von Cord Benecke und Doris Peham (2007).

Danach lässt sich zur **Scham** zusammenfassend sagen:

- *emotionspsychologische Sicht*: das Selbst wird global schlecht bewertet
- *psychoanalytische Sicht*: Spannung zwischen Ich und Ich-Ideal, aber auch nach Hilgers (2006): Wenn intime Bereiche plötzlich und ohne Kontrolle sichtbar werden (nähe zur Körperlichkeit)
- *Phänomenologie*: Scham wird sehr schmerzvoll erlebt, mit Gefühlen

von Minderwertigkeit, Wertlosigkeit, Bloßstellung, Machtlosigkeit, Inkompetenz, Gefühle, versagt zu haben, und dem Wunsch, sich zu verstecken.

Und zur **Schuld**:

- *emotionspsychologische Sicht:* die Handlung, die man tut/tat, wird schlecht bewertet
- *psychoanalytische Sicht:* Spannung zwischen Ich und Über-Ich
- *Phänomenologie:* Weniger schmerzhaft, da die eigene Identität im Kern nicht so angegriffen wird, mehr Spannung und Reue über das Fehlverhalten, Wunsch nach Wiedergutmachung. Damit verbunden die Angst, die aus der Angst vor und nach Regelübertretung stammt, d. h. eine Angst vor Beziehungsverlust und sozialem Ausschluss; daraus eine größere Motivation zu aktiven sozialen Strategien im Gegensatz zur Scham.

Wie könnte nun die adaptive Funktion der Scham und der Schuld aussehen, die wir bei der Suche nach der guten Absicht eines scham- oder schulderzeugenden Inneren Kritikers ins Kalkül ziehen müssen?

*Die adaptive Funktion der Scham:*

Es sollen Selbst- und Intimitätsgrenzen wiederhergestellt und geschützt werden, Selbstkonzepte überprüft werden. Scham ist ein regulativer Affekt des Selbstsystems nach Günter Seidler (2001).

Scham erhöht die Selbst- und Objektdifferenzierung: Ich erlebe, dass ich vom anderen (schmerzlich) getrennt bin, da ich etwas bei mir negativ bewerte. Daraus könnte ein Entwicklungsimpuls kommen, das äußere Ideal, das der andere repräsentiert, zu erfüllen und es so zu meinem Ideal zu machen. Damit könnte ich mir die Anerkennung und Aufgehobenheit in der Beziehung zum anderen sichern.

Ein beschämender Innerer Verfolger wäre also ein Wächter darüber, dass sich der Klient nicht zu weit von der Herde entfernt und damit die Gefahr bannt unterzugehen. Er mahnt mit seinem »schäme dich« vor Vereinsamung und Isolation, lädt zur Identifikation ein.

*Die adaptive Funktion der Schuld:*

Sie dient der Förderung spezifischer zwischenmenschlicher Verhaltensweisen, wie z. B. der Entwicklung von Verantwortungsgefühl, Bejahung kooperativen Handelns sowie der Reduktion aggressiven Verhaltens. Ein weiterer wichtiger Punkt: Ich bleibe das Zentrum des Handelns: Wenn ich schuldig bin, habe ich die Ursache meines Leidens in meiner Hand. Ich kann etwas tun, bewirken, z. B. durch Sühne. So bleiben die anderen Menschen, auf die ich mich wieder stützen kann, wenn ich es brauche, ich zerstöre die Beziehung durch Schuldzuweisung nicht. Somit wird Bindung aufrechterhalten!

Ein beschuldigender Innerer Verfolger bedeutet also: Wenn du dich schuldig fühlst, dann entsteht Druck in dir und du wirst etwas tun, um die Beziehung zu den anderen wieder zu verbessern und die Bindung an die Gemeinschaft zu festigen, was eine erhöhte Überlebensmöglichkeit schafft.

Beide Gefühle – Scham und Schuld – zielen darauf ab, die Bindung zu den anderen zu verbessern, auch zum Täter als einzigen Überlebensgaranten bei schwer grenzverletzender Traumatisierung.

## 7.2 Schurkenschrumpfen

Diese zweite Methode hat sich vor allem bei Patienten mit neurotisch geprägten Über-Ich-Problemen gut bewährt, mit inneren Stimmen, die wir »Normalos« mehr oder weniger als unsere inneren Quälgeister gut kennen. Bei Patienten mit traumainduzierten, nicht ins Über-Ich integrierten Introjektionen hat man mit dem »Schurkenschrumpfen« Probleme. Diese Patienten erleben zwar die inneren Stimmen als belastend und massiv drangsalierend, können sich aber durch die Übung nur kurzfristig von der Botschaft distanzieren. Diese Übung ist also für leichte Fälle und macht viel Spaß bei der Umsetzung.

Mary Goulding (2000), die bekannte TA-Therapeutin, hat ein humorvolles Buch über unsere »Kopfbewohner« geschrieben, und ihre Tochter Karen Edwards hat es bebildert – ein bisschen wie ein Märchenbuch für Psychotherapeuten. Im Grund ist das Thema gar nicht so lustig, kennen wir doch alle diese inneren Quälgeister, die uns um den Nachtschlaf bringen, wenn Miesepeter, Besserwisser, Katastrophalisierer und Co. glauben, mit uns nicht zufrieden sein zu können. Zu dieser inneren Chaosbande, diesen Kopfbewohnern, die mit Ausdauer und schier unendlicher Penetranz versuchen, uns ihre Fremdbestimmung aufzudrücken, gehören nach Goulding so absonderliche Gestalten wie der Tyrann, der verbitterte Jammerer, der maßlose Übertreiber, der nervöse Schwarzseher, der hysterische Plapperer und der gramerstickte Perfektionist – um nur ein paar zu nennen. Sie merken schon, die Liste derer, die uns dabei erfolgreich unterstützen, dass wir uns selbst Knüppel in den Weg werfen, uns selbst im Weg stehen, ist beliebig verlängerbar. Im Untertitel heißt das Buch von Goulding: »Wie du die Feindschaft gegen dich selbst mit Spaß und Leichtigkeit in Freundschaft verwandelst«. Wie ist Gouldings Rezept, welches wir für uns selbst, aber auch in der Therapie anwenden können?

Stellen Sie sich vor, Sie gehen an einem kühlen Herbstmorgen im Morgenmantel zum Briefkasten vor dem Haus, um die Zeitung zu holen .... patsch! Die Haustür ist zu, Sie draußen ... der Schlüssel steckt innen. Jetzt hören Sie mal in sich hinein, welcher Unhold da gerade seine Kommentare abgibt. Geben Sie ihm einen Namen (z. B. Herr Besserwisser), lauschen Sie seiner Botschaft und stellen Sie sich vor, wie er aussieht. Dieses oder ein ähnliches »Katastrophenszenario« geben wir dem Patienten als Anregung vor.

## Übung 1: Schurkenschrumpfen

### 1. Schritt: Identifikation

Zunächst brauchen wir einen Steckbrief, den wir auf dem Flipchart notieren. Wir fordern unseren Patienten auf, den Unhold zu beschreiben:

- In welcher Situation meldet er sich?
- Geben Sie ihm einen Namen!
- Wie heißt seine Lieblingstirade?
- Was ist seine Botschaft?
- Was ist das Körnchen Wahrheit in seinem Text?
- Erscheinung: Kostüm, Körpersprache usw.

Um die Bösewichter zu vertreiben, schlägt Goulding vor, einmal in die Rolle des Bösewichtes zu schlüpfen und sich den Steckbrief als Rollenbeschreibung zu denken. Bitten Sie den Patienten, sich zum Beispiel als Herr Besserwisser auf einen Stuhl zu setzen und sich in der Rolle des Unholds an den leeren Stuhl zu wenden, auf dem vorher der Patient gesessen hatte. Ermutigen Sie den Patienten durchaus zu einer schauspielerischen Ausgestaltung der Rolle. Nach dem Rücktausch bitten Sie den Patienten, die nützliche Information, das Körnchen Wahrheit, die in der Tirade des inneren Schurken steckte, genau zu formulieren, für sich selbst zu bewerten und auf dem inneren Notizblock zu formulieren. Notieren Sie diesen Satz auch auf dem Flipchart.

## 2. Schritt: Dis-Identifikation

Nach dem ersten Schritt der Identifikation kommt jetzt der Schritt der Dis-Identifikation. Ich bitte den Patienten, die Augen zu schließen und seine Aufmerksamkeit nach innen zu richten (leichte Trance) und sich einen angenehmen Raum vorzustellen, mit einem großen Flachbildschirm an der Wand. In der rechten Hand hat der Patient die Fernbedienung und kann den Fernsehapparat anschalten. Auf dem Bildschirm erscheint der Unhold von eben, z. B. Herr Besserwisser. Mit der Fernbedienung kann der Patient das Bild, besser den Film, von Herrn Besserwisser manipulieren: Großaufnahme mit und ohne Ton, während dieser seine Besserwisserei loswird, schneller Vorlauf, sodass die Stimme quiekt wie ein Schwein, schneller-langsamer Rücklauf, Farbe grell usw. Ziel ist es, dass der Patient beginnt, sich von seinem Quälgeist zu distanzieren und die Gewissheit erfährt, *er* hat die Kontrolle über alles, was da passiert. Sie können nach einiger Zeit fragen: »Wenn diese Show wirklich im Fernsehen gesendet würde, wie lange würden Sie zuschauen, bevor Sie ein anderes Programm wählen oder den Fernsehapparat ausschalten?« Wenn der Patient sich entschließt auszuschalten, dann wende ich im nächsten Schritt die Tresortechnik an und versorge das Videoband, welches die Fernsehshow aufgenommen hat, im Tresor. Auch hier gilt: Ego-States, wie Herr Besserwisser oder Frau Plappermaul, kann man nicht umbringen, nur verwandeln.

Will der Patient das Programm wechseln, dann mache ich Vorschläge:

- »Heute-Sendung«: Was passiert gerade alles in meinem Leben?
- Familien-Sendung: Was ist los in unserer Familie?
- Travel-Channel: Meine letzte Urlaubsreise
- Eine glückliche Erinnerung usw.

Sie können die Intervention verstärken, indem Sie den Patienten bitten, hin und her zu schalten, bis er das Gefühl hat, vom Schurken-Programm genug zu haben.

Das Wirkprinzip dieses Vorgehens ist der »Drachentöter-Metapher« von Luise Reddemann sehr ähnlich: der Drache *soll* getötet, sein Schatz *muss* gefunden werden (2004, S.135). Für eingefleischte Ego-State-Therapeuten ist das Vorgehen nicht ganz korrekt, da wir doch sagen, jedes Ego-State erfüllt eine Funktion, dient der Anpassung und kann nicht entfernt werden. Um diese Vorgaben zu erfüllen, schlage ich vor, die Übung etwas abzuwandeln und den Patienten in Entspannung zu versetzen (leichte Trance), das quälerische Introjekt zu rufen (hineinsprechen) und Folgendes im Dialog zu fragen:

- Was sind deine positiven Funktionen, deine guten Absichten?
- Welchen Gegenspieler hältst du damit in Schach?
- Wie lässt sich deine gute Absicht ohne so viel Nebenwirkungen und Begleiterscheinungen erreichen?
- Bitte einen kreativen Teil in dir, dir drei Vorschläge zu machen, wie du das Ziel »sanfter« erreichst!

Das ganze Manual »Schurkenschrumpfen« findet sich zur Vereinfachung der praktischen Arbeit im Anhang.

# 8. Die Arbeit mit »persecutory alters« bei Patienten mit Dissoziativer Identitätsstörung: wie man aus einem Verfolger eine Ressource macht oder auch nicht!

Nachdem ich im letzten Kapitel über die Arbeit mit den Inneren Kritikern bei Patienten mit konfliktpathologischen und/oder leicht traumatischen Störungen (Regulationzustand III und IV nach Vogt 2012) geschrieben habe, will ich mich nun mit der anderen Seite des Spektrums der inneren Zensoren beschäftigen, den sog. »persecutory alters« bei

Patienten mit dissoziativen Störungen. In diesem Bereich finden wir eine Aufspaltung der Persönlichkeit, wie sie von Ellert Nijenhuis et al. (siehe van der Hart, Nijenhuis & Steele 2008) für die Tertiäre Strukturelle Dissoziation beschrieben wurde, mit der Ausbildung von Teil-Persönlichkeiten, die sicher weit über einzelne Ego-States hinausgehen. Ich möchte aber schon an dieser Stelle einschränkend sagen, dass ich die zurzeit vorliegenden theoretischen wie therapeutischen Konzepte für die Arbeit mit »täterimitierenden Teilen« bei den Dissoziativen Störungen für unbefriedigend halte. Ich werde versuchen, die Theorielücke aufzuzeigen.

## 8.1 Die Funktion von Verfolger-Anteilen

Wenn man Patientinnen mit schwerer traumaassoziierter Persönlichkeitsstörung (K-PTBS, BPS, DID) in der Praxis fragt, wie sie sich fühlen, wenn sie sich selbst verletzen und die ganze Handlung nicht steuern können, dann sagen sie häufig: »Es war wie in Trance ... ich war irgendwie nicht ganz da.« Diese partielle oder vollständige Amnesie während und für den Akt der Selbstverletzung wird häufig damit erklärt, dass ein »Alter« – ein Persönlichkeitsanteil – die Kontrolle übernommen hat. Eine Patientin sagte einmal: »Ich war so abgetrennt, sodass es sich anfühlte, als würde ich in einen tranceähnlichen Zustand gleiten und ich mir selbst zusehen beim Schneiden.« Wenn wir nun mit den Methoden der Teilearbeit in (oder auch ohne) Tranceinduktion ins System hineinsprechen und etwas sagen: »Ich möchte gerne mit dem Teil in der Erwachsenen sprechen, der dafür verantwortlich ist, dass Paula sich gestern Abend mit Rasierklingen geschnitten hat, und wenn du da bist, sag »ich bin da« und sprich mit der Stimme der erwachsenen Paula«, dann meldet sich meist ein Introjekt mit der Qualität eines Inneren Verfolgers oder des Tätersurrogates.

Was findet sich in der Literatur über »multiple Persönlichkeit« zum Phänomen der Verfolgerpersönlichkeiten und der Täterintrojekte? Zuerst einmal überrascht die Vielfalt der Begriffe, die für aggressive Innen-Teile benutzt werden. Die einen nennen diese Persönlichkeitsteile »verfolgende« oder »übelmeinende« (Bloch 1991), andere unterscheiden zwischen »Verfolgern« und »Dämonen« (Bears 1982) oder unterteilen in »nicht kooperative Teile«, »ärgerliche Erwachsene« und »Innere Dämonen« (Ross 1989).

Der international anerkannte Dissoziationsforscher Colin Ross (1997) sieht die den Inneren Verfolger antreibende Motivation zu den oben beschriebenen selbstverletzenden Handlungen als eine eigentliche positive. Ein positives Szenario wäre zum Beispiel: Der Innere Verfolger meint im wohlverstandenen Interesse des ANP[22] zu handeln, weil die Gefahr besteht, dass der Patient in der Therapie die Wahrheit über den Missbrauch erzählen könnte. Dann aber droht eine Erfahrung von damals: Dem Patienten wird (wieder) nicht geglaubt, oder das führt zu noch weiteren verheerenden Konsequenzen. Das psychische System wird von Emotionen und Erinnerungen überflutet, es kommt zur mentalen Desintegration, zur Zurückweisung und dem Verlassenwerden durch wichtige andere – auch durch den Therapeuten.

Nach Putnam[23] (2003), der sich auch intensiv mit »Multiplen Persönlichkeiten« in den USA beschäftigt hat, ist für Innere Verfolger bei DIS-Patienten typisch, dass der ANP den Eindruck hat, ein Teil von sich hat eine feindselige Haltung, zeigt verschiedene Formen der Belästigung durch innere kommentierende Stimmen, ist kritisierend und verurteilend. Es käme häufig vor, dass der Innere Verfolger versuche, den ANP zu bestrafen, vor allem nachdem das Trauma enthüllt wurde. Schwer zu ertragen ist die Verachtung, die der Innere Verfolger dem ANP gegenüber zeigt.

Beahrs (1982) meint, dass die dominierende Emotion des Inneren Verfolgers bei DIS-Patienten gegenüber dem ANP paradoxerweise Liebe sein könnte. Er und Putnam sehen in Inneren Verfolgern wütende Kinder oder Jugendliche – das sehe ich auch so und möchte ergänzen: Es sind verängstigte, wütende Kinder, die von einem infantilen Gefühl der Allmacht erfüllt sind! Häufig haben die Inneren Verfolger die Energie und den Affekt, den der ANP vermissen lässt. Würde man den Inhalt der Botschaft des Verfolgers oder Täterintrojektes einfach streichen, dann wäre er ein Teil voller Lebensenergie. Trance-Logik, so könnte man sagen, ist, wenn der Innere Verfolger einfach glaubt, den ANP umbringen zu können, ohne dass er sich selbst schädigt.

Bei den Inneren Verfolgern gibt es nach Ansicht amerikanischer Dissoziationsforscher zwei Arten: a) entstanden aus früheren Helfern

---

[22] ANP (anscheinend normaler Teil der Persönlichkeit) – siehe die Theorie der Funktionellen Dissoziation nach Ellert Nijenhuis et al.
[23] Er sagt das alles in Bezug auf DIS, aber es könnte auch bei BPS und K-PTBS zutreffen.

und b) aus einer Introjektion des Täters und deren Identifikation – beide Möglichkeiten wurden von mir im Theoriekapitel beschrieben.

So weit der Stand in der zumeist amerikanischen Literatur zum Thema »Innere Verfolger« bei DIS. Wie man sieht, wird auch bei Patienten mit einer DIS vom Paradigma ausgegangen, dass das Täterintrojekt existiert, um das Überleben zu garantieren und in der Therapie wieder in das in ihm verborgene kindliche Selbst zurückverwandelt werden sollte. Ich möchte Ihnen kurz einen Überblick über die vermutete Genese der DIS geben und dann die in der Literatur beschriebenen Therapiestrategien vorstellen und im Anschluss daran deren sinnvollen Einsatz diskutieren.

In den Arbeiten der holländischen Arbeitsgruppe um Ellert Nijenhuis werden bei der Aufzählung der verschiedenen Arten der dissoziierten Persönlichkeitsanteile die sog. Verfolger-EP unter die Beschützer und Helferanteile subsumiert. Die Verfolger-EP »basieren auf Täterintrojekten, (sie) richten ihre Wut in der Regel nach innen und reinszenieren ihre ursprünglich traumatischen Erlebnisse mit dem Täter in ihrem eigenen Umgang mit anderen Anteilen. Doch kann sich ihre Wut auch auf andere Menschen richten« (van der Hart et al. 2008, S. 247–248). Die Empfehlungen für die Arbeit mit Verfolger-Anteilen liest sich so (ebd., S. 361 ff.):

> Wenn die Verfolger-Anteile schon sehr früh beginnen, die Therapie zu stören, dann sollte man als Therapeut möglichst bald intervenieren, ihnen Beachtung schenken und sich respektvoll an sie mit der Aufforderung zur Kooperation wenden. Alle Anteile des Patienten sollten schon früh über die Funktion der Verfolger-Anteile im Persönlichkeitssystem informiert werden: Während der Traumatisierung haben sie eine wichtige Schutzfunktion erfüllt, die das Überleben des Patienten sichern sollte. Diese Teile verteidigen sich aber gegen die unerträglichsten Aspekte der traumatischen Erinnerung und hegen die Überzeugung, dass sie selbst zu Tätern geworden seien oder als Teil des Täters nicht zum Opfersystem gehören. Nach Hart et al. arbeiten die Verfolgerteile hinter den Kulissen, versuchen Fortschritt durch Sabotage zu verhindern und sind kaum zu reflektierten Handlungen in der Lage. Die in ihnen steckenden Ängste und Erwartungen zu mentalisieren oder zu verbalisieren kann »Jahre harter Arbeit erfordern« (ebd., S. 362).

## 8.2 Wie entstehen die Teile in der Verarbeitung des Traumas bei der DIS?

Grundlage der Entstehung von Teilpersönlichkeiten bei der DIS und der BPS ist das von mir immer wieder diskutierte Erleben von traumatischen Erfahrungen in der frühen, aber auch späteren Kindheit. Es wird angenommen, dass bei der DIS schon zu diesem frühen Zeitpunkt die Aufspaltung in verschiedene Persönlichkeitsanteile beginnt: Ein Kind erlebt fortgesetzt Gefahr und Erniedrigung, denen es nicht entfliehen kann. Auch kann es nicht um Hilfe rufen, denn meist ist es ein naher Angehöriger, der ihm dieses Leid zufügt, und es wurde ihm gedroht, nichts von den Erlebnissen zu erzählen. Um nun diese Situation überstehen zu können, wird es einen Mechanismus entwickeln, um dem Schmerz zu entfliehen: Das reale Geschehen wird vom Bewusstsein abgetrennt; das Kind »denkt« sich aus der Situation hinaus. Dieser Prozess geschieht unbewusst und kann von den Betroffenen nicht gesteuert werden. Bei Formierung neuer Persönlichkeiten werden einzelne dissoziierte Inhalte allmählich zusammengesetzt. Sie gruppieren sich um ein Thema, das ihnen gemeinsam ist, nehmen Struktur an und organisieren sich. Dies geht so weit, bis sie schließlich eine eigene gemeinsame Identität haben, die einen bestimmten Zweck erfüllt und in bestimmten Situationen in Erscheinung tritt. Das gemeinsame Thema kann z. B. Aggression gegenüber Autoritäten sein.

Um die wiederholte Traumatisierung überstehen zu können, spalten die Betroffenen sich in zwei oder mehr Identitäten auf: Jede übernimmt bestimmte Funktionen in den jeweiligen Situationen und kann in einer ähnlichen Situation wieder zum Vorschein kommen. Der Innere Verfolger entspricht dem Bild, das sich das Kind vom Täter oder missbräuchlichen Angehörigen macht. Es ist ausgestattet mit realen Erfahrungen aus kindlicher Sicht und Phantasien und Vorstellungen über den anderen – ebenfalls aus kindlicher Sicht. Somit ist der Innere Verfolger ein Produkt eines Kindergehirns und spiegelt dessen »Rache-Denken« (Talionsprinzip).

Mit der Zeit entsteht ein System von Teilpersönlichkeiten, die alle ihre Aufgaben haben: So entstehen z. B. Helferpersönlichkeiten, die versuchen, den Betroffenen zu schützen, indem Situationen vermieden werden, in denen ein Missbrauch stattfinden könnte. Andere Teilpersönlichkeiten können z. B. dafür sorgen, dass der Betroffene mit den

Anforderungen in der Schule zurechtkommt. Die Aufspaltung ist ein fortschreitender Prozess: Wurde die Dissoziation als Erleichterung empfunden, gelingt die Aufspaltung bei späteren Traumatisierungen immer leichter. Innerhalb einer Situation können sich dann mehrere Teilidentitäten in ihrer Präsenz ablösen, um so das Leiden zu verteilen. Dieser vom Kind unbewusst angewendete Schutzmechanismus dient dazu, das zugefügte Leiden psychisch überleben zu können. Im Erwachsenenalter wird diese Überlebensstrategie aber zu einer Belastung für die Betroffenen, da es sie in der Alltagsbewältigung behindert.

Grundvoraussetzung für die Abspaltung von Teilidentitäten ist die psychobiologische Fähigkeit zur Dissoziation, die insbesondere bei Kindern stark ausgeprägt ist: In besonders bedrohlichen Situationen wird die Informationsweiterleitung im Gehirn zum Teil blockiert. Zum Schutz der Person arbeiten einige Hirnregionen nicht weiter – so wird der Betroffene auch vor Erinnerungen an die belastende Situation geschützt. Dieser Schutzmechanismus funktioniert aber nicht vollständig, sodass später auch scheinbar neutrale Reize (z. B. die gleiche Tapete wie im Kinderzimmer) einschießende Gedanken hervorrufen können, die an die belastenden Erlebnisse erinnern. Die Dissoziation löst im System der Teilpersönlichkeiten bei vielen Betroffenen einen großen inneren Druck aus. Häufig wird dann selbstverletzendes Verhalten eingesetzt, um diesen Druck abzubauen und den Kontakt zur Realität wiederherzustellen.

## 8.3 Allgemeine Therapiestrategien

Die Schlüsselintervention ist, mit dem Inneren Verfolger einen »Freundschaftspakt« (Colin Ross[24]) zu schließen. Zu oft wurde der »persecutory alter« vom ANP und anderen Therapeuten zurückgewiesen, entwertet und verletzt, der Persönlichkeitsanteil »wurde in innere Kisten eingesperrt, einem Exorzismus unterzogen, gefürchtet und angeklagt, der Teilnahme an satanischen Ritualen beschuldigt (eine Behauptung, die oft von ihnen selbst kommt, definiert als »von seiner Sekte programmiert«) und oft anderen Weise gehasst«[25]. Sie wurden als das **Problem**

---

[24] http://www.toddlertime.com/dx/did/essay-did.htm
[25] Ebda.

definiert, und normalerweise betrachtet der ANP den Verfolger auch als das Problem. Aus einer Sicht der Systemtheorie, so meint Ross, ist der Innere Verfolger der Index-Patient der Familie. Das Verhalten der »schlimmen« Teile ist nicht das Problem, es ist die Lösung für ein Problem.

Colin Ross (2011) vertritt den heute in der Therapie von DIS-Patienten geltenden Mainstream: Er meint, dass der Innere Verfolger meist ein irregeleiteter Beschützer ist und er innerhalb seiner Welt, seines Bezugsrahmens sinnvoll ist. Das erste Ziel des Therapeuten ist es also, den Verfolger-Teil innerhalb dieser seiner Logik zu begreifen und seine Gesetze des Handelns zu verstehen. Wir müssen uns also fragen: Welches eigentliche Problem des Patienten wird durch das selbstmissbrauchende Verhalten durch den Inneren Verfolger gelöst und wie könnte man eine mehr adaptive Lösung finden?

*Warum wehrt sich der ANP so gegen den Inneren Verfolger?*

Ich folge weiter Ross und erinnere daran: Die verfolgenden Selbst-Teile wurden eigentlich gebildet, um ein Problem zu lösen, welches durch die überwältigende Wirkung des Traumas auf die Abwehrbereitschaft des Organismus ausgelöst wurde. Damit sind die Ego-States die Lösung und nicht das Problem an sich – dieses Denken kennen wir aus der hypno-systemischen Therapie nach Gunther Schmidt. Das Problem ist, dass der ANP, d. h. das Erwachsenen-Selbst, das Trauma mit seinen Erinnerungen und den begleitenden Affekten nicht in das Selbst integrieren will oder auch kann. Wäre es möglich, würden wir ein vollständiges Narrativ des Traumas erhalten, mit Integration von Gedanken (Bildern), Affekten, Körperempfindungen, Bildern und Handlungsimpulsen (BASK). Da das aber augenscheinlich nicht der Fall ist, werden die Selbst-Anteile, die kompensatorisch durch das Trauma entstanden sind, als schlecht qualifiziert, nicht als Teil des Selbst akzeptiert. Diese Form der Problemattribuierung dient der Abwehr: Die eigentliche Arbeit am Trauma soll so vermieden werden.

Die Therapieoption ist nun, eine Behandlungsstrategie mit dem Haupt-Verfolger zu entwickeln, der mit dem gegenwärtigen Problem verquickt ist. Seine Handlungen müssten als positive Absichten umgedeutet werden. Damit verbessert sich die interpersonelle Kommunikation und Kooperation im System. Das Ziel der Therapie ist, das System von einem Funktionszustand des Bürgerkrieges auf ein Niveau der Verhandlungsstrategien zu bringen. In der ersten Zeit der Therapie liegt darauf der Fokus und nicht auf der Bearbeitung traumatischer Erfahrungen einzelner kindlicher Anteile. So wird vielleicht verständlich, warum ich im Paula-Comic den Grundsatz vertreten habe: »Boss comes first!« – zuerst Kooperation mit dem mächtigsten Teil im System (= Verfolger) und dann erst Einzelarbeit mit traumatisierten Kind-Teilen.

*Einzelne Strategien*

**Reframing:** Der Innere Verfolger bringt den Patienten wegen seiner Suizidalität in die Therapie. Reframen als positive Intention zur Hilfe! »Der Teil hat seine Sache gut gemacht. Als Teil einer größeren Überlebensstrategie hat er dafür gesorgt, dass das Alltags-Selbst von Paula sich Hilfe geholt hat. Ich würde mich freuen, wenn wir beide in Zukunft weiter kooperativ zusammenarbeiten könnten … eigentlich haben ja beide gleiche Interessen: Paula soll es bald besser gehen!«

**Funktion des Inneren Verfolgers positiv konnotieren:** Eine Hauptfunktion des Inneren Verfolgers ist es, die Wut und den Hass in sich aufzubewahren, damit der ANP, der aggressionsvermeidend ist, sich damit nicht auseinandersetzen muss. »Wenn dem so ist, ist es nicht fair, den Verfolger dafür zu beschuldigen, dass er so wütend ist.« Wenn man Wut als eine positive, kraftvolle Form der Energie umdefiniert, läuft das Ganze in eine gesunde Richtung, meint Colin Ross.

*Die polarisierte ANP- und Verfolgerrivalität*

Eine Möglichkeit ist, in das System hineinzusprechen (Methode der Ego-State-Therapie, siehe Peichl 2007, S. 176 ff.) und zu betonen, dass der ANP über die Jahre immer wieder in sehr missbräuchliche Situationen geraten ist und sich wenig schützen konnte, weil er zu vertrauensselig und zu wenig durchsetzungsfähig war. Es wäre zu betonen, dass daraus eine verständliche und natürliche Neigung zur Dissoziation folgt, die in der Kindheit eine echte Überlebensstrategie war, aber heute für den Erwachsenen eher ungeeignet und zum Teil auch schädlich ist. Um ein Beispiel zu geben, könnte man fortfahren: »Wenn eine Frau sich verliebt, wird der wütende Teil natürlich versuchen, den ANP vor

Missbrauchsgefahr zu warnen und darauf zu bestehen, auf keinen Fall nahe Bindungen einzugehen. Die Situation in der Gegenwart wird mit dem Maßstab von früher gemessen. Wenn der wütende Teil ein paar Mal ausbricht, wird die Chance auf Heirat sicher sinken. Was der ANP und der wütende Teil brauchen, sind mehr Sicherheit, mehr Selbstschutz, größere Kompetenz zu unterscheiden, wem man trauen kann und wem nicht, um die Gefahr einer erneuten missbräuchlichen Erfahrung zu minimieren. Aber der wütende Teil muss auch lernen, normale Formen von Liebe und Sex zu tolerieren, ohne aus Angst vor Übergriffen »durchzudrehen«. Beide wollen doch nur ein gemeinsames »Gutes«.

Dem ANP könnte man erklären, dass sich der wütende Teil in ihm sicher sehr verletzt, zurückgewiesen und einsam fühlen muss, weil er vom ANP ständig abgewertet wird und ärgerliche Vergeltung für traumatisierte Kinder nichts Unerwartetes ist, wenn sie ständig zurückgewiesen werden.

Colin Ross sagt: »Der Verfolger ist genauso wie der Host (= ANP, J. P.) viel zu oft schon verletzt worden und verdient nicht noch mehr inneren Missbrauch. Wenn die Inneren Verfolger als Monster und Dämonen wahrgenommen wurden, dann betone ich, dass das ja ihr Job ist, um den Host vor den schlechten Gefühlen zu schützen, die sie in sich tragen. Sie müssen so eine erschreckende Identität annehmen, um sicherzustellen, dass der Host nicht zu nahe kommt. Innerhalb des verstörenden Kostüms ist ein verletztes Kind, welches versucht zu helfen. Auch wenn es technisch nicht korrekt ist, so sage ich dem Host, dass es unfair ist, die Dämonen dafür zu beschuldigen, dass sie Dämonen sind. Denn er selbst hat sie erschaffen und ihnen diese Identität gegeben (sie machen nur, wofür sie geschaffen wurden).« (Ross 2011, S. 4)

*Direkte Verhandlung mit dem Inneren Verfolger*

Wenn man direkt mit dem wütenden Teil arbeitet, dann sollte man vorgehen wie oben beschrieben und versprechen, dass man mit dem Host verhandelt und kognitive Irrtümer über den Sinn des Inneren Verfolgers mit dem Host klärt – eine Art Psychoedukation für das innere System. Dies wird verbunden mit der Forderung an den Inneren Verfolger, ab jetzt alles zu tun, um jedes weitere selbstmissbräuchliche Verhalten zu unterlassen. Nach Ross kann darüber verhandelt werden, wie der Host sich in Zukunft vor traumatischen Erinnerungen und Affekten auf andere Art schützen kann. So kann versucht werden, den Inneren Verfolger als Coach und Wächter einzusetzen, verfügt dieser ja über Spezialkenntnisse zum inneren System. Er weiß, welche Situationen potenziell gefährlich sind und welche nicht.

## 8.4 Mein Kommentar und der blinde Fleck in der Theorie

Diese Strategien sind gut und sinnvoll und sollten ganz sicher ausprobiert werden. Nach meiner Erfahrung hängt ihr Wirkungsgrad aber sehr vom Ausmaß der Traumatisierung und dem Vorherrschen sadistischer Introjekte ab. Wie ich in Kapitel 5 über die Grenzen der Teilearbeit geschrieben habe, verfängt ab einem bestimmten Stand der Seelenverformung durch psychopathisch kriminelle Täter die Idee der »guten Absicht« hinter den Täterintrojekten nicht mehr. Implantat, Programme entstehen durch willenbrechende, grenzüberschreitende Gewalt und sind perfide Konditionierungen, Dressurakte mit Reiz-Reaktionskopplungen. Was ist davon zu halten, wenn ein sadistischer, religiös verblendeter Vater seine Tochter zwingt, in den Wald zu gehen, sich den Stock zu holen, mit dem sie blutig geschlagen wird, nachdem sie sich vor ihn hinknien und sagen musste: »Bitte züchtige mich, ich habe gefehlt!« Diese Programmierung funktionierte nach mehrfachen Durchläufen ganz allein, indem er mit dem Finger auf die Tür zeigt. ...

Das Täter-Implantat, das die heute 42-jährige Patientin bis heute schwer quält, reagiert nicht auf alle meine Versuche der Verwandlung in einen Verbündeten – es behauptet weiter, ein Täter-Teil zu sein und gar nicht zum System zu gehören. Die Form der Externalisierung, die ich anwandte, werde ich unten erklären.

Zusammenfassend würde ich heute sagen: »persecutory alters«, wenn sie als »Innere Verfolger« durch psychisches, physisches oder sexuelles Trauma entstanden sind und die traumatische Persönlichkeit als BPS oder K-PTBS ohne massive Dissoziation beschrieben werden kann, können versuchsweise mit dem Paradigma der Verwandlung vom Verfolger-Introjekt zum Helfer-Part behandelt werden. Je intensiver die Dissoziative Störung im Vordergrund steht, umso zurückhaltender sollte man mit Teile-Arbeit sein, um keine weiteren Innen-Teile iatrogen zu erzeugen.

Was ich immer wieder als hilfreich bei hoch dissoziativen Patienten erlebe, ist, ihnen die Entstehungsgeschichte der einzelnen Teile als Folge einer Überlebensstrategie in Momenten der Existenzbedrohung zu verdeutlichen. Die Botschaft an eine Teilpersönlichkeit enthält keine geheime Anleitung zur Veränderung – im Gegensatz zum »gute-Absicht«-Modell der Hypnotherapie für Patienten mit nicht dissoziativer Traumabewältigung –, sondern die Tatsache, dass die Teilpersönlichkeit als solche entstanden ist. Damit sollte sie wertschätzend betrachtet werden, zum Dialog eingeladen und ein Kampf vermieden werden. Kontrollierte Externalisierungstechniken, wie ich sie später vorstellen werde, sind dabei hilfreich.

*Unterschiedliche Introjekte und Programmierungen bei DIS*

Weiter müssen wir zwischen Introjekten, die bei den dissoziativen Störungen als spezielle Form der Alter-States imponieren, und den Programmierungen unterscheiden. Introjekte bilden sich als Abspaltung aus dem Selbstsystem und repräsentieren äußere Personen, in der Regel Missbraucher. Je höher der Grad der dissoziativen Abspaltung bei der DIS, umso autonomer fühlt sich das Introjekt im System und behauptet, der Täter zu sein und gar nicht zum Opfersystem zu gehören. Programmierungen sind die Endlosbänder und Reden, die dissoziative Menschen ständig in ihrem Kopf hören, die früher einmal durch Außenpersonen gesagt, endlos wiederholt, gelernt und verinnerlicht wurden und das Kontrollverhalten eines Menschen bestimmen. Sie sind aber nur Botschaften, Phrasen oder Lernprogramme, nicht unbedingt die Botschaft eines Introjektes oder eines Alters. Auch können einzelne Alters diese gelernten Regeln als Teil der Überlebensstrategie in sich aufnehmen und tief im Unbewussten als Phrase einspeichern. Diese Alters wiederholen in der Therapie die Phrase, glauben aber nicht, der Täter zu sein – das unterscheidet sie von den Introjekten, die überzeugt sind, eine Täterreplik im Innenraum zu sein.

## 8.5 Therapiemanual für die Arbeit mit »persecutory alters«

Ich möchte Ihnen in der Übung 2 ein Manual vorstellen, welches ich über die Beschäftigung mit der Arbeit von Alison Miller bei Menschen mit schwerer krimineller Traumatisierung in Kulten und/oder Mind-Control kennenlernen durfte. Es entspricht in seiner Grundhaltung dem, was ich oben über den Umgang mit sehr entwertenden, grausamen und destruktiven Innenteilen bei DIS-Patienten geschrieben habe, nur stellt es die Frage nach der »verborgenen guten Absicht« für die Destruktion der Innenstimmen nicht in den Vordergrund. Hier geht es mehr um ein Verständnis der Funktion des Innenteiles im Rahmen von Schmerz- und Bestrafungsvermeidung, d. h. letztlich der Sicherung des nackten Überlebens.

### Übung 2: Arbeit mit »persecutor/protector-alters« (PPA)

nach Alison Miller (2012)

> Diese Verfolger-Teile werden ursprünglich von angeborenen Überlebens- und Selbstfürsorgemotiven des Traumaopfers angetrieben – was bei rituellem Missbrauch (RA) und Mind-Control (MC) von den zum Teil professionellen Tätern oder Tätergruppen rücksichtslos ausgenutzt wird. Ihre Helferziele von PPAs sind:
>
> - Gegenwärtige Gefahr erkennen
> - Selbstverletzung als Schutzmaßnahme (z. B. Schmerz reduzieren, Spannung abbauen)
> - Nehmen Schmerz und Bösartigkeit auf sich
> - Passen sich an Täter an, um damit Bestrafung zu vermeiden
> - Versuchen Erinnerungen und heftige Gefühle zu stoppen
>
> Merke: Diese Verfolger-Teile sind einsam und werden im System missachtet – sie sehnen sich nach äußerer und innerer Kommunikation.
> Vorgehen bei der Arbeit mit PPA:
>
> 1. Beim ersten Kontakt ihre Stärke und Eigenständigkeit loben! Wenn man sie bekämpft oder schwächt, werden sie kämpfen!

2. Nicht gleich über ihre Bedürfnisse reden und fragen, was man für sie tun kann (»Sie wollen nicht vor den anderen im System als bedürftige Weicheier erscheinen!«). Das kommt erst viel später!
3. Besser ist, sie auffordern, sich zu zeigen, und mit ihnen »deutlich« reden (»talk tough with them« [Miller 2012, S. 138]), nicht in Opposition, sondern in Allianz.
4. Cave: Sie denken, die anderen Teile im System sind »Weicheier«; die PPAs vertragen viel physischen Schmerz, aber wenig emotionalen Schmerz. Die Emotionen sind auf andere Teile verschoben.
5. Die entscheidende Frage ist: Warum tut und sagt der PPA das, was er tut und sagt?
6. Bei RA und MC tun PPAs die Jobs (z. B. den eigenen oder fremden Körper zerstören …), die vom Täter verlangt wurden. Ziel ist, eigenem Schmerz, Bestrafung oder Tötung zu entgehen. Sie verstehen gar nicht die Folgen, die ihr Tun für den Körper und den Rest der anderen Teile hat. Sie nach der »guten Absicht« zu fragen wäre sinnlos. »PPA glauben die verbalen Missbrauchsaussagen des Aggressors und Drohungen, sie glauben, sie müssten das System steuern, um schlimme Dinge zu verhindern oder das Ganze noch schlimmer zu machen. Das ist nicht immer eine falsche Annahme« (Miller 2012, S. 138–139).
7. Was ist der Inhalt der Drohungen? Frage: »Was passiert, wenn sie ihren Job nicht mehr tun würden oder das System dem Missbraucher nicht mehr gehorcht?«
8. Realitätencheck: Ist die Befürchtung **HEUTE** noch korrekt?
    a. Gibt es noch Kontakt zum Täter?
    b. Gibt es keinen Kontakt? Weiß der ANP das eigentlich?
9. Welche anderen Gefühle und Zustände liegen hinter der aggressiven und mächtigen Fassade des PPA? Sind das zum Beispiel Schmerz, Erschöpfung von der harten Arbeit, Einsamkeit, Wut auf die Missbraucher und auf den ANP? Gibt es empathische Gefühle für die traumatisierten Kind-Anteile? Was gibt es hinter der »Identifikation mit dem Aggressor« noch?
10. Wenn eine gute therapeutische Allianz hergestellt ist, kommt der schwierigste und langwierigste Teil: die Verhandlungen. Der Therapeut versucht, ein Gespräch zwischen den ANPs, den PPAs

und den anderen Teilen in Gang zu setzen – er versucht dabei, allparteilich zu bleiben. Fragt, was jeder Teil braucht, und hilft dabei, dass alle sich gegenseitig zuhören – eine Art Moderatorfunktion. Ermutige interne Kommunikation und rege Absprachen und Kompromisse an.
11. Ziel ist es, dass der PPA lernt, seine Schutzfunktion anders auszuüben oder zu erkennen, für welchen Job er von den Missbrauchern abgerichtet wurde (bei RA und MC).

## 9. Eine hypno-systemische Sicht auf das »Problem« mit dem Inneren Verfolger

Wie wir gesehen haben, gibt es im Vorgehen von Colin Ross viele Parallelen zum hypno-systemischen Ansatz. Als Ergänzung will ich hier diese Sichtweise vertiefen und stelle die Strategien vor, wie sie von Gunther Schmidt gelehrt werden. Das Folgende rekonstruiere ich nach Mitschriften eines Ausbildungsworkshops aus dem Jahr 2008 in Freiburg, ergänzt durch die Literatur (Schmidt 2004, 2005).

Aus hypno-systemischer Sicht gibt es keinerlei Problem an sich und in sich selbst, sondern die sogenannten Probleme werden jeweils von den Beteiligten des Systems konstruiert. Somit kann es auch nicht das Problem des »Inneren Verfolgers« als solches geben. Folgen wir der Idee des Konstruktivismus, so sind wir Konstrukteure unserer eigenen Welt und werden nicht durch die äußere Welt determiniert. Ob sich unsere Konstruktion den vermuteten Strukturen der äußeren Realität annähert oder nicht (was der radikale Konstruktivismus behauptet), soll hier außen vor bleiben.

Für uns hier wichtig ist die Quintessenz konstruktivistischer Annahmen, wie sie von Glasersfeld in den zwei zentralen Prinzipien beschrieben wurde. »Das, man könnte sagen ›psychologische‹ Prinzip drückt, ganz in Anlehnung an die kognitionspsychologischen Einsichten von Piaget, aus, dass Erkenntnis nicht übertragen, sondern konstruiert wird. Das zweite, ›epistemologische‹ Prinzip besagt, dass Erkenntnis Ausdruck des Strukturierens von Erfahrung ist und nicht das Entdecken einer zugrunde liegenden Realität widerspiegelt« (Riegler 2005, S. 216).

So weit, so gut – was heißt das für uns? Es heißt, dass es ein Täterintrojekt, wie es landläufig beschrieben wird, gar nicht geben kann, denn die organisationale Geschlossenheit des Menschen bedeutet, dass in unserem Gehirn nur Informationen verarbeitet werden, die auf elektro-chemische Weise im Gehirn erzeugt werden – also ohne eine Übernahme von außen nach innen. Introjektion bedeutet ein Aufnehmen von außen nach innen – findet so nicht statt. Fahren wir mit der hypnosystemischen Perspektive fort.

Wenn ich sage: »Mein Problem ist ein gnadenloser Innerer Kritiker, der alles entwertet, was ich tue«, beschreibt das sicher sehr genau mein subjektives Erleben – Ego-State-Fortgeschrittene würden vielleicht sagen: Ich habe ein Verfolger-Ego-State in mir, das mich quält. Allein durch diese Sprachwahl haben wir aber ein »Defizit-Erleben« konstruiert: Diese quasi unbeherrschbare innere Macht zwingt mich in ein Opfer- und Inkompetenzerleben – ich bin Opfer meines Problems. So geschehen zum einen eine Assoziation an das Problem und eine Dissoziation von meinen Ressourcen und Stärken. Zum Zweiten bekommt das »Problem« jetzt eine schlechte Presse, es soll weg, eliminiert werden, am besten exorziert. »Wenn nur endlich mein gnadenloser Innerer Kritiker weg wäre, dann ginge es mir richtig gut!«

Dies kann nicht funktionieren, weil

- ich als ganze Person an der Konstruktion des Problems beteiligt bin. Insofern zöge dies »Wegmachen« einen massiven Kampf gegen mich selbst nach sich. Weil der nicht zu gewinnen ist, folgen ein Gefühl des Scheiterns, Verstärkung von Depression, Verlust von Selbstwert und Verfestigung des Symptoms. Der Lösungsversuch gerät zum Problem (Watzlawick).
- Ein weiterer Punkt: In der Problemkonstruktion sind wichtige, eigene Anliegen versteckt, die verlorengehen, wenn ich das »Problem« einfach nur eliminiere.

Wenn ich als Ego-State-Therapeut sage, ein Selbst-Anteil wehrt sich dagegen, wenn es als Problem apostrophiert wurde und dann gefordert wird, dieses soll abgeschafft und vernichtet werden, dann spreche ich eine sehr anthromorphisierende Sprache. Was aber stimmt: Wenn es das Problem als solches nicht gibt, sondern dieses eine Konstruktion ist, die immer auch Lösungen und interaktionelle Kompromisse enthält, dann kann und darf das Problem nicht »abgeschafft« werden. Probleme abzuschaffen schafft **Zwickmühlen**, wie wir noch sehen werden.

Wenn das Problem – »ich habe einen Inneren Verfolger« – von unserem Patienten konstruiert ist, dann ergeben sich weitreichende therapeutische Möglichkeiten: es kann auch de- und umkonstruiert werden. Aber wie werden Probleme konstruiert? Schmidt schreibt: »Sie können verstanden werden als kunstvoll gestaltete Gewebe, als Muster der assoziativen Verkoppelung verschiedener synchron auftretender Erlebniselemente (z. B. Verhalten, Kognitionen, Emotionen)« (2004, S. 102). Diese Konstruktion geschieht unwillkürlich, d. h. unabhängig vom bewussten Wollen eines Menschen, also dissoziiert. Das bewusste Ich, der ANP, fühlt sich diesem Prozess ausgeliefert, quasi als das Opfer des »Inneren Verfolgers«.

Probleme entstehen durch die Konstruktion einer Ist-Soll-Diskrepanz, in unserem Fall des Inneren Verfolgers: Die innere Stimme mahnt eine radikale Verbesserung, Veränderung, Unterlassung usw. an und bewertet damit den gegenwärtigen Ist-Zustand als dringend veränderungsbedürftig. Zum Beispiel: »Du bist hässlich und viel zu fett, dich schaut ohnehin kein Mann an, du mit deinem Vogelgesicht.« Der Soll-Zustand wäre z. B. strahlende Schönheit.

Lösungen entstehen dadurch, dass sich etwas in diesem Ist-Soll-Geflecht verändert: z. B. indem man etwas an sich selbst verändert (z. B. abnimmt), der Ich-Zustand besser als bisher bewertet wird (so schlimm ist es doch gar nicht) oder der Soll-Zustand den realen Möglichkeiten angepasst wird.

Nehmen wir einmal die Neubewertung des bisher negativ Bewerteten: »der Innere Verfolger macht mir das Problem«. Damit wir das neu bewerten können, müssen wir das Auftreten des Inneren Verfolgers anders kontextualisieren, das heißt die Entstehung des Dementors wieder in den ursprünglichen Kontext zurückstellen. »Was ich heute erlebe, hat eine Geschichte, die weit in die Vergangenheit zurückreicht, in der der Innere Verfolger vermutlich eine sinnvolle Funktion hatte.« Das Ziel ist, das Problemmuster anders zu beschreiben und zu bewerten, um es als wertvolle Kraft und Ressource utilisieren zu können.

Aber das Erleben des Patienten »Ich bin meinem Inneren Kritiker hilflos ausgeliefert« hat nicht nur Auswirkungen auf das Individuum selbst, sondern auch auf die Beziehungen zu Mitmenschen. Wenn ich mein Problem lebe, dann werde ich zu einem anderen, als wenn ich meine Lösung lebe, sagt Gunther Schmidt. Generell gilt, dass man sich im Problemmuster meist schwächer, inkompetenter, körperlich kleiner

und auch jünger fühlt. Das hat zum Beispiel Auswirkungen auf die Beziehung zum Partner oder zum Vorgesetzten.
Hier bietet sich in der Therapie der sog. Auswirkungsvergleich an. Wir fragen den Patienten:

**Schritt 1:** »Zu wem werden Sie, wenn Sie sich mit dem Inneren Verfolger konfrontieren und wie werden Sie dann von den anderen wahrgenommen?«
**Schritt 2:** »Zu wem werden Sie, wenn Sie sich mit Ihren Kompetenzen und Ressourcen verbinden, und wie werden Sie dann von den anderen wahrgenommen?«
**Schritt 3:** Gibt es für Sie irgendwelche Vorteile, das Problemmuster beizubehalten?

Sie werden sich wundern, es finden sich immer Vorteile, in der Problemtrance zu verbleiben. Diese sind:

**Vorteile nach außen:** Häufig sind vermeintlich inkompetente Problemmuster Leistungen für Loyalitätsziele, allerdings Leistungen mit hohem, leidvollem Preis. »Die Problemmuster erweisen sich nicht als Unfähigkeit, sondern als Lösungsversuche bei Zwickmühlen, die gerade aktiviert würden, wenn jemand seine potenziellen Kompetenzen leben würde« (Schmidt 2005, S. 115–116). Beispiel: Frau K., Fitnesstrainerin mit dem gnadenlosen Kritiker in Bezug auf ihre Figur, würde Probleme mit dem Partner bekommen, wenn sie selbstbewusster auftreten würde und seine Bewertungen »Das schaffst du eh nicht, du bist mit 36 schon viel zu alt« zurückweisen würde – vielleicht, so befürchtet sie, würde er gewalttätig werden und/oder sie verlassen. Damit zeigt sich, dass in der Gegenwart auf eine Musterbewertung der Vergangenheit zurückgegriffen wird (»ich bin schlecht und verdiene nicht, geliebt zu werden«) und die auch vorhandenen Ressourcen »ich bin selbstbewusst und kann was« ausgeblendet werden. Der Benefit dieser »Selbstentmündigung«: er verlässt mich nicht.

**Vorteile nach innen:** Welche Vorteile könnte ein starker Innerer Kritiker im System der Ego-States haben? Ich glaube, dass es etwas mit den verteilten Funktionen im System zu tun hat, so wie es Schwartz mit der Metapher der zwei Matrosen im Boot an der Reling beschrieben hat. Der Innere Kritiker ist funktional verbunden mit einem anderen Teil des Systems, der häufig gerade das Gegenteil repräsentiert: z. B. einem inneren Verweigerer usw. Will man das eine ändern, verändert sich das ganze System.

Nachdem ich nun kurz die grundlegenden Denkmuster des hypno-systemischen Ansatzes dargestellt habe, hier das Ablaufschema des Therapiemanuals.

## Übung 3: Umgang mit dem Inneren Verfolger
### nach Gunther Schmidt/Freiburg 2008

> Die Patientin schildert eine innere Stimme, die sie massiv entwertet und auffordert, sich zu verletzen, denn sie sei nichts wert – am besten solle sie sich umbringen, da sie alles Recht auf Nachsicht verwirkt habe.
>
> - **Schritt 1:** Diese innere Stimme taucht nie rein zufällig auf, sie ist immer auf einen Kontext bezogen. Fragen: in welchen Kontext mehr, in welchen weniger? Die Grundidee des Therapeuten ist: Dieser Innere Verfolger ist Ausdruck eines verzweifelten Lösungsversuches. Aber für was? Damit ist es auch nicht die Stimme des Täters, sondern das Produkt des Selbst, welches eine Lösung für ein internes Problem finden soll, sozusagen die Lösung für eine innere Zwickmühle. Meist spielen Sehnsuchtsziele und innere Loyalitäten zu externen Personen eine wichtige Rolle.
> - **Schritt 2:** Den Patienten bitten, eine Phantasiereise zu machen: »Wohin kämen Sie, wenn Sie das wirklich tun würden? Was wäre die von Ihnen ersehnte Erfahrung?« Diesen Zustand, der dann entstünde, wenn Patienten das täten, was der Innere Verfolger will, genau in allen Qualitäten beschreiben lassen. »Wie wäre das für Sie? Für andere? Für Ihren Organismus? Und so weiter.« Der ersehnte Zustand (Mental-State) als Bild, als Körpergefühl, als Metapher. Zum Beispiel: »Wenn ich tot wäre ... alle stehen am Grab ... dann täte es ihnen leid, was sie mir angetan haben ...« Oder: »Wenn ich tot wäre, dann wäre der Druck weg, die Gefühle von Hass, Erregung usw. ließen nach, ich hätte Ruhe, ich wäre rein und sauber (Tod als Reinigung vom Schmutz des Missbrauchs! Man

denke an die schamanischen Reinigungsrituale!), ich wäre geborgen...«
- **Schritt 3:** Bestätigen, dass die Patientin nicht verrückt ist, dass sie den Impuls hat, das zu tun ... es ist gut verstehbar (hier zwischen Impuls, der o.k. ist, und Handlung, die nicht o.k. ist, unterscheiden!), wenn er diesen mentalen Zustand erreichen will.
- **Schritt 4:** Wie kann der Patient das ersehnte Erleben, diesen mentalen State auch anders in seinem Leben, mit seinen Möglichkeiten, erreichen?
- **Schritt 5:** Transfer in den Alltag: »Was heißt das für Ihren Alltag?« Mit wem oder was würden Sie mehr tun oder weniger tun, um den Zustand zu erreichen, wer oder was kann Sie dabei unterstützen? Wieder ganz genau beschreiben lassen!
- **Schritt 6:** Der Kosten-Nutzen-Abgleich: Patienten geraten deshalb in Zwickmühlen, weil sie versuchen, beide Seiten gleichzeitig und gleichwertig zu lösen, und weil sie darüber keine Metakommunikation führen können. Das ist das Wesen der Zwickmühle! Eine Lösung gibt es nur, wenn man einen Preis zahlt. Das heißt: das Gleichzeitige (synchron) in ein Nacheinander (diachron) verwandeln, das Gleichwertige in einen Verzicht auf das eine oder andere verwandeln. Damit geht man ein Risiko ein, aber das muss man dem Patienten offen sagen: Lösungen aus Zwickmühlen gibt es nicht zum Nulltarif.

Reflexiv kann man also sagen: Die Botschaft des Inneren Verfolgers beinhaltet ein Sehnsuchtsziel, die Lösung einer Zwickmühle – aber aus einer früheren Zeit. Das Ego-State ist entstanden, um einen inneren Konflikt von früher zu lösen, deshalb ist das »Inneren-Verfolger«-Ego-State adaptiv, also systemisch gesehen, ein Lösungsversuch. Wenn er jetzt (heute im Erwachsenenalter) auftaucht, dann heißt das: die Situation jetzt, der Kontext ist ähnlich dem von damals ... damit ist die Botschaft des Inneren Verfolgers ein Zitat von früher, eine Lösungsschablone von damals. Die Wortwahl und die Dringlichkeit der Botschaft gehorchen der »Kinderlogik« von »Aug' um Aug', Zahn um Zahn«, also dem sog. Talionsprinzip. Deshalb darf man die Brutalität des Inneren Verfolgers nicht wörtlich nehmen.

## Übung 4: Utilisation der Problemtrance »Innerer Verfolger«

nach Gunther Schmidt 2008

1) **Einstieg:** Der Patient schildert sein Problem/Symptom. Pacing! In diesem Fall eine schambesetzte Angst zu versagen.
2) **Skript:** Identifizierung der genauen Botschaft der inneren Stimme.
3) **Bewertungen und Erklärungen bisher?** Therapeut: »Wie haben Sie das bisher bewertet und sich selbst erklärt, dass es so ist?« Herausarbeiten: Eine Seite verursacht das Problem, eine andere versucht es zu lösen. Wie war Ihr Selbstbild bisher? Lösungsversuche im Umgang damit bisher? Wie finden Sie Ihre Problemlösung, wie gehen Sie damit um? (Frage nach frustrierenden Problemlösungen)
4) **Zukunftsprobe:** Gewünschtes Ergebnis in der Zukunft ausphantasieren. »Wie viel haben Sie schon geschafft?«, auf Skala 0–10 Unterschiede erfragen.
5) **Dissoziationsmodell:** Beschreibung der verschiedenen Seiten, Benennung des Inneren Verfolgers und Imagination seiner Submodalitäten – »Wie groß/alt/jung, gekleidet, Name, Geschlecht, wo im Raum/Körper?«
6) **Erwachsenen-Selbst:** Einführung einer von den Seiten/Ego-States unabhängig erlebten, übergeordneten steuernden Instanz, verbunden mit den Erwachsenenkompetenzen und dem intuitiven Körperwissen.
7) **Reframing 1:** Seiten-Angebot für Inneren Verfolger: »Eine Seite von Ihnen lebt in einer anderen Welt, in der die leidvolle Reaktion offensichtlich angemessen ist. ... In welcher Welt lebt diese Seite, mit der Sie sich bisher oft verwechselt haben, wenn Sie diese Symptome erleiden?«
8) **Reframing 2:** Nun Situationen ausmalen wie im Fantasy-Film, Märchen, Albtraum etc., die verstehbar machen, warum diese Symptome als adäquate Reaktionen auf eine noch viel tiefer liegende Angst oder Liebesverlust verstehbar erscheinen können ... alle Beteiligten, alle Reaktionen, alle Situationsfaktoren metaphorisch beschreiben ...
9) **Das ungelebte Grundbedürfnis:** Darstellung des dahinter stehenden, unbefriedigten Grundbedürfnisses: Welche Bedürfnisse der

leidenden Seite zeigen sich dadurch? Wie könnte etwas für Sie getan werden? Wie könnte man die Bilder ändern?
10) **Achtsamkeit:** Wie können heute die Grundbedürfnisse gesehen und respektvoll wertgeschätzt werden?
11) **Inneren Verfolger entlasten:** Den Inneren Verfolger als Wächter der nicht gelebten Grundbedürfnisse wertschätzen, sich bedanken und in den Urlaub schicken. Ihm eine neue Funktion anbieten.

## 10. NLP: Die Arbeit mit dem »Sechs-Schritte-Reframing« nach Bandler und Grindler

Keine Weiterbildung lehrt die Arbeit mit inneren Dementoren so ausführlich und systematisch wie das Neuro-Linguistische Programmieren, genannt NLP. Auch wenn die Zielrichtung der Therapiestrategien wegen der Nähe des NLP zur Hypnotherapie von Milton Erickson in weiten Teilen deckungsgleich ist, so ist die Systematik des Vorgehens dennoch bestechend und soll hier gewürdigt werden.

Die Grundüberlegung und damit der Dreh- und Angelpunkt in der NLP-Version ist die Unterscheidung zwischen Verhalten/Ausdruck/Symptom und Intention/Motivation des Symptom-Teils – in diesem Fall des Inneren Kritikers, Verfolgers oder Zerstörers (im Folgenden mit K-V-Z abgekürzt). Es funktioniert nach der Idee: Alles, was du (K-V-Z) sagst, verstehe ich als einen Versuch, das System zu stabilisieren und Leid zu vermeiden, nur die Art und Weise deines Handelns ist so nicht akzeptabel.

| **Anteil A** | **Anteil B** |
|---|---|
| Person ist mit A identifiziert und ⟶ | lehnt B als negativ ab |
| A steht für das bewusste Ich | B ist die bedrohliche, abgelehnte Gegenkraft, |
| Alltags-Ich | das ungeliebte Ich, mit viel unbewussten Anteilen |
| **Opferanteil** | **Täteranteil** |

Die hier vorgestellte Übung basiert auf dem »Sechs-Schritte-Reframing« von Bandler & Grinder[26]. Bei Punkt vier: Die Verwandlung des K-V-Z werde ich Ihnen neben dem NLP-Ansatz noch andere Vorschläge machen, wie Sie an der Stelle weiterarbeiten können.

## Übung 5: Das Prinzip der positiven Absicht und das »Sechs-Schritte-Reframing« im NLP

**1. Schritt: Das störende Verhalten, die störende Reaktion des Inneren K-V-Z identifizieren**
*Ziel-Symptome:* Die inneren Stimmen und Kommentare sind der Symptom-Teil.

Schon in dieser ersten Phase erfolgt ein erstes Reframing: Es wird ein fiktiver Teil konstruiert, dem die Verantwortung für das störende Verhalten, die nervenden Stimmen zugeschrieben wird; d.h., meine kritischen Stimmen, unter denen ich leide (die ich weghaben will), werden einem Teil, das unwillkürlich agiert, zugeschoben, ein Teil, der sie ohne mein bewusstes Einverständnis produziert. Dies wird vom Therapeuten durch die Wortwahl unterstützt: »Der Teil, der Sie kritisiert«, »Der Angstmacher-Teil« usw.

**2. Schritt: Mit dem Inneren K-V-Z Kontakt aufnehmen**
Da der Symptom-Teil als Teil des Unwillkürlichen (Unbewussten) gilt, wird er gefragt, ob er bereit ist, mit dem Alltags-Ich des Patienten und/oder dem Therapeuten zu kommunizieren. Implizit wird damit erreicht, dass der Patient irgendeine Vorstellung von dem Teil entwirft (meist irgendwo innerhalb des Körpers) oder auch außerhalb (als Symbol, als Person, als Tier, ...), um mit dieser Vorstellung direkt – wie mit einer Person – zu kommunizieren.

(a) Kommt auf die Frage nach der Bereitschaft zur Kommunikation mit dem Alltags-Ich des Patienten und/oder dem Therapeuten kein Signal, wird die Frage wiederholt, ein Bedeutungsreframing gemacht und der Prozess beendet. »Es hat sicher gute Gründe, dass der Teil sich jetzt noch nicht zeigen möchte ...«

---

26 Siehe http://www.nlp.at/lexikon_neu/show.php?input=233.

(b) Kommt ein Nein-Signal, werden die Frageform und die innere Haltung zu diesem »Selbst-Anteil« überprüft. Kommt wieder ein Nein, wie (a).
(c) Kommt ein unklares oder mehrdeutiges Signal, wird nochmals gefragt.
(d) Kommen mehrere Signale, werden sie als unterschiedliche »Selbst-Anteile« reframt und gebeten, mit einer Stimme zu sprechen.
(e) Meldet sich das Körper-Symptom, wird der Symptom-Teil gefragt, welche Absicht er damit verfolge, und gebeten, dieses Signal abzuschwächen.
(f) Kommt eine Antwort, geht der Prozess weiter.

### 3. Schritt: Den Symptom-Teil nach seiner »guten Absicht« fragen

Dazu ist es notwendig, das Verhalten/Ausdruck/Symptom von der Intention/Motivation zu trennen. Dies kann direkt angesprochen werden (»Du bist verantwortlich für X«). Im Anschluss daran wird nach der »guten Absicht«, »dem positiven Sinn in einem Gesamtsystem«, usw. gefragt. Fragen und Antworten können in mehreren Runden ablaufen, bis die systemerhaltende »gute Absicht« voll deutlich geworden ist. Unverständliche Antworten werden hinterfragt. Nein-Signale, d.h. ablehnende Antworten, werden in dieser Phase reframt (»Das Unbewusste hat seine Gründe, die »positive Absicht« dem Alltags-Ich nicht mitzuteilen«) und nicht weiter beachtet. Bei alldem empfiehlt sich eine respektvolle Einstellung zum Symptom-Teil, eine Haltung von: »Ich würdige das, auch wenn ich es nicht verstehe.« Der Therapeut muss jetzt deutlich machen, dass er die Intention/Motivation voll anerkennt und für das System als überlebenswichtig (in der Vergangenheit) erachtet, aber das Verhalten/Ausdruck/Symptom sehr stark infrage stellt bis hin zur Ablehnung.

> Die Intention ist ehrenwert, die Verpackung eine Katastrophe.

Im Abschluss an diesen Schritt wird der Symptom-Teil, der Innere K-V-Z gefragt, ob er neugierig sei, neue Verhaltensweisen für seine »positive Absicht« kennenzulernen, d.h. eine neue Verpackung für seinen wichtigen Inhalt.

Fragen:

- »Was müsste erreicht oder sichergestellt sein, damit der Innere K-V-Z beruhigt und entlastet wäre und sich mehr so kritisch verhalten müsste?«
- »Bist du bereit, mich wissen zu lassen, was du eigentlich für die ganze Person erreichen möchtest?«
- »Möchtest du, dass ein Teil von mir diese Funktion mit übernimmt?«
- »Wenn es Wege gäbe, dass deine Funktion genauso gut oder besser erfüllt wäre, wärest du bereit, sie mit mir auszuprobieren?«

**4. Schritt: Arbeit mit dem Inneren K-V-Z: die Verwandlung**
**(a) Aus dem NLP: Kontakt mit dem kreativen Teil**
Der vierte Schritt im NLP ist der Kontakt mit einem weiteren Teil, dem sog. »kreativen Teil«. Als Zwischenschritt muss manchmal ein kreativer Teil erst imaginiert und etabliert werden.

Möglichkeiten dazu sind:

(a) sich an fünf kreative Situationen des Alltags-Ichs erinnern und das verankern,
(b) einen kreativen Teil autoritativ behaupten (»Kein Mensch verhält sich immer wie ein Automat«) oder
(c) das Modellieren einer kreativen Person.

Der Kontakt mit dem kreativen Teil:

(a) *assoziiert:* »Bitte gehen Sie in Gedanken in den inneren Zustand der Kreativität und er-denken Sie eine neue Verhaltensweise für die positive Absicht des Symptom-Teils.«
(b) *dissoziiert:*
   1: das »Ich« bitten, mit dem kreativen Teil Kontakt aufzunehmen
   2: den Symptom-Teil direkt mit dem kreativen Teil Kontakt aufnehmen lassen.

Nachdem dieser Kontakt stattgefunden hat, wird der Symptom-Teil gefragt,

(a) ob er die neuen Verhaltensweisen dem Erwachsenen-Ich mitteilen will (das ist nicht immer notwendig und sinnvoll) und

(b) ob er in Zukunft bereit ist, die Verantwortung dafür zu übernehmen.

**(b) Die Suche nach dem polarisierten Gegen-Anteil (R. Schwartz):**
Entsprechend der Bootmetapher von R. Schwartz ist die extreme Ausprägung eines Anteils immer die Folge einer symmetrischen Eskalation im System.

**(c) Die Abtrennung des Inneren Zerstörers aus dem K-V-Z-Komplex und seine Vernichtung (nach H. Sombroeck 2009)**
Die sehr lesenswerte Arbeit von Hedwig Sombroeck in der Zeitschrift »Trauma&Gewalt« beschreibt folgenden Grundgedanken: Jedes Trauma lässt einen Zustand vernichtender Angst (Kind-Angst-Teil) und ein »aggressives inneres Kind« entstehen. Dieses zweite Kind besteht aus zwei Aggressionsqualitäten, mit denen gearbeitet werden muss:

- **Freundteil:** narzisstische Kränkungswut über die Verletzung und Entwertung, die ihm angetan wurde, die das Sich-wehren und Kämpfen gegen den Täter unterstützt, und
- **Feindteil:** Übernahme der narzisstischen Wut und sadistischen Zerstörungsphantasie des Täters (Täterintrojekt) ins Selbst und Abkapselung als »zerstörerische Wut«. Das ist der Innere Zerstörer!

Therapievorschlag:

1. Schritt: der zweiten Wut eine eigene Gestalt geben (Teufel, Monster usw.) und mithilfe der ersten Aggression sich davon befreien.
2. Schritt: Täterskripte identifizieren und löschen. Aus dem Skript: »Du bist nichts wert« wurde »ich bin nichts wert«; sie wurden zu kognitiven Überzeugungen und Selbstsuggestionen.

**(d) Hypno-systemische Strategien nach G. Schmidt**
Siehe dazu Kapitel 9 dieses Buches: **Übung 3: Umgang mit dem Inneren Verfolger nach Gunther Schmidt/Freiburg 2008**

**Wichtig für alle 3 Strategien:** Nach Abschluss der Arbeit muss dem K-V-T-Symptom-Teil ein neuer Name entsprechend seiner neuen Erscheinungsform und Funktion gegeben werden.

### 5. Schritt: System-Balance

Der nächste Schritt ist die Frage an das System, ob alle Teile im Unbewussten mit einer Veränderung einverstanden wären, d. h., wie sich Veränderungen individueller Ziele und individuellen Verhaltens des K-V-Z auf den Kontext und das größere System der Persönlichkeit auswirken werden.

Die Kontaktaufnahme mit diesen Teilen kann durch direktes Hineinsprechen ins System erfolgen. Das Ziel ist das Einverständnis aller anderen Teile bzw. das Überprüfen möglicher Einwände. Bei Signalen wird nachgefragt, ob es sich um einen Einwand handelt. Gibt es Einwände, wird jeder »Teil«, der einen Einwand erhebt, wie ein Symptom-Teil behandelt und die Schritte (3) bis (5) werden auf ihn angewandt.

### 6. Schritt: Blick aus der Zukunft

Der letzte Schritt ist »der Blick aus der Zukunft«: Dies ist der Prozess, bei dem eine Person ihre Zukunftsvorstellungen für einen bestimmten Kontext, eine bestimmte Aufgabe usw. erkundet. Hier wird meist dem unbewussten Teil, z. B. dem Inneren Verfolger (und seinem polaren Teil), direkt die Verantwortung für die praktische Umsetzung des neuen Verhaltens übertragen.

Weigert sich der Teil, dies zu tun, können

(a) neue Ideen in Wiederholung von Schritt 4 erkundet werden,
(b) kann eine Unterstützung anderer Teile versucht werden,
(c) kann gefragt werden, ob eine Unterstützung durch das Bewusste, d. h. das Alltags-Ich, und/oder den Therapeuten gewünscht wird, usw.

Am Schluss des Prozesses kann der Symptom-Teil verabschiedet und eventuell eine neuerliche Kontakt-Aufnahme in der Zukunft vereinbart werden.

## 11. Weitere Methoden der Therapie: mein persönlicher hypno-analytischer Werkzeugkasten

Der Mensch ist nie einsam, er ist immer im Kontakt mit seinen inneren Objekten, hat Winnicott einmal sinngemäß geschrieben. Diese innere Welt der Stimmen, Monologe und Dialoge ist uns vertraut, und wir reden die meiste Zeit innerlich mit uns und wir hören jemanden antworten – unser Denken fühlt sich an, als würden wir innerlich zu jemandem sprechen. Dem inneren Dialog kommt aus meiner Sicht eine große Bedeutung für die Konstruktion unserer subjektiven Realität zu – wir erklären uns die Welt, wir entscheiden, was wichtig und unwichtig ist, und geben den Ereignissen eine Bedeutung.

Mit einem freundlichen Beraterteam an der Seite, einem Background-Chor, der »Hab Mut und Zuversicht« summt, und ein paar inneren Helfern kann uns kaum etwas erschrecken. Was aber, wenn das innere Gespräch schrill und dissonant klingt? Wenn der Dirigent den Taktstock hebt, aber keiner schaut hin, es unklar ist, ob alle die gleichen Noten vor sich haben und sich die erste Geige mal wieder mit der Oboe zankt? Dann ist es Zeit für die Arbeit mit inneren Anteilen und eine Analyse der Dynamik im System. Unser Ziel: aus einer Chaostruppe ein kooperatives Team machen.

Jede Therapiemethode, die den Anspruch hat, die Innenwelt eines Menschen zu erforschen und ihm zu helfen, das subjektive Leid zu reduzieren, hat ihre eigenen Behandlungstechniken und ihren eigenen Umgang mit Inneren Kritikern und Co. entwickelt. In diesem Kapitel werde ich ein paar Therapiemethoden vorschlagen, die sich gut für eine Psychotherapie eignen, die sich der Hypnose, dem hypno-systemischen Denken und der Methode der Ego-State-Therapie nach John und Helen Watkins verpflichtet fühlen. Psychoanalytische und explizit verhaltenstherapeutische Techniken werde ich hier nicht beschreiben.

Somit wären wir nun bei den speziellen hypno-analytischen Methoden zur Arbeit mit inneren destruktiven Anteilen angekommen – die klassische Ego-State-Therapie von John und Helen Watkins und ihre von mir vorgeschlagenen Weiterentwicklungen. Das vorliegende Buch wurde von mir als eine Erweiterung und praktische Umsetzung des

Theoriebuches »Hypno-analytische Teilearbeit« (2012) in die psychotherapeutische Praxis konzipiert, fokussiert auf das bei traumaassoziierten Störungen zentrale Thema, die Arbeit mit Täterintrojekten. Um die einzelnen Therapieschritte in der Introjektarbeit nach Täter-Opfer-Erfahrung besser zu verstehen, möchte ich Sie auf ein Manual hinweisen, welches Sie im Anhang dieses Buches finden. Es ist mein Grundschema jeglicher Arbeit mit Innenteilen, wie ich sie in meinen Fortbildungskursen seit Jahren lehre, gleichgültig, ob wir es mit einem Angstsymptom, einer psychosomatischen Störung oder einer kritisierenden, entwertenden Innenstimme zu tun haben. Diejenigen, die mit Konzepten der Teile-Therapie vertraut sind, werden sicher bemerken, dass ich mich bei diesem Ablaufschema für den Therapieprozess stark an Richard Schwartz (1997) und Jay Earley (2009) orientiere, deren systemischer Zugang zum Phänomen »Innere Anteile« ich aus didaktischen Gründen am verständlichsten halte. Ich bitte Sie, sich einen Patienten aus Ihrer Praxis vorzustellen, der nicht primär wegen einer Traumaerfahrung zu Ihnen in Therapie kommt. Anhand des Therapiemanuals im Anhang können Sie einen möglichen Therapieprozess konzipieren. Bitte denken Sie daran: Es geht bei einem systemischen Verständnis der Teilearbeit immer um das Dreieck

- Erwachsenen-Selbst (bei R. Schwartz: das wahre Selbst)
- Symptom-Anteil in der Rolle des Schützers (bei R. Schwartz: Manager)
- verletzter Kind-Anteil (bei R. Schwartz: Exil, Verbannter)

und mögliche Ergänzungen durch andere Funktionsträger-Teile.

Nun wenden wir uns der Arbeit mit Introjekt-Anteilen und den dahinter verborgenen verletzten Inneren Kindern zu.

Wenn ich mir anschaue, welche Techniken zum Umgang mit dem Inneren Kritiker, dem Verfolger und dem Täterintrojekt ich in den letzten sechs Jahren von meinen Lehrern gelernt habe, dann kann man die Methoden in sechs Kategorien einteilen:

- Methoden der Umfokussierungen hin zu Ressourcen
- Methoden, die in dem Kritiker, Verfolger, Täterintrojekt die originale Stimme und Beurteilung des Täters sehen – ich nenne das im Weiteren den Objektanteil der Introjektbildung
- Methoden, die in dem Kritiker, Verfolger, Täterintrojekt die Stimme

und Beurteilung eines Selbst-Anteiles des Opfers sehen – das heißt im Weiteren der Selbst-Anteil der Introjektbildung – Die Frage nach der guten Absicht
- Die therapeutische Arbeit mit dem Adressaten der Botschaft
- Kontrollierte Externalisierung
- Die radikale Akzeptanz nach dem Modell von Ann Weiser Cornell und Marsha Linehan

Für welche Methode Sie sich entscheiden, ist vom Patienten, der Schwere der Traumatisierung und dem Grad der Fremdprägung durch ein Introjekt abhängig. Die einzelnen möglichen Entscheidungspunkte für das Therapieangebot zeigt Abbildung 11-1 auf Seite 142.

## 11.1  Grundsätzliche Vorüberlegungen

Wenn wir davon ausgehen, für die Selbstverletzungen, Selbstbestrafungen und die Blockaden in der Individuation meiner Patientin Paula aus dem Comic sind Introjektionen eines Täters im Laufe einer frühkindlichen Bindungstraumatisierung maßgeblich, dann haben wir uns für ein analytisch-hypnotherapeutisches Konzept entschieden. Die nächste Entscheidung ist: Stammt der Satz »Du bist dick, fett und faul und hast keinen Existenzberechtigung« von einem sog. Introjekt, welches die Erinnerungsspur des realen Täters darstellt, sozusagen den Objektanteil des realen Täters im psychischen Innenraum (= Täter-Objekt-Anteil), oder gehört der Satz zu einem traumabedingt abgespaltenen Selbst-Anteil des Opfers, der nur so tut und redet, als sei er der Täter (Täter-Selbst-Anteil). Entscheiden wir uns für Ersteres (vor allem, wenn wir vermuten, es handelt sich um Täterimplantat und Täterprogramme), dann sollten alle Former der Externalisierung (Drachentötermetapher, kontrollierte Externalisierung usw.) in Betracht gezogen werden; gehen wir aber davon aus, dass Introjekte eigentlich Selbst-Anteile sind, dann können wir mit dem Prinzip der Verwandlung »vom Kritiker, Verfolger, Zerstörer zum Helfer, Beschützer« weiterarbeiten – dazu brauchen wir das »gute-Absicht«-Paradigma der Hypnotherapie. Ob sie das Introjekt in den Kind-Anteil zurückverwandeln (siehe meinen Paula-Comic), wie das unsere amerikanischen Kolleginnen Maggie Phillips, Shirley Schmidt oder Sandra Paulsen gerne tun, bleibt ihnen überlassen.

**Wie will ich mit inneren Stimmen umgehen?**

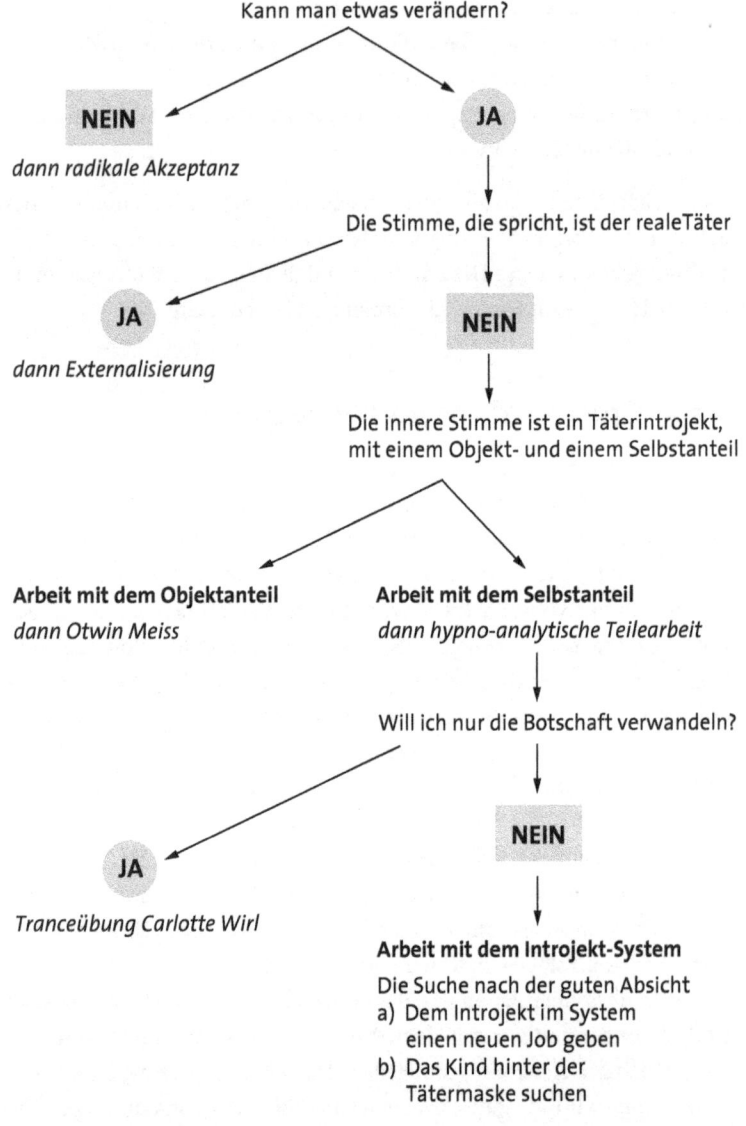

**Abb. 11-1:** Methodenentscheidungsbaum: Wie will ich mit inneren Stimmen umgehen?

Eines sollten Sie bedenken: Einer schwer missbrauchten Patientin mit einem sadistischen Vater, die von einer inneren Stimme gequält wird, die sagt: »Du bist nicht wert zu leben«, vorzuschlagen, sie könnte doch mal überlegen, was könnte die »gute Absicht« hinter dem Satz sein, muss wie Hohn in ihren Ohren klingen – hatte der Vater doch damals seine fiesen Bestrafungsaktionen auch immer wieder mit der guten Absicht begründet. Hier entsteht die Gefahr, dass die Patientin den Therapeuten mit dem Vater gleichsetzt und sich dann unterwirft. Nicht im Satz steckt die gute Absicht, sondern in der Tatsache, dass sie so einen Innenteil unter Lebensgefahr überhaupt ausbilden konnte, der bereit war, die Tätererfahrung zu containen, um dem Gesamtsystem eine Überlebenschance zu geben. Das nennt Gaby Breitenbach »Kontextualisierung und Vergeschichtlichung« im Rahmen der Psychoedukation.

## 11.2 Die Qualität der inneren Stimmen

Die von den inneren Dementoren vertretenen Normen und Aussagen können ihrem Inhalt nach richtig oder falsch sein. Sie können mit viel oder wenig Bewertung und Bedrohung vorgebracht werden, und wir als Empfänger der Botschaft können die Aussagen glauben oder nicht. Wichtig ist der Satz, wie aus der Kommunikationstheorie bekannt: Die Bedeutung einer Botschaft entscheidet der Empfänger und nicht der Sender. Und dieser Empfänger ist nicht der Erwachsenenteil von mir, sondern der kindliche Ich-Zustand, auf den sich der Kritiker eigentlich in der Vergangenheit bezogen hat und noch immer bezieht. Wenn ich mich nicht damit identifizieren würde, wäre alles kein Problem.

Es gibt Aussagen der inneren Zensoren, die sind in der dritten, zweiten oder ersten Person formuliert – je nach dem Grad der Identifikation mit der Aussage. Der Satz »Man sollte sich dafür verantwortlich fühlen« oder »Das macht man halt so« ist eher eine allgemeingültige Aussage, die uns noch relativ gut gestattet, sich von ihr abzugrenzen. In der Du-Form scheint die Aussage direkt aus dem Mund des Kritikers zu kommen, man ahnt dahinter oft einen drohenden Zeigefinger, und wir reagieren entsprechend irritiert. Wenn sich das »Du« im Satz noch mit Bedrohungen, Entwertungen und Angriffen auf unseren Selbstwert paart, dann wird es leicht unerträglich: »Du alte

Schlampe, du bist zu blöd ...« Dann sehen wir geradezu den Erziehungsberechtigten, den Lehrer, Pfarrer, Polizisten vor uns, der uns zur »Schnecke« macht. Wenn wir im Innenraum »Ich« hören, dann ist das schon Ausdruck der stärksten Identifikation und ein Zeichen, dass sich ein reaktiver Teil gebildet hat, der sich der Aussage des Dementors unterwirft: »Ich bin nichts wert und verdiene Strafe!« (Abwehrstrategie der »Unterwerfung«) Wenn wir dann fragen: »Wer sagt das in Ihnen?«, bekommen wir meist zur Antwort: »Das bin doch ich!«

*Verschiedene Botschaften*

Der Begriff »kognitive Entschärfung« (cognitiv defusion) steht in der Kognitionswissenschaft für die Fähigkeit eines Menschen, zu erkennen, dass unsere Gedanken getrennt sind von den Ereignissen, auf die sie sich beziehen. Wenn wir sehr ängstlich sind, können wir unsere ängstlichen Gedanken nicht als das erkennen oder identifizieren, was sie sind (einfach nur Gedanken), sondern wir erleben sie in der gleichen Weise wie reale Lebensereignisse, auf die sich die Gedanken beziehen. Wenn dies geschieht, dann sagen wir, sind die Gedanken mit dem »verschmolzen«, auf das sie sich beziehen. Diese Fähigkeit zur inneren Distanzierung wird uns noch später beschäftigen, da sie als sog. »Dis-Identifikationsmethode« in der Behandlung von traumaassoziierten Störungen sehr verbreitet ist. Der aus dem Zen geläufige Satz »Ich kann meine Gedanken beobachten, also bin ich mehr als meine Gedanken« zielt genau in die gleiche Richtung.

An dieser Stelle sei aber eine Arbeit von Hilary-Anne Healy et al. (2008) zur »kognitiven Entschärfung« erwähnt, in der sie eine Reihe von negativen und positiven Statements von 32 unabhängigen Ratern beurteilen ließ, die uns eine erste Vorahnung von den kritischen inneren Stimmen geben, die wir in der Praxis zu erwarten haben. Auch wenn das Ranking aus dem amerikanischen Sprachraum kommt, kann es auch auf unser Klientel übertragen werden.

Die zehn negativen Selbstbeschreibungen, die in der Studie verwendet wurden – bewertet aus einem größeren Pool von Vorgaben – von 0 (sehr negativ) bis 20 (sehr positiv) –, ordneten sich in der Reihenfolge:

- Ich bin ein Versager. 1,45
- Mein Leben ist sinnlos. 2,39

- Ich bin dumm. 2,54
- Ich bin ein schlechter Mensch. 2,66
- Ich mache alles falsch. 2,69
- Ich bin unbrauchbar. 2,71
- Ich bin hässlich. 2,85
- Ich bin hilflos. 3,07
- Manchmal wünschte ich, es gäbe mich nicht. 3,21
- Niemand wird mich jemals lieben. 3,23

Mittlere Ratings der neun positiven Selbst-Aussagen, die in der genannten Studie verwendet wurden:

- Ich liebe das Leben. 18,65
- Ich weiß, dass ich geliebt werde. 17,79
- Ich freue mich über mich selbst. 17,77
- Es gibt so viel, was ich mit meinem Leben anfangen kann. 17,48
- Es gibt so viel für mich, über das ich mich freuen kann. 17,41
- Ich bin ein Teil von einer schönen Welt. 17,35
- Wenn etwas schiefgeht, weiß ich, dass ich immer Freunde habe. 16,92
- Ich habe keine Probleme, die nicht gelöst werden können. Ich bin stolz auf mich. 16,68
- Ich bin ein Ganzes. 16,37

Was mir dabei auffällt, ist, dass die negativen Selbstbewertungen sich zwar reichlich pejorativ anhören und einfühlbar Leidensdruck in einer Person verursachen, aber nicht mit den »Killer-Sätzen« vergleichbar sind, die ich von multipel traumatisierten Menschen kenne: »Du bist böse und verdienst gnadenlos Strafe« oder »Du bist nichts wert, bring dich um« usw. Vielleicht brauchen die letzteren Sätze, die aus einer traumatischen Introjektion (Täterintrojekt) zu stammen scheinen, ein anderes therapeutisches Vorgehen wie die Sätze des Inneren Kritikers oder Inneren Verfolgers. Diese Frage müssen wir im Folgenden klären.

*Die Sprache der Täterintrojekte*

Bei einigen Sätzen, die wir von PatientInnen mit schweren Grenzverletzungen und Gewalterfahrungen in der Kindheit und/oder psychischer Gewalt hören, fällt es sehr schwer, dahinter das Wirken eines besorgten Erwachsenen aus der Kindheit zu vermuten oder dem Satz eines grausamen, verfolgenden Täterintrojektes: »Du verdienst zu sterben«, eine gute Absicht zu unterstellen. Wie wir bereits wissen, trifft diese gute Absicht auch nicht auf alle verbalen Attacken von Inneren Zerstörern zu, zumal wenn sie als Implantate verinnerlicht wurden oder Ergebnisse der Konditionierung oder der foltergestützten Programmierungen durch Sadisten sind.

Zum besseren Verständnis gehe ich hier an dieser Stelle davon aus, dass die Arbeit mit dem »gute-Absicht«-Paradigma für den Therapeuten als hilfreiche Option erscheint und von ihm probeweise angewendet wird, um die Natur des Inneren Verfolgers oder Zerstörers zu erkunden.

Was mir in diesem Moment hilft, ist die hypno-analytische Grundannahme über Introjekte, dass sich auch hinter dem Sprecher dieses Vernichtungssatzes ein kindlicher Selbst-Anteil versteckt, der sich gerade mächtig ins Zeug legt und aufbläht, um etwas zu bewirken. Die Sprache ist der Gefahr angemessen – glaubt zumindest das Introjekt gegenüber dem kindlichen Anteil, auf den sich dieser Knock-out bezieht.

Mit dieser Rückendeckung gehe ich nun in den Kontakt mit dem Täterintrojekt und versuche mich am »Judo-Weg«, wie ihn Michaela Huber vorgeschlagen hat (2006, S. 226 ff.) – den verbalen Drohungen und linken Haken ausweichend, bleibe ich freundlich, wertfrei akzeptierend und gebe dem Introjekt viel positive Wertschätzung für seinen wichtigen Beitrag. Sollte ich als »Therapeuten-Arsch« bezeichnet werden, greife ich sofort klar und bestimmt ein: »Wir können hier über alles reden … ich höre mir auch alles an, aber bitte ohne Beleidigungen.« An der Stelle ist es nun Zeit, einen Vertrag über Gewaltverzicht nach innen und außen mit den Introjekten, den reaktiven Teilen und dem Erwachsenen-Selbst zu besprechen. Nur dann kann der Prozess weitergehen.

Manchmal hilft mir die Kaskaden-Technik von M. Huber weiter, indem ich einfach frage: »Ja, wenn der erwachsene Teil das machen würde, was wäre dann? … und was wäre dann … und dann … und dann … usw.« Meist kommen wir an einem Punkt heraus, der mit der ehemaligen Drohung gar nicht mehr so viel zu tun hat – und dann meine Frage: »Und wäre dieser ersehnenswerte Zustand auch anders und weniger schmerzlich zu erreichen?« Dieses Vorgehen kennen Sie schon aus dem Therapiemanual von Gunther Schmidt im 9. Kapitel. Eine weitere hilfreiche Methode, die Glaubensüberzeugung vorsichtig infrage zu stellen, ist der Sokratische Dialog.

*Hierzu ein Beispiel:*
Die attraktive, normal schlanke, 32-jährige Elsa fühlt sich von einer inneren Stimme massiv unter Druck gesetzt, die meist höhnisch-zynisch zu ihr sagt: »Du fette Schlampe, dich will eh kein Mann.« In letzter Zeit sei die Stimme wieder stärker und drohender geworden, vor allem seit sie sich in Robert verliebt hat und öfters mit ihm abends weggeht. Sie merke, dass es ihr manchmal schwerfällt, der Stimme zu widersprechen, sich »hübsch« zu machen und zum Date zu gehen. »Vielleicht hat der Teil ja recht …?«

Warum ist der innere Entwerter so heftig und wovor will er Elsa schützen? Bei der weiteren Teilearbeit zeigt sich ein sehr verunsicherter, kindlicher Teil, der entstanden ist, als Elsa sich in der Pubertät in einen älteren Mitschüler unsterblich verliebt hatte, der sie beim ersten Geschlechtsverkehr »regelrecht brutal vergewaltigte« und sie dann zynisch entwertend nach Hause schickte: sie voller Schmerzen und Angst vor einer Schwangerschaft, Aids, dem Zorn der Eltern, dem »lieben Gott« usw. Sie habe Jahre gebraucht, um sich von dieser Verletzung körperlich wie seelisch zu erholen. Somit wird klar, was das Introjekt – das sich Elsa wie ein Monster mit blutunterlaufenen Augen vorstellt – von ihr will: geh nicht zu den Männern, sie sind alle gleich, und wenn du dich hingibst, wirst du brutal missbraucht. Die gute Absicht hinter der Aussage »Du fette Schlampe, dich will eh kein Mann« ist die Vermeidung von erneuter Verletzung durch Männer. Der Inhalt scheint mir sehr ehrenwert, aber nicht die Form.

Hier haben wir es mit einer sehr komplexen Situation zu tun: Wir haben einen heftig kritisierenden und entwertenden Innenteil (Introjekt), der/die von der tief verwurzelten Angst getrieben ist, ein ganz bestimmtes Gefühl in der Patientin nie wieder entstehen zu lassen, das Gefühl von tiefer Verletzung des Selbstwertes und der inneren Einsamkeit – dafür tut der Teil verbal alles und versucht Elsa zu beschützen. Durch die Begegnung mit Robert angetriggert, taucht das alte Gefühl von »tiefer Verletzung des Selbstwertes und der inneren Einsamkeit«, das in Elsa all die Jahre seit der Pubertät abgespeichert war, plötzlich wieder im Hier und Jetzt auf. Wenn Elsa in der Therapie nicht einen Weg findet, diese Erfahrung von damals und das dazugehörige Gefühl – aufgespeichert in einem pubertären Ego-State – zu bearbeiten, dann kann das Monster auch nicht aufhören zu tun, was es tut – das System soll ja vor Schmerz geschützt werden. Eigentlich ist das Monster mit den blutunterlaufenen Augen ein Wächter und Schützer.

## 11. 3 Verschiedene Therapiestrategien im Umgang mit der Botschaft des Introjektes

### 11.3.1 Die Botschaft des inneren Dementors herausarbeiten

Die Grundübung[27], mit der ich beginnen möchte, ist, die genaue Formulierung der Botschaft des kritischen Introjektes im Innenraum. Meist berichten die Patienten von einer schwierigen sozialen Situation, mit heftigen Gefühlen und/oder psychosomatischen Reaktionen, ohne schon von inneren kritischen Stimmen zu berichten. Um diese Über-Ich-Botschaften genauer zu fassen, müssen wir den Patienten in den problematischen Zustand (problem state) erneut zurückführen, um zuerst die Stimme und dann ihre Ursprünge zu erkunden. Bei dem Vorgehen halte ich mich an eine Beschreibung von Elmar Woelm (2006, S. 111), die wahrscheinlich aus seiner hypnotherapeutischen Ausbildung stammt.

### Übung 6: Die genaue Botschaft der Inneren Kritiker und Co.

1. **Problemtrance:** Wir beginnen mit der aktuellen Erfahrung des Patienten (problem state) und bitten ihn in leichter Trance, sich noch mal die genaue Situation vor Augen zu führen. Der Patient wird gebeten, genau zu beschreiben:

---

[27] Bei all den Übungen, die ich im Folgenden darstelle, versuche ich immer den Autor zu nennen, bei dem ich die Übung gelernt habe. Meist handelt es sich um Mitschriften von Seminaren und Workshops, die ich in den letzten Jahren besucht habe.

a. Was ist passiert?
   b. Wer war beteiligt?
   c. Was hat der Patient getan, was haben andere getan?
   d. Was fühlte er emotional und körperlich?
2. **Die Erforschung des inneren Dialoges:** Hat der Patient innere Stimmen wahrgenommen oder Gedanken? Was haben die inneren Stimmen gesagt und/oder welche Gedanken waren da?
3. **Gibt es Hinweise auf einen Inneren Kritiker?** Waren diese Stimmen/Gedanken dem Problem angemessen? Haben sie zu einer Lösung beigetragen? Der Therapeut sucht nun nach verbalen oder nonverbalen Hinweisen auf einen Inneren Kritiker.
4. **Die Botschaft des Kritikers genau bestimmen:** Der Patient formuliert das Skript des Dementors vorläufig und wird gefragt:
   a. Sagte die Stimme »man«, »du« oder »ich«?
   b. Bitten Sie den Patienten, die Botschaft in der »Du«-Form zu formulieren (Dissoziationstechnik) und sie innerlich laut zu sagen.
   c. Welche emotionalen Qualitäten passen zu dieser Stimme und der Aussage? Ist sie ärgerlich oder freundlich, fordernd oder ängstlich, traurig oder ... (Alternativen anbieten!)
   d. Wie geht es dem Patienten damit, im Inneren diese Stimme zu hören? Welche Gefühle kommen auf?
   e. Scheint die Aussage der Stimme eher richtig und passend oder eher falsch und unpassend?
   f. Was macht das aus dem Patienten, wenn er der Stimme zuhört? Macht es ihn schwächer oder stärker, größer oder kleiner, freudiger oder trauriger, schuldiger ...? (Alternativen anbieten!)
5. **Den Ursprung der Stimme und ihrer Aussage erkunden:** Damit versuchen wir, die Person und/oder Situation zu erforschen, die für die Botschaft ursächlich war.
   a. Identifizierung einer Person:
      i. Wie alt hört sich die Stimme an?
      ii. Ist sie männlich, weiblich oder neutral?
      iii. Wenn die Stimme aus dem Raum kommen würde, woher käme sie: von hinten oder von vorne, von der Seite oder von oben, von links oder rechts, von unten ... (Alternativen anbieten!)

iv. Wie weit ist sie weg?
v. Was passiert, wenn man den Abstand und die Richtung ändert?
vi. Wenn der Patient sich umdrehen und in die Richtung schauen könnte, woher die Stimme kommt, wen oder was würde er sehen?
b. Identifizierung der Situation (Affekt-Brücke und Altersregression):
i. Wenn der Patient all diese Gefühle hätte und die Person XY vor sich sehen würde, die zu ihm so sprechen würde, was würde das mit ihm machen? Was genau würde er fühlen? Wie alt würde er sich fühlen? (Altersregression!)
ii. Wenn der Patient auf seiner Lebenslinie zurückgehen würde in die Zeit, wo er so alt ist (wie oben gesagt!), und wenn er sich dann genau so fühlen würde, was genau ist damals passiert, als er so alt war (wie oben gesagt)? Alles, was jetzt auftaucht, ist in Ordnung.
c. Die kindliche Situation wertschätzen und »heilen« – pacing und leading!
Was hätte das Kind damals gebraucht? Wenn dem Patienten nichts einfällt, kann man fragen: »Was würden Sie heute tun, wenn Sie Kinder hätten oder haben und das Kind so leiden würde?« (Perspektivenwechsel) Wie kann der Patient als Erwachsener das Kind in sich unterstützen? (Perspektivenwechsel) – »Erlauben Sie sich, das zu tun.«
d. Perspektivenwechsel in die Erwachsenen-Position
Die Patientin bitten, mit ihren erwachsenen Augen auf die Person zu schauen, die so einen Satz zum Kind sagt – was kann die Patientin beim Sprecher wahrnehmen? Was ist wohl mit ihm los, dass er so etwas zu einem Kind sagt?
6. **Beendigung der Sitzung:** Die Trance beenden und mit einer posthypnotischen Suggestion die nächste Stunde vorbereiten.

Der Punkt 5 d soll von mir weiter unten noch ausführlicher besprochen werden, deshalb wurde hier in der Darstellung abgebrochen.

Die nächste Übung soll helfen, dem Patienten den Ursprung und die Entstehungsgeschichte der inneren Stimmen erlebbar zu machen. Sie kommen nicht einfach aus dem Nichts oder aus dem Himmel über uns, wie viele Patienten glauben, sondern ich sage häufig zu Patienten: »Der Satz ›Du bist eine faule Sau‹ … mit dem sind Sie doch nicht auf die Welt gekommen, oder? Alles, was innen ist, muss mal außen gewesen sein.« Dazu jetzt eine Übung.

## Übung 7: Woher stammt die Botschaft deines Inneren Kritikers?

Einleitung: »Sie haben sich mit verschiedenen inneren Stimmen und Kommentaren beschäftigt. Schreiben Sie jede Botschaft genau auf und stellen Sie sich bitte dann für jede Botschaft die folgenden Fragen:

a) Klingt diese Aussage nach jemandem, den ich kenne? Zum Beispiel die Aussage ›Du bist zu blöd, anständig am Tisch mit Messer und Gabel zu essen‹. Das könnte etwa Ihre Mutter zu Ihnen gesagt haben. Achten Sie besonders auf Ihre Eltern, Geschwister, Großeltern, Onkel und Tanten, Lehrer und Pfarrer.

b) Wann war ich das erste Mal in meinem Leben von dem Problem betroffen? Dies kann schwierig sein zu erinnern, aber manchmal gab es ein bestimmtes Ereignis oder einen Zeitraum im Leben, der so schmerzhaft war, dass die Kritiker plötzlich beisprangen, um zu ›helfen‹.

c) Notieren Sie sich den abwertenden Lieblings-Kommentar Ihrer Mutter über Sie. Wenn sie das auch nicht laut sagte, was war es, womit sie bei Ihnen unzufrieden war?

d) Denken Sie daran, wie Ihre Mutter früher und vielleicht auch noch bis heute andere Menschen beurteilte. Notieren Sie sich einige ihrer Lieblings-Urteile über andere.

e) Notieren Sie sich einige abwertende Kommentare, die Ihr Vater über Sie macht, wenn er Sie kritisiert. Wenn er es nicht laut ausgesprochen hat, was war es an Ihnen, was ihm missfallen hat?

f) Denken Sie an die Art, wie Ihr Vater andere Menschen beurteilte und heute noch beurteilt. Notieren Sie sich seine Lieblings-Urteile über andere.

g) Was waren die schlimmsten Eigenschaften, die eine Person haben konnte – in den Augen Ihrer Klassenkameraden der Grundschule?

h) Was waren die schlimmsten Eigenschaften, die eine Person haben

konnte – in den Augen Ihrer Klassenkameraden des Gymnasiums oder Fachschule?
i) Was waren die schlimmsten Eigenschaften, die eine Person haben konnte – in den Augen der Kommilitonen im Studium?
j) Was sind die schlimmsten Eigenschaften, die eine Person haben konnte – nach Meinung Ihrer aktuellen Freunde?«

### 11.3.2 Methoden der Umfokussierungen hin zu Ressourcen

All diese Therapiemethoden arbeiten nicht am Inhalt oder der Form der Botschaft der inneren Entwerter, sondern fragen den Patienten, wie er »stattdessen denken oder fühlen möchte«. Das entspricht der Vorgehensweise des EMDR, wo der Patient, nachdem er sich den schlimmsten Moment des traumatischen Geschehens noch einmal vergegenwärtigt hat, zuerst nach der negativen Kognition und dann nach der positiven Kognition gefragt wird. Ich möchte Ihnen hier zwei Methoden vorstellen, die sich für die Arbeit mit Introjekten eignen.

*Imaginatives Überschreiben – »imagery rescripting«*

Seit Beginn der 1990er-Jahre wurde die Methode als eine spezielle Technik des imaginationsgestützten Arbeitens zunehmend auch von Vertretern der Kognitiven Verhaltenstherapie aufgegriffen und dann für Patienten mit frühen Störungen in der Kindheit und Jugend und Posttraumatischen Belastungsstörungen (PTBS) weiterentwickelt.

»Beim imaginativen Überschreiben (Arntz & Weertman 1999; Smucker & Niederee 1995) wird der Patient gebeten, sich in seiner inneren Vorstellung in eine traumatische biografische Situation zu begeben, sodass die damit assoziierten Emotionen möglichst intensiv ausgelöst werden. Häufig werden dabei Kindheitserinnerungen aufgerufen. Je nach Ansatz wird das Trauma imaginativ vollständig erlebt oder nur so weit vorgestellt, bis die traumaassoziierten Emotionen deutlich spürbar sind. In der Folge werden die Bedürfnisse des Patienten in der traumatischen Situation erfragt und imaginativ erfüllt. Dabei kommt entweder die Person des Patienten als Erwachsener in der imaginierten Situation zu Hilfe oder eine Hilfsperson, ggf. übernimmt der Therapeut diese Rolle. Typische Überschreibungs-Szenen beinhalten, dass ein traumatisiertes Kind aus der traumatischen Szene genommen wird, dass der oder die Täter konfrontiert und entmachtet werden und in der Folge das Kind Zuwendung, Versorgung und interpersonelle Sicherheit erfährt. Imaginatives Überschreiben unterscheidet sich von der Idee her von »klassischer« Exposition mit Reaktionsverhinderung, da nicht Habituation oder Löschung das Ziel der Intervention ist, sondern eine emotionale Neubewertung der Stimuli, die das emotionale Problem auslösen, angestrebt wird.« (Jacob & Tuschen-Caffier 2011)

So weit das Grundprinzip der Methode, die sich gut auch in der Stabilisierungsphase der Traumatherapie einsetzen lässt. Bei der Arbeit mit Dementoren muss der Fokus des Überschreibens auf die belastende Botschaft und deren ressourcenvolle Verwandlung gelegt werden. Ziel ist es, eine Situation zu erkunden, in der das Problem der inneren Verurteilung in der Gegenwart aufgetaucht war, und über eine Affektbrücke der Kindheitssituation näherzukommen; die Veränderung der damaligen Situation erfolgt bedürfnisbefriedigend über ein Hilfs-Ich.

## Übung 8: Überschreiben = »imagery rescripting«

**Ziel:** Negative Gefühle (wie Schuld, Scham, Bedrohung) sollen durch positive Gefühle (Sicherheit, Bindung, Freude) überschrieben werden.

**Methode:**
Hierbei wird in Vorstellungsübungen von solchen Situationen nach Wegen gesucht, die damalige Situation in der Vorstellung so zu verändern, dass der Patient ein Gefühl von Sicherheit und Bedürfniserfüllung erlebt. Bei BPS-Patienten bietet sich der Therapeut als hilfreiche Person in der Imagination an, die für die Bedürfnisse des Kindes eintritt. Somit werden in den Imaginationsübungen vulnerable Kind-Fgo-States gestärkt und können nachträglich Fürsorge und Sicherheit erfahren. Gleichzeitig kann der Therapeut in der Imagination als Modell für den gesunden Erwachsenen fungieren und konfrontative Dialoge mit strafenden Elternteilen oder Peers führen.

1) Frage nach dem Problem (pacing und leading)
2) Imaginationsübung: Vorstellen einer Situation, wo das Problem auftaucht; Gefühle und Körperempfindungen erfragen
3) Affektbrücke: Aufsuchen der Kindheitserinnerung. »Was fühlen Sie? Was brauchen Sie jetzt?«

4) Einführung einer helfenden Person (kann der Therapeut sein, eine imaginative Person, das Erwachsenen-Selbst). Wer kann die Bedürfnisse des Kindes von damals befriedigen? Was muss passieren, dass sich das Kind geborgen und an die Hilfsperson sicher gebunden fühlt?
5) Vertiefung von Sicherheit und Bindung: »Was möchte das Kind noch mit der Hilfsperson in der Imagination tun?«
6) Nachbesprechung

Eine weitere Übung setzt sich zum Ziel, nicht die ursprüngliche Kindheitssituation durch nachträgliche Bedürfnisbefriedigung zu überschreiben, sondern das Skript des Introjektes zu verändern.

Hierzu eine Übung in Trance, die Charlotte Wirl bei einem Workshop in Heidelberg 2011 vorstellte. Wichtig dabei ist mir, den »sicheren Ort«, wie wir ihn von den Imaginationen von Luise Reddemann kennen, deutlich vom »Wohlfühlort« zu unterscheiden. Der »sichere Ort« dient in meiner Arbeit ausschließlich der Etablierung von Schutz, Sicherheit und Geborgenheit und soll helfen, aus Bedrohungsszenarien durch Umfokussierung auszusteigen. An diesem Ort würde ich mit einem Patienten keine Übungen oder Imaginationen machen. Dafür dient mir der Wohlfühlort, wo man sich in entspannter Lage etwas Positives vorstellen kann.

## Übung 9: Arbeit mit negativen Suggestionen
nach Charlotte Wirl/Wien[28]

1) Welche Sätze kennst du? »Du schaffst es nie!«, »du bist zu blöd ... du kannst das nicht«.
2) Welchen positiven Satz wünschst du dir stattdessen? Ein Satz, der dir nur guttut – am besten mit einer »Ich-Formulierung«, zum Beispiel: »Ich kann das ...«
3) Tranceinduktion: zuerst zu einem Wohlfühlort gehen und sich einrichten.

---

[28] Ich möchte mich an dieser Stelle bei Charlotte bedanken, den Text veröffentlichen zu dürfen.

Ich möchte Sie einladen, dass Sie es sich bequem machen – und Sie wahrnehmen können, wie Sie auf dem Stuhl sitzen ... und Ihre Füße den Boden berühren ... und Sicherheit und Halt geben ... und jeder auf seine ... und Sie auf Ihre Art und Weise ... sich in diesen angenehmen, sehr, sehr erholsamen Zustand ... hineinbegeben können ... und einmal kann man auf das hören, was von mir gesprochen wird ... und mal kann man seinen eigenen Bildern und Gedanken und Vorstellungen nachgehen ... mal das eine ... mal das andere ... oder auch beides zur gleichen Zeit ... oder auch ganz, ganz etwas anderes ... so oder so ... es ist in Ordnung so ... genau so ... wie ein Wanderer oder eine Wanderin, die einen Bach entlanggeht ... mal hört man auf das Plätschern des Baches ... mal folgt man seinen eigenen Bildern, Gedanken, Vorstellungen ... mal das eine ... und mal das andere ... oder auch beides zur gleichen Zeit ... oder auch ganz, ganz etwas anderes ... so oder so ... es ist in Ordnung so ... genau so ... und es ist in Ordnung so ... und genau auf diese, Ihre Art und Weise ...

Pause

Und irgendwo ... irgendwo gibt es einen Ort, an dem Sie sich wohlfühlen ... und das kann ein realer Ort sein ... oder ein Ort Ihrer Phantasie ... ein Ort, an dem Sie schon einmal waren ... oder einer ... an den Sie schon immer einmal reisen wollten ... ein Ort, an dem Sie sich wohlfühlen ... und den Sie heute ... jetzt ... nehmen möchten, als den Ort, an dem Sie sich wohlfühlen ... an dem Sie sich wohlfühlen ... den Sie jetzt nehmen möchten ... als den Ort, an dem Sie sich wohlfühlen ... und während Sie vielleicht noch auf der Reise sind ... können Sie sich langsam dem Ort nähern ... oder den Ort schon ausgewählt haben ... sich an diesem Ort umsehen ... sehen, was es da zu sehen gibt ... an diesem Ort, an dem Sie sich wohlfühlen ... das, was vor Ihnen ist ... genau so wie das, was neben Ihnen ist ... oben ... seitwärts ... all die Farben, die Formen, das Licht ... die Details ... genau so ... wie das Ganze ... zu sehen, was es da zu sehen gibt ... an diesem Ort, an dem Sie sich wohlfühlen ... und vielleicht gibt es auch etwas ... an dem, was Sie da sehen, was Ihnen besonders gut gefällt ... und vielleicht gibt es auch etwas zu hören, an diesem Ort, an dem Sie sich wohlfühlen ... oder zu riechen ... oder zu schmecken ... und ich weiß nicht, ob Sie sitzen, liegen oder stehen ... ob Sie in Bewegung sind oder in Ruhe ... an diesem Ort ... an dem Sie sich wohlfühlen ... und wie sich da Ihr linkes Bein anfühlt ... wie Ihre rechte Hand und Ihr rechtes Bein ... und Ihre linke Hand ... und wie Ihr Kopf ... wie Ihr Nacken ... Ihr Brustkorb ... Ihr Bauch ... und Ihr Becken ... wie sich da Ihr ganzer Körper anfühlt ... an diesem Ort ... an dem Sie sich wohlfühlen ... und wie es Ihnen innen drinnen geht ... welche Emotion ... welches Gefühl da ist ... in Ihnen drinnen ... und wo in Ihrem Körper Sie das spüren können ... ob überall ... oder irgendwo ganz besonders ... und wenn Sie Lust dazu haben ... dann können Sie dieses Gefühl ... genau so spüren ... wie Sie es spüren möchten ... und genau dort im Körper ... wo Sie es spüren möchten ... oder auch überall ... gerade so, wie Sie das möchten ... mit all der Zeit und Ruhe ... die Sie sich dafür nehmen möchten ... dieses Gefühl zu spüren ... genau so, wie Sie es möchten ... genau ...

Pause

4) Den positiven Satz lebendig werden lassen:
Und nun lassen Sie den Satz, der Ihnen guttut, lebendig werden ... das heißt ... dass Sie dem Satz eine Größe geben ... den Worten und Buchstaben eine Gestalt geben ... ein Aussehen ... eine Farbe ... vielleicht verändert sich auch der Satz noch etwas, sodass er Ihnen total guttut ... oder geben Sie dem Satz einen Klang ... eine Melodie ... einen Gesang ... und lassen Sie diesen Satz ... der Ihnen nur guttut ... ganz lebendig werden ... Falls die Buchstaben, der Satz eine Konsistenz hätte ... wie wäre sie? ... Die Buchstaben können alles tun, was Sie wollen, sodass es Ihnen richtig guttut ...
   Nehmen Sie wahr, wie es Ihnen damit geht ... mit diesem lebendig gewordenen Satz ... der Ihnen so guttut.
   Verändern Sie alles so, dass Ihnen der Satz richtig gut gefällt, in Farbe, Form, Aussehen und Melodie usw.
5) Verbindung mit Realerlebnis:
Da gibt es ein Erlebnis in Ihrem Leben – da haben Sie genauso ein Gefühl – wie dieser Satz es ausdrückt ... waren da Emotionen, genau so – oder vielleicht mehrere Ergebnisse – wählen Sie eines aus, genau das, was Ihnen im Augenblick einfällt, wo Sie sich genauso gefühlt haben – wie der Satz es ausdrückt ... und nehmen

Sie wahr ... was es in diesem Augenblick um Sie herum zu lernen gibt ... zu sehen gibt ... ob es etwas gibt, was Sie sehen und Ihnen besonders gut gefällt – vielleicht ist auch etwas zu hören ... es sei denn auch nur dieser Satz, den Sie sich selbst sagen ... oder gibt es etwas zu riechen ... oder zu schmecken ... gibt es eine Bewegung oder ist alles in Ruhe ... wie ist das mit Ihren Armen, Ihren Händen, Ihren Beinen, Ihrem Bauch, Ihren Becken, wie fühlt sich das an?

Welche Emotionen, welches Gefühl ist da ... mit diesem Satz, in diesem Augenblick – wo im Körper können Sie das fühlen ... überall oder an einem ganz besonderen Ort?

Wenn Sie Lust haben, können Sie das Gefühl genau da fühlen, wo Sie wollen – genau so, in dieser Ihrer Art und Weise, ganz genau so – all die Zeit und die Ruhe, die Sie sich dafür nehmen möchten, genau – genau so – mit diesem tiefen, tiefen inneren Wissen ... dass Sie jederzeit, wo und wann Sie sich wieder hineinbegeben können, mit diesem Satz, der Ihnen so guttut.

6) Rückführung:
Und nun kommen Sie frisch und munter, vollständig erwacht wieder zurück in diesen Raum, in diese Zeit, atmen tief ein und aus ...

## 11.4 In der Botschaft die Stimme und Beurteilung des realen Täters sehen (Objektanteil der Introjektbildung)

Diese Übungen gehen davon aus, dass das Skript von Kritiker, Verfolger, Täterintrojekt dem Wortlaut dessen entspricht, was der äußere Täter tatsächlich gesagt hat. Hier arbeiten wir also mit dem Objektanteil des janushaften Introjektes, der einen Rest Täterrepräsentanz enthält. Dieses Vorgehen ist in der Psychoanalyse die Grundlage der Arbeit an der Übertragung des Patienten in der Therapiesituation: der Patient überträgt »authentische« Verhaltensweisen, Meinungen, Bewertungen usw. auf den Therapeuten, der darauf mit seiner Gegenübertragung reagiert. Das Credo dabei ist, dass die traumatische Bindungserfahrung aus dem Dort und Damals im Hier und Jetzt der äußeren Bühne reinszeniert und durch Deutung und »mutualisierende Verinnerlichung« (Kohut 1971) verändert wird.

Die Stimme im Innenraum als ein Relikt der Vergangenheit zu sehen und dem Patienten zu helfen, sich davon zu verabschieden, findet sich z. B. in einer Übung von Ortwin Meiss, Leiter des Milton-Erickson-Instituts Hamburg, die ich gerne exemplarisch vorstellen will. Wichtig dabei ist zu unterscheiden:

- Stammt die Dementorenstimme von einem Menschen außerhalb des familiären Kontextes – dann bietet sich an, die Stimme mitsamt dem Täter aus dem Innenraum zu entfernen, oder
- stammt die Dementatorenstimme von einer wichtigen Bindungsperson, dann sollte eine sog. »Therapie der Bindungspersonen« erfolgen.

Die Übung baut sich in weiten Teilen so auf, wie unter 11.3.1 im Vorgehen bei Elmar Woelm (2006, S. 111) beschrieben. Der entscheidende Teil ist die Arbeit mit dem Erinnerungsbild des Stimmenverursachers.

## Übung 10: Die Botschaft des inneren Schlechtredners als Skript einer realen Person der Vergangenheit

Arbeit mit dem Objektanteil des Introjektes nach Ortwin Meiss[29]

### 1) Fokussierung auf den inneren Dialog in Trance

Man führt den Klienten innerlich noch einmal in eine Situation, wo der problematische innere Dialog stattfindet, macht diesen Zustand mit allen Sinnen gegenwärtig, lässt die innere Stimme hören und die gehörten Sätze innerlich laut aussprechen.

»Du bist ein kläglicher Versager!!«

»Hör auf ... das schaffst du nie!«, »du bist ein Tölpel ... keiner mag dich.«

Mit welcher emotionalen Färbung sagt die Stimme das? Sagt sie es freundlich oder unfreundlich, aufbauend oder abwertend, entspannt oder angespannt? (Immer Alternativen anbieten!)

---

[29] Siehe dazu: Ortwin Meiss: »Therapie verinnerlichter Bezugspersonen«. Auditorium 2011 (DVD).

Therapeut: »Wie fühlt es sich für Sie an, dies in Ihrem Inneren zu hören?« (Ausgehend von dem Gefühl, kann auch mit der Affektbrücke und Altersregression weitergearbeitet werden.)

**2) Lokalisieren der Stimme im Raum**
Therapeut: »Wenn diese Stimme wie aus einem Raum um Sie herum käme, kommt sie von vorn oder von hinten? Von oben oder von unten? Von links oder von rechts?« (Alternativen anbieten!)

Stimmen, die Druck machen oder ein schlechtes Gewissen oder Schuldgefühle verursachen, kommen nach Meiss oft von oben und von hinten, so, als würde einem jemand über die Schulter schauen – vermutlich der Körperflashback einer realen Kindheitserfahrung.

Die Botschaften, so absurd sie auch erscheinen, wirken auf den Klienten aus dieser Richtung gesprochen meist überzeugend. Fordert man ihn auf, die gleiche Botschaft z. B. von unten und von vorne zu hören, empfindet er die gleiche Botschaft oft als Zumutung, Nötigung oder Unverschämtheit.

**3) Identifizieren der Stimme**
Manchmal weiß der Klient nach den ersten Schritten schon, von wem die Botschaft kommt, wenn nicht, fragt man:

»An jeder Stimme kann man erkennen, wie alt eine Person ist – welches Alter passt?«

»An jeder Stimme kann man erkennen, ob sie männlich oder weiblich ist. Ist sie eher männlich oder weiblich? Oder beides?« (Meist neutral, wenn beide Elternteile beteiligt waren!)

**Auflösung**
a) Zur Auflösung von Zuschreibungen und Entwertung braucht es zuerst pacing und leading durch den Therapeuten: Man sollte den Patienten erst einmal in seiner Not verstehen, würdigen und durch die Erfahrung begleiten.
b) Was ist das Problem der Bezugsperson? Was sagt sie damit über sich selbst?
c) Dies sind nun die entscheidenden Schritte, in denen die innere Stimme des Patienten einer äußeren Person in einem speziellen Kontext zugeordnet und versucht wird, die versteckte Botschaft dahinter zu erkennen. Hier soll der Klient angeregt werden, nun

mit seinen erwachsenen Augen auf die Bezugsperson zu schauen. Therapeut: »Was ist das Problem der Bezugsperson, warum ist sie so anklagend und schuldzuweisend? Was sagt sie mit dem, was sie sagt, über sich selbst? (z. B. dass sie aggressiv oder unglücklich ist).« **Damit wird klar, dass die Aussagen der Bezugsperson mehr mit sich selbst als mit dem Patienten zu tun haben. Warum sagt sie das? Was will sie damit erreichen?**

d) Als Nächstes fragt man nach den verdeckten Motiven der Bezugsperson, das Kind zu beschuldigen. Meist wird dann klar, dass das Kind als Sündenbock herhalten musste oder der Erwachsene von der eigenen Unfähigkeit, ein Problem zu lösen oder sein Leben in den Griff zu bekommen, ablenken will. Oft wird Verantwortungsübernahme für eine getroffene Entscheidung abgelehnt (musste deinen Vater wegen dir heiraten!) und das Kind als Ausrede benutzt. Oder es wird deutlich, dass der Erwachsene versucht, das Kind über Schuldgefühle an sich zu binden.

e) Was sagt die Person eigentlich?

f) Schließlich kann man den Klienten auffordern, die verdeckte Aussage in den Schuldzuweisungen der Bezugsperson zu formulieren. Therapeut: »Was sagt die Person eigentlich? Was würde sie sagen, wenn sie die Wahrheit sagen würde?« Wie Meiss berichtet, kommen oft Aussagen wie: »Ich bin aggressiv und finde keine Möglichkeit, die Aggressionen da loszuwerden, wo sie hingehören. Ich habe mein Leben verpfuscht und kann es mir nicht eingestehen.« Oder: »Ich fühle mich minderwertig und habe das Gefühl, dass man mich dann, wenn man sich mir gegenüber nicht schuldig fühlt, verlässt.«

*Therapie verinnerlichter Bezugspersonen*

Im Folgenden wird das Vorgehen von Ortwin Meiss beschrieben, welches aus Eltern, die eher als Dementoren gewirkt haben, Eltern entstehen lässt, die als Mentoren und Ressourcen wirken können.

Das Vorgehen kann den Patienten mit den realen Eltern versöhnen und ihn gleichzeitig mit inneren guten Begleitern ausstatten. Es ist zudem geeignet, um wichtige Erfahrungen, die nicht gemacht wurden, mit den eigenen Eltern nachzuholen. Grundsätzlich sollte die Beziehung zu den Eltern zumindest ambivalent sein. Bei schweren Gewalt-

und Missbrauchserfahrungen ist es meist besser, sich »neue«, ideale Eltern zu suchen, als die eigentlichen zu verändern.

## Übung 11: Das Vorgehen

- **Schritt 1:** Die Bezugsperson, die der Patient mit der Stimme identifiziert, sich noch einmal vor Augen führen (z. B. in einem Alter, wo sie für den Patienten wichtig war).
- **Schritt 2:** Das Kind auftauchen lassen, das die Bezugsperson einmal war (»in jedem Erwachsenen sieht man irgendwo noch das Kind, das er war«). Das Bild der Bezugsperson als Kind taucht in der Regel spontan auf (z. B. »Ich sehe meine Mutter innerlich als Kind vor mir«).
- **Schritt 3:** Die Lebenssituation dieses Kindes sehen und sich in das Kind einfühlen – wie sieht dieses Kind aus? In welcher Situation ist es? Wie geht es ihm? Was fühlt es? Oft spüren die Patienten dann Gefühle, die sie selbst kennen, aber nun als zur Bezugsperson zugehörig erkennen können.
- **Schritt 4:** Was braucht dieses Kind, um sich besser zu fühlen und normal aufwachsen zu können? Wenn es das hat, was ändert sich dann? Und wie fühlt sich das an?
  Wichtig ist, dass der Patient sich hier wieder einfühlt und die Veränderungen wahrnehmen kann. Wenn das Kind das hat, was es braucht, und dann älter wird, welche Erfahrungen macht es (er/sie)? (Als Kleinkind, Kind, Jugendlicher, junger Erwachsener)
- **Schritt 5:** Veränderung der Bezugsperson und deren Auswirkung erkunden. Wenn die Bezugsperson dann erwachsen ist und selbst wieder Kinder hat, wie geht sie mit diesen um? Was vermittelt sie ihnen? Wenn man selbst Kind dieser Bezugsperson ist, wie geht es einem? Welche Erfahrungen macht man dann?
  Was vermittelt eine neue Bezugsperson einem Kind in einer Situation, die vorher kritisch war? (z. B. wenn man etwas falsch macht). Welche Zuschreibungen bekommt man?
- **Schritt 6:** Diese Bezugsperson als Begleitung etablieren, z. B. mit einem Körperanker oder einer posthypnotischen Verknüpfung: »Vielleicht würde diese neue Person Sie in Zukunft begleiten, wenn man sie darum bittet? ... Es ist schön, wenn man spürt, in-

nerlich gut begleitet zu werden ... vielleicht haben Sie Lust, sich für all das zu bedanken ... und Sie können sich immer mit diesem Teil von sich verabreden, wann immer ... und wo immer ... Ihnen danach ist ...«

9. **Beendigung der Sitzung:** Die Trance beenden und den Patienten langsam zurückführen.

*Die Drachentöter-Metapher nach Luise Reddemann*

Auch hier wird die Botschaft der inneren Stimme dem Täter und seiner Sichtweise dem Opfer gegenüber zugeordnet. Luise Reddemann (2004) meint, dass bei vielen komplex Traumatisierten im fortgeschrittenen Therapiestadium die äußerst effektive und kreative »Täterintrojektübung« möglich ist, um den destruktiven Kern des Täterintrojektes dauerhaft zu eliminieren. Da Frau Reddemann die Übung im Buch weniger gründlich beschrieben hat, als sie sie in ihren Seminaren lehrt, hier noch einmal das in vielen Therapien bewährte Vorgehen, das ich auch sehr zu schätzen gelernt habe.

## Übung 12: Täterintrojektübung
nach Luise Reddemann

- **Schritt 1:** Ein Täterintrojekt wird konkret identifiziert, beispielsweise ein Anteil, der die Patientin in der Selbstfürsorge boykottiert (»Ich darf mir keine Ruhe gönnen, obwohl ich so erschöpft bin«).
- **Schritt 2:** Im nächsten Schritt werden alle positiven Seiten und Funktionen dieses Anteils herausgefiltert und behalten (hier z. B. Schutz vor Beschämung durch Versagen bei schlechter Leistung). Das Unbewusste bekommt den Auftrag, konstruktivere Wege für diese Funktionen zu suchen (z. B. innere Warnlämpchen bei Überforderung, Vermeidung von Scham usw.).
- **Schritt 3:** Wenn alle derzeit identifizierbaren Täterintrojekte beisammen sind und das pur Destruktive herausdestilliert wurde, denkt sich die Klientin eine Form dafür aus (meist etwas ziemlich Abstoßendes, z. B. ein böser Drache; ist die Form sehr ästhetisch, deutet es darauf hin, dass noch Positives darin verborgen ist.

Manchmal handelt es sich dabei um allgemeine Züge wie Schönheit, Lebendigkeit oder die Kraft, die in das Negative investiert wurde – was alles unbedingt zu behalten ist. Wenn dieses auch noch herausgeholt wird, verändert sich auch die Form ins Negative!).

- **Schritt 4:** Dann werden sehr starke Helfer imaginiert, die auf jeden Fall mit den Introjekten fertig werden, sinnvollerweise ideale Helfer mit übernatürlichen Kräften, etwa Zauberer, Engel, Superman oder dergleichen. (Bei sehr negativen und angstbesetzten Introjekten sollten zuerst die Helfer gefunden werden, dann erst die Form für die Introjekte!)
- **Schritt 5:** Den Helfern wird anschließend von der Patientin der Auftrag gegeben, die Introjekte unschädlich zu machen, wofür sie sie meist völlig auflösen müssen.
- **Schritt 6:** Die Patientin schaut dabei zu. Wenn es Probleme gibt, ist entweder noch Positives darin (hier ist ein immer vorhandener, unbewusster Schutz davor am Werk, Wertvolles zu vernichten), oder – seltener – ein weiteres Introjekt ist schon an der Oberfläche des Bewusstwerdens und soll noch an der Übung teilnehmen.
- **Schritt 7:** An die Stelle der zerstörten Introjektkerne tritt der »Schatz«, den diese blockiert haben. Meist taucht er spontan als Bild auf, manchmal auch als Begriff (z. B eine Sonnenblume, die für Lebensfreude steht, u. Ä.). Es ist günstig, sich einen realen Gegenstand oder ein Bild davon zu besorgen, um die (zurück)gewonnenen Eigenschaften oder Fähigkeiten in der Realität zu verankern.

Wenn eine Sitzung nicht ausreicht, um die Übung zu Ende zu führen, sollten die bereits benannten Täterintrojekte unbedingt in einen inneren Tresor gelegt werden bis zur Fortführung. Nach einer gewissen Zeit kann die Übung natürlich mit anderen Introjekten wiederholt werden.

Die Regieanweisung zusammengefasst findet sich in Abbildung 11-2.

> **Die Regieanweisungen zur Täterintrojektübung nach L. Reddemann:**
>
> - Ein Täterintrojekt wird konkret identifiziert.
> - Alle positiven Seiten und Funktionen dieses Anteils werden herausgefiltert und *behalten*; dem Unbewussten wird der Auftrag gegeben, konstruktivere Wege für diese Funktionen zu suchen.
> - Wenn das pur Destruktive herausdestilliert wurde, denkt sich der Patient eine Form dafür aus.
> - Dann sehr starke Helfer imaginieren, die auf jeden Fall mit den Introjekten fertig werden.
> - Die Helfer sollen die Introjekte unschädlich machen, wofür sie sie meist völlig auflösen müssen. Die Patientin schaut dabei zu.
> - An die Stelle der zerstörten Introjektkerne tritt der »Schatz«, den diese blockiert haben. Es soll ein realer Gegenstand oder ein Bild sein.
> - Wenn eine Sitzung nicht ausreicht, dann »inneren Tresor« anwenden.

**Abb. 11-2**: Täterintrojektübung nach Reddemann

## 11.5 Methoden, die in dem Kritiker, Verfolger, Täterintrojekt die Stimme und Beurteilung eines Selbst-Anteiles des Opfers sehen (Selbst-Anteil der Introjektbildung) – die Frage nach der guten Absicht

Die Grundidee dieses Ansatzes ist die Erkenntnis, dass die äußeren Stimmen, die in der Vergangenheit zur Introjektion geführt haben, im Laufe der Weiterverarbeitung der kränkenden, beschämenden und/oder traumatisierenden Erfahrung zu einem Selbst-Anteil wurden. Der innere Anteil, der hinter der Maske des Introjektes spricht, ist nicht mehr der Kränker, Verfolger oder Täter, sondern ein »Inneres Kind« – also der Selbst-Anteil des Kindes, der damals versucht hatte, sich an die Notsituation anzupassen, und der die Botschaft introjiziert hatte – ein Tätersurrogat in Gestalt eines Selbst-Anteils. Das ist keine wissenschaftlich beweisbare Wahrheit, sondern eine Annahme, ein Axiom, mit dem wir aber zielführend in der Teile-Therapie weiterarbeiten können. Das heißt in letzter Konsequenz: der Satz »Du bist böse, hässlich und fett und verdienst Strafe« wird nicht vom sadistischen Täter in mir gesprochen, sondern von einem Kind-Anteil, der sich tyrannisch aufführt; der jedoch in großer Not ist, weil er eine in Kinderaugen gewaltige Katastrophe zu meistern versucht – z. B. das Treffen der heute erwachsenen Paula mit einem Mann in einem Café.

*Das Grundkonzept »gute Absicht« in therapeutischen Schritten:*
Die größten Verhinderer von Kreativität sind unsere inneren Schlechtredner, die inneren Stimmen, die uns ständig ins Ohr flüstern, dass wir nicht gut genug, nicht attraktiv genug sind. Diese »Inneren Kritiker« werden im Laufe des Lebens unsere ständigen Begleiter, nicht nur im Kontext der Arbeit (Thema Leistung), sondern bei allem, was wir tun oder unterlassen.

Der »Innere Kritiker« beginnt als Mechanismus des Überlebens, denn in unserer frühen Kindheit war es der pädagogische Job unserer Eltern, uns auf schonende, aber auch fordernde Weise sozial akzeptables Verhalten beizubringen. Dabei mussten auch die besten Eltern unweigerlich unsere natürlichen Instinkte begrenzen und in erträgliche Bahnen lenken. Haben sie das aus falsch verstandenem Laisser-faire nicht getan oder nicht gekonnt, mussten wir es später mühsam lernen – oder auch nicht.

Waren sie dabei sehr streng und wenig einfühlsam, dann hinterließ die Dressur immer das Gefühl, es müsse etwas von Haus aus mit uns falsch sein, und das schmerzte und beschämte uns. Um zukünftige Schmerzen oder Scham zu vermeiden, begannen wir uns selbst immer wieder zu sagen, was mit uns falsch ist, bevor andere in unserer Lebensumwelt es tun konnten – kritische Selbstsicht als Schutzreflex.

Während wir aufwuchsen verinnerlichten wir alle die äußeren Stimmen, die harschen Kritiker, die Fehlerzähler und Entwerter, die unser kindliches Verhalten, Denken und Fühlen glaubten, in Form bringen zu müssen – manchmal sicher berechtigt, aber oft auch aus eigener Willkür und Überforderung. So entstanden unsere inneren Dementoren, deren Aufgabe es war und ist, alle Regeln zu speichern und das große Buch der Verfehlungen lückenlos zu führen, damit wir uns selbst in vorauseilendem Gehorsam bestrafen können, bevor es andere tun. Und wozu das alles? Was ist die eigentliche »gute Absicht« hinter der Stimme der Kritik und Selbstbeschuldigung? Letztlich der Versuch, einen drohenden Liebes- und Beziehungsverlust abzuwenden, körperlichen und seelischen Schmerz zu vermeiden und unser »Überleben in der Herde« zu gewährleisten. Das Säugetier Mensch ist und bleibt ein Herdenwesen und bedarf der Liebe der anderen. In der Kindheit war das eine Frage von Leben oder Sterben.

So können wir ganz formalhaft sagen: Je größer die Angst vor dem Verlassenwerden, dem Gefühl der Haltlosigkeit und des Verlorenseins, umso strenger und gnadenloser wird eine innere Stimme dafür sorgen, dass ein kleiner (oder großer) Mensch alles tut, um das Überleben abzusichern. Und das gilt nicht nur für die Stimme des Gewissens, den Inneren Kritiker, den Inneren Verfolger, sondern auch für die Täterintrojekte. Bei Letzteren geht es um eine existenzielle Dimension des Überlebens und um die Introjektion eines Fremdbildes als neues Selbstbild – wie ich oben geschrieben habe – und ganz real darum, einen Zustand der Todesbedrohung, der Ohnmacht und absoluten Hilflosigkeit zu überstehen. Aber wie kann mit der Idee dieser »guten Absicht« psychotherapeutisch gearbeitet werden?

## Übung 13: Basismanual – »gute Absicht«

**1) Psychoedukation:** Der erste Schritt im Umgang mit dem Inneren Kritiker ist, ihn als getrennt von sich selbst, als separate Einheit zu begreifen.

**Therapeut:** »Es ist eine Stimme in Ihnen, aber Sie sind nicht diese Stimme – es ist nur ein Teil von Ihnen, sozusagen nicht der ganze Mensch. Diese Stimme wurde Ihr ständiger Begleiter seit Ihrer Kindheit, und es ist wahrscheinlich so sehr ein Teil von Ihnen, dass Sie sich daran gewöhnt haben, dass diese Stimme immer da ist, so wie die Luft, die Sie atmen. Werden Sie sich bewusst, dass diese Stimme die Summe all der Stimmen von Ihren (lebens-)wichtigen Autoritäten ist, von den Eltern, Lehrern, Geistlichen, Erziehern oder anderen Erwachsenen. Wenn Sie in Ihrer Kindheit nicht auf diese Stimmen achteten, konnten körperlicher oder seelischer Schmerz oder Demütigung und Liebesverlust die Folge sein.«

**2) Die Botschaft der Stimme hören**
Therapeut: »Als Nächstes möchte ich Sie bitten, sich nach innen zu konzentrieren und genau wahrzunehmen, was die Stimmen sagen – Sie können dabei die Augen schließen oder einfach auf einen Punkt vor sich auf den Boden schauen, um Ihre Konzentration zu erhöhen. Was hören Sie? Ist da eine Stimme oder sind da mehrere? Sie können auch an eine Situation denken, in der Sie die kritische innere Stimme besonders deutlich vernommen haben. Ist die Stimme freundlich ermutigend oder unfreundlich entwertend? Ist sie fordernd oder gehässig? Ist sie …? (Alternativen anbieten!) Mit welcher Aussage möchten Sie sich jetzt weiter beschäftigen? Wie lautet die sich wiederholende Botschaft genau? Schreiben Sie sie innerlich auf einen Merkzettel und kleben Sie sie an Ihre innere Pinnwand (Distanzierungstechnik). Treten Sie innerlich einen Schritt zurück und lesen Sie den Satz mit etwas Abstand: was davon stimmt? Möchten Sie den Teil an sich verändern? Was ist übertrieben und quält Sie heute als erwachsener Mensch?«

**3) Die »gute Absicht«**
Therapeut: »Wie versucht Ihr Innerer Kritiker, Sie vor körperlichem und seelischem Schmerz zu schützen? Was ist seine »gute Absicht« und was würde passieren, wenn er nicht mehr sagen würde: ……………… (Hier Botschaft wiederholen!)? Bitte erinnern Sie sich: Ihre Kritiker kamen in Ihr Leben, um Sie davon abzuhalten, sich so zu verhalten, dass Sie damit Scham oder Demütigung provozieren. Es ist unwahrscheinlich, dass Sie heute noch so viel Kontrolle brauchen wie damals als kleines Kind, aber die innere kindliche Stimme hält an der Tirade fest – sie ist eingefroren in ihrer Zeit und tut aus ihrer Sicht das einzig Richtige. Vielleicht ist es an der Zeit, der Stimme zu sagen, sie könne sich jetzt beruhigt zurücklehnen, da Sie als Erwachsener gelernt haben, besser für sich zu sorgen?«

**4) Die Verwandlung in eine Ressource**
Therapeut: »Vielleicht möchten Sie diesem kindlichen Teil in Ihnen danken, Sie all die Jahre vor Schmerz, Scham und Liebesverlust geschützt zu haben? Was hätte alles passieren können? Was können Sie heute als erwachsener Mensch zu Ihrem körperlichen und seelischen Schutz tun, um diesen Teil in Ihnen zu entlasten? Welche andere Auf-

gabe könnten Sie dem Teil anbieten, um Sie dabei zu unterstützen? Wie könnte aus einem Kritiker usw. ein innerer Berater oder Unterstützer werden?

**5) Was verändert sich dann im inneren Selbstsystem?**
Therapeut: »Wenn der Innere Kritiker eine neue Rolle finden würde, was heißt das für das gesamte System der inneren Teile? Wer müsste und könnte sich noch verwandeln? Wie ginge es dann Ihnen als dem Erwachsenen-Selbst?«

**6) Rückführung**
Falls das Ganze in einer Trance durchgeführt wurde, schrittweise Rückführung und Nachbesprechung.

*Verschiedene Abschlüsse der Übung:*

Wenn Sie sich noch einmal an den Comic meiner Patientin Paula erinnern, dann schlüpft aus dem Monsterkostüm ein etwas verwirrter kindlicher Selbst-Anteil – der bisher das Skript des Täterintrojektes gesprochen und die Maske des äußeren Täters getragen hat. Am Ende der Verwandlung des Täterintrojektes mittels der Idee der guten Absicht kann man

1. für das Introjekt als solches eine weniger stressige Aufgabe im System suchen (Verwandlung zu einer Ressource) oder
2. das Kind hinter der Maske des Introjektes herausrufen und das Kind in die Gegenwart bringen.

Letztes findet sich vor allem im amerikanischen Sprachraum und wird hier von Maggie Phillips, Sandra Paulsen und Shirley Schmidt in den Seminaren gelehrt. Nach meiner Erfahrung ist beides gleich wirksam.

*Wenn Täterintrojekte behaupten, nicht im Körper des Opfers zu wohnen*

Je ausgeprägter die Neigung des Patienten zur posttraumatischen Dissoziation und je autonomer die entstehenden Teilpersönlichkeiten, umso häufiger begegnet uns der Fall, dass Innenteile ihre Unabhängigkeit vom Opfer behaupten. Die Folge dieser Verleugnung ist, dass sie überzeugt sind, sie seien der Täter oder sein Stellvertreter und würden bei einer Selbstverletzung oder Selbsttötung des Opfers – zu dem sie auffordern – unbeschadet bleiben und überleben.

Ein grundlegender Schritt für unsere Arbeit ist, dass der Patient für sich realisiert, dass alle Teile des Selbst im gleichen Körper leben. Um das sicherzustellen, hat Sandra Paulsen (2009) zwei Übungen vorgeschlagen. Beide helfen dabei, respektvoll, aber auch sehr nachdrücklich den Täterintrojekten, die behaupten, nicht Teil des Patienten zu sein, das Gegenteil zu beweisen.

## Übung 14: Leben wir alle im gleichen Körper?

**Therapeut:** »Giermonster-Teil von Paula, weißt du eigentlich, dass du im gleichen Körper lebst, ein Teil des gleichen Selbst der erwachsenen Paula bist wie all die anderen Teile, die wir schon kennengelernt haben?«

**Giermonster-Teil:** »Nein, niemals, ich glaube, du spinnst ... ich gehöre zur Mutter von Paula, sie und ich sind identisch ... ich will nichts mit Paula zu tun haben.«

**Therapeut:** »O. k. ... ich verstehe ... hättest du Lust herauszufinden, ob du recht hast?«

**Giermoster-Teil:** »Na klar ... jetzt wird es spannend!«

**Variante 1:**

**Therapeut** zur erwachsenen Paula: »Paula, würden Sie bitte für ein paar Minuten Ihre rechte Hand hochhalten ... o. k., danke! ... Giermonster-Teil, würdest du bitte einmal für einen Moment aus den Augen von Paula schauen und auf die Hand blicken.«

**Giermonster-Teil:** » Na und ... ich sehe eine Hand.«

**Therapeut:** »O. k. ... Giermonster, schaue auf die Hand ... und daran ist ein Unterarm und ein Oberarm ... und Schultern, ein Oberkörper ... und Kleider am Körper ... sind das deine Kleider? ... ist das dein Körper?«

**Giermonster-Teil:** »O. k. ... Ich weiß nicht so recht ...«

**Therapeut:** »Ich glaube, du verstehst ... denk mal darüber nach die nächste Woche ... denn wenn ich recht habe, dass du im selben Körper wie Paula lebst, dann hat das eine ganz, ganz wichtige

Konsequenz: wenn du Paula aufforderst, sich zu bestrafen, dann bestrafst du dich selbst!«

**Variante 2:**
Im Raum werden zwei Stühle nebeneinander aufgestellt, Paula sitzt auf einem Stuhl.
**Therapeut** zum Giermonster-Teil: »Was würde passieren, wenn du auf dem Stuhl sitzen bleiben würdest, während ich die erwachsene Paula bitte, sich auf den anderen Stuhl daneben zu setzen? Bitte, Paula, wechsle auf den anderen Stuhl ... Danke! ... Warum, Giermonster-Teil, bist du nicht auf dem Stuhl sitzen geblieben? Schau mal aus den Augen von Paula auf den anderen Stuhl ... kannst du dich da sehen?«
**Giermonster-Teil:** O. k. ... es reicht mit dem Hokuspokus ...«

## 11.6 Die therapeutische Arbeit mit dem Adressaten der Botschaft: ein systemisches Modell

Wen meinen eigentlich die Inneren Kritiker, Verfolger und Täterintrojekte mit der Aussage ihrer Botschaft? Auf wen und was zielt die aggressive, entwertende und beleidigend vorgetragene Attitüde? Wer glaubt so einen Satz: »Nur wenn du perfekt bist, keine Fehler machst, kannst du auf Anerkennung hoffen!«? Ganz sicher nicht der erwachsene Teil des Patienten, das, was ich auch das Alltags-Ich eines Menschen nenne. Wenn Sie jetzt über die Tirade oben nachdenken, werden Sie mir recht geben: So ein Quatsch, das, was da gefordert wird, ist völlig unmenschlich und unerfüllbar – eigentlich völlig lächerlich. Doch wen kann man im inneren System damit beeindrucken, wer glaubt so etwas und versucht sich danach zu richten? Es ist der kindliche Ich-Zustand in höchster Not und Verzweiflung, für den dieser Satz via Introjektion als eine Notfallreaktion verinnerlicht wurde. Dieser Satz sollte ursprünglich diesen inneren Selbst-Anteil vor der drohenden Selbst-Auflösung retten – eine ziemlich polarisierte Situation im Innenraum.

Um diese Polarisierung zwischen den Verbannten (Exils) – ein Sammelbegriff bei Schwartz für die traumatisierten Anteile eines Patienten – und den Managern, die den Alltag so gut wie möglich regeln, geht es. Diesen Managern werden folgende Aufgaben zugeschrieben:

- Sie sind dafür verantwortlich, dass wir den Alltag effektiv und erfolgreich bewältigen.
- Dass wir Ziele erreichen, Bedürfnisse befriedigen, bei anderen gut ankommen und leistungsfähig bleiben.
- **Wichtigste Aufgabe:** Verletzung, Versagen, Schwäche und Kontrollverlust vermeiden, wir sollen uns nicht bloßgestellt, hilflos, unterlegen, ungenügend, klein, unsicher, isoliert, fremd usw. fühlen.

Somit muss jeder Ausbruchsversuch eines Verbannten verhindert und deshalb müssen alle Situationen vermieden werden, welche die Verbannten triggern. Außerdem muss verhindert werden, dass die Gefühle, Empfindungen oder die Erinnerungen der Verbannten ins Bewusstsein dringen können. Um das zu erreichen, ergreifen Manager verschiedene Rollen – und eine dieser Managerrollen ist die des Inneren Kritikers, Verfolgers und Täterintrojektes. Das klingt alles nicht neu und deckt sich mit dem, was ich oben über die »gute Absicht« des Dementors geschrieben habe: alles tun, um Schmerz, Leid und Liebesverlust zu vermeiden. Eine andere Sprache, die gleiche Idee.

Wir haben also im inneren System eine Polarisierung in einen kindlich traumatisierten Anteil (Exil) und einen Manager (Terrorist). Dieser Teil, der von Schwartz als Terrorist bezeichnet wird, übernimmt Verhaltensweisen des Misshandlers oder Missbrauchers, ist häufig sadistisch, sucht Macht auszuüben durch unangemessene und ungesteuerte Affekte und Handlungen – ich würde ihn als ein Täterintrojekt bezeichnen.

*Die Suche nach dem polarisierten Gegen-Anteil:*

Entsprechend der Bootmetapher von R. Schwartz ist die extreme Ausprägung eines Anteils immer die Folge einer symmetrischen Eskalation im System. Merke: Jede Seite denkt: Wenn ich weniger extrem wäre, würde die andere Seite überhandnehmen und das Boot würde sinken. Die Reduktion des Verhaltens geht nur, wenn es eine starke dritte Seite (Alltags-Ich, Therapeut) gibt (Modell: Raketenabrüstung USA – Russland und Kontrollinstanz durch UNO):

- Es muss auf beiden Seiten ein Bewusstsein von der zirkulären Verstärkung geben.
- Es darf keine Schuldzuweisung an eine Seite akzeptiert werden.
- Die dritte Seite (Erwachsenen-Ich) darf nicht mit einer Seite in Koalition sein und diese bewusst oder unbewusst verstärken.
- Die Kontrollinstanz muss die Veränderungen überwachen können.
- Das Erwachsenen-Ich muss genug Power und Macht haben.

Wie können wir das nun in eine Therapiestrategie umsetzen?

Zuerst einmal müssen wir uns Strategien überlegen, wie wir ganz generell mit konträren Positionen im Selbst arbeiten können. Dafür wähle ich eine Methode des NLP, die in der Literatur unter dem Titel bekannt ist: Integration widersprüchlicher Teile – Die Visuelle Squash-Technik[30].

Wie bei den meisten NLP-Techniken gibt es mehrere Versionen von dieser Übung, deren grundsätzliche Schritte der therapeutischen Anleitung aber sehr ähnlich sind. Ich stelle Ihnen nun diejenige vor, die mir am einfachsten erscheint. Im Prinzip umfasst die »Visuelle Squash-Technik« die Identifizierung der unterschiedlichen Teile, die am Konflikt beteiligt sind, das Entdecken ihrer gemeinsame Absicht und dann die Integration der Teile. Es ist nützlich, mit jedem Teil zu sprechen, ihn anzuerkennen und zu würdigen; der nächste Schritt ist es, jedem Teil klarzumachen, dass er eine positive Absicht für den anderen verfolgt und dass ihr Konflikt gelöst werden muss, um die gemeinsamen Ziele zu verwirklichen.

## Übung 15: Integration widersprüchlicher Parts (The Visual Squash-Technique)

**Einleitung:** »Sie werden sicher in Ihrem Leben bemerkt haben, dass manchmal verschiedene Stimmen in Ihnen laut werden und unterschiedliche Bedürfnisse und Wünsche haben. Zum Beispiel möchte ein Teil in mir, dass ich neben der Arbeit auch etwas für meine körperliche Fitness tue und ins Fitness-Studio oder zum Joggen gehe. Da

---

[30] Zur Integration von Teilen siehe Robert Dilts in seinem Buch »Beliefs« (Dilts, Hallbom and Smith 1990, S. 101–126, S. 165).

gibt es aber auch eine andere Seite in mir, die dagegen lauthals protestiert und lieber als Couch-Potato nach der Arbeit auf dem Sofa liegt und sich einen doofen Film reinzieht – kennen Sie das auch? Manchmal sind diese Stimmen nur ganz leise zu vernehmen, manchmal aber auch machtvoll und bisweilen autoritär und fordernd. Es ist so, wie Woody Allen einmal gesagt hat: ›Manchmal bin ich gar nicht meiner Meinung‹, oder wie es schon im ›Faust‹ von Goethe steht: ›Zwei Seelen wohnen, ach! in meiner Brust.‹ So ist es nun mal mit uns Menschen, und wir müssen lernen, mit den unterschiedlichen Seiten in uns zurechtzukommen.«

**Anleitung:**

1. Identifizieren Sie zwei Teile von sich selbst, die in Konflikt sein könnten.
2. Bitten Sie den Problemteil A, nach vorne zu kommen (Bühnenmetapher) und sich neben Ihnen auf eine Seite zu stellen. Oder: Bitten Sie Teil A, auf der Handfläche Ihrer rechten Hand Platz zu nehmen.
3. Stellen Sie sich den Teil wie eine Person oder ein Objekt vor und beschreiben Sie, wie die Person/das Objekt aussieht und welche Gefühle und Gedanken diese Person hat oder das Gewicht und Beschaffenheit des Objekts auf Ihrer Handfläche.
4. Bitten Sie nun den zweiten Teil, den Problemteil B, nach vorne zu kommen und sich auf die andere Seite/linke Handfläche zu stellen.
5. Stellen Sie sich Teil B wie eine Person oder ein Objekt vor und beschreiben Sie, wie die Person/das Objekt aussieht und welche Gefühle und Gedanken diese Person hat oder das Gewicht und Beschaffenheit des Objekts auf Ihrer Handfläche.
6. Beginnend mit dem ersten Teil A, fragen Sie jedes Teil: »Was ist deine positive Absicht und dein Zweck?« Wiederholen Sie die Frage so lange, bis die Absichten beider Teile vollständig verstanden sind. Erkennen Sie ausdrücklich an, dass beide Teile versuchen, Ihnen zu helfen.
7. Fragen Sie jeden Teil einzeln, welche Ressourcen er hat, um das gemeinsame Ziel voranzubringen, von dem dann alle profitieren. Gibt es etwas Sinnvolles und Hilfreiches in Teil A, das Teil B helfen und unterstützen könnte? Und umgekehrt?

8. Erkennen Sie, ob ein Argument Sie mehr überzeugt als das des anderen. Hat ein Teil bessere Ressourcen, um das gemeinsame Ziel, Ihnen zu helfen und Sie zu unterstützen, zu erreichen? Wie kann dann der andere Teil trotzdem integriert werden?
9. Bringen Sie beide Teile zusammen, indem sie sich an den Händen fassen, oder bringen Sie ihre beiden Hände zusammen und schaffen Sie eine vollständige Integration der Teile und deren positive Ressourcen.

Das ist die **Grundidee** auch für meinen hypno-analytischen Ansatz der Arbeit mit dem Kritiker/Verfolger-Teil und dem polarisierten Gegen-Anteil, ohne dass wir aber am Ende der Übung die beiden Teile miteinander verschmelzen wollen. Wie schon im Modell der Familien-Therapie nach Virginia Satir sollen die Teile im therapeutischen Prozess lernen, wie die unterschiedlichen Seiten miteinander harmonischer funktionieren und kooperieren. Und einen weiteren ganz wichtigen Punkt müssen wir beachten: Wir sprechen hier nicht von zwei unterschiedlichen Meinungen zu einem Lebensthema (»Soll ich mir das neue Auto kaufen oder lieber das Geld in eine Weltreise investieren?«), sondern wir haben es gerade bei traumatischer Introjektion mit Überlebensmechanismen und Folgen massiver Gewalterfahrung zu tun. Deshalb gelten für mich folgende Regeln bei der Arbeit auf der inneren Bühne:

1. Regel: »Trauma first!« – erst kommt die Arbeit an den physiologischen und traumareaktiven Auswirkungen traumatischer Erfahrungen und dann erst Arbeit an den »Beziehungsmustern« unserer Patienten (Reddemann und Sachsse 1999).
2. Regel: »Safety first!« – die Herstellung äußerer und innerer Sicherheit, d. h. auch kein Täterkontakt (Michaela Huber in all ihren Publikationen und Seminaren).
3. Regel: »Boss comes first!« – bevor wir mit verletzten, kindlichen Teilen arbeiten, muss zuerst mit dem mächtigsten Teil im System verhandelt und er zum Kooperationspartner (Ko-Therapeut) gemacht werden (Richard Schwartz 1997).

Wird die letzte Regel von uns verantwortungsvollen Therapeuten, die Re-Traumatisierung unbedingt verhindern wollen, nicht beachtet und wir »stürzen« uns voller Empathie in der Sitzung auf den traumatisierten Kind-Anteil und geben ihm viel Raum, seine Geschichte zu erzählen, dann passiert, was die Schar der Manager aus ihrer Sicht unbedingt verhindern wollten: Die Exils drohen durchzubrechen, und das Selbst wird mit schmerzlichen Affekten und Erinnerungen überflutet. Die Folge ist: Die Manager (Terroristen bei R. Schwartz) müssen noch heftiger »zuschlagen«, um das in Zukunft zu verhindern. So verspielt man die Chance, die Kritiker, Verfolger und das Täterintrojekt für die Therapie zu gewinnen.

Ein weiterer Punkt ist, dass wir verhindern müssen, die traumatischen Introjekte gleichzeitig mit den polarisierten kindlichen »Gegen-Anteilen« auf der Bühne, in einem Konferenzraum usw. im ungeschützten Modus auftauchen zu lassen. Erstens, weil das bei dem kindlichen Trauma-Anteil massiv Angst/Panik auslöst, wenn es dem Täterintrojekt gegenübersteht (vermutlich glaubt es, das sei der Täter), ein Schreckenszustand, der in der Regel vom Patienten nur durch Dissoziation »überlebt« wird; zweitens wird der Erwachsenen-Teil sofort eine Zeitregression machen und sich mit dem Kind identifizieren, was zu einer weiteren Re-Traumatisierung im Hier und Jetzt führt.

Was wir brauchen, ist die Aktivierung der beiden Seiten im geschützten Modus!

Dafür hat Richard Schwartz die »Zimmer-Metapher« vorgeschlagen. Er bittet das Erwachsenen-Selbst, um einer Identifikation mit dem inneren traumatisierten Kind-Anteil vorzubeugen oder eine bestehende Identifikation zu beenden, das Kind in ein Zimmer zu bringen und es von außen durch ein Fenster zu beobachten. Das Alltags-Selbst kann beschreiben, was es sieht (Dissoziationstechnik) und was es gegenüber diesem Teil empfindet.

Luise Reddemann hat in einem Seminar vorgeschlagen, mit dem Täterintrojekt eine Videokonferenzschaltung zu machen, sich vorzustellen, das Introjekt sei z. B. in Australien und der traumatisierte Kind-Anteil sei in Gegenwart von Ressourcen-Anteilen im Innenraum geschützt. Der Dialog kann so optimaler gesteuert werden.

Neben alldem nutze ich zwei Techniken, je nachdem, ob ich mit der Bühnenmetapher oder mit der »Konferenzraum-Technik« (Sandra Paulsen 2009) arbeite.

Bevor ich mit der Übung beginne, eine kurze Anmerkung: Sie werden sich vielleicht fragen, warum brauchen wir so eine komplizierte innere Bühnenkulisse für die Arbeit mit Selbst-Anteilen? Weil sich Patienten in der Regel sehr schwertun, sich von den Symptom-Anteilen und inneren verletzten Kind-Anteilen zu dis-identifizieren, d. h. in der erwachsenen, beobachtenden Position zu bleiben. Diese ständige Vermischung von Beobachten und Erleben nimmt bei brüchiger Selbst-Objektgrenze (z. B. bei Patienten mit Borderline-Störung) dramatisch zu, d. h., Affektüberflutung und auch Re-Traumatisierung drohen. Die Bildmetaphern von Konferenzraum oder innerer Bühne sollen helfen, die Dis-Identifikation zu erleichtern.

## Übung 16: Bühnenmetapher

Tranceinduktion (fakultativ): »Bitte stellen Sie sich vor Ihrem inneren Auge ein Theater mit einer offenen Bühne vor, der Vorhang ist hochgezogen und das Arbeitslicht ist an. Sie nehmen als die erwachsene Person, die Sie sind, z. B. in der dritten Reihe Platz, und wenn Sie wollen, kann ich mich in Ihrer Nähe als Ihr Coach niederlassen. Wo hätten Sie mich denn gerne? Neben Ihnen oder hinter Ihnen? Sie sind der Regisseur und können sich Ihren speziellen Platz vor der Bühne jetzt einrichten. Wenn Sie glauben, zu nahe am Geschehen zu sein, dann rücken Sie in den Stuhlreihen einfach weiter nach hinten (Dissoziationstechnik). Bitte schaffen Sie jetzt auf der Bühne zwei getrennte Bereiche, indem Sie sich vorstellen, die Bühnenarbeiten führen ihre Pläne genau so aus, wie Sie es sich wünschen – vielleicht eine undurchsichtige Trennwand über die ganze Bühne oder zwei große Zimmer oder was auch immer. Wichtig ist, dass Sie als Regisseur entscheiden, wie viel ein Teil, der sich auf der einen Seite der Trennung befindet, von einem anderen Teil auf der anderen Seite mitbekommt.

Bitten Sie nun den Teil, der für die entwertenden Aussagen zuständig ist, auf den einen Teil der Bühne ...«

Jetzt läuft die Arbeit so wie oben beschrieben:

- den Teil personifizieren
- ihn für seine Arbeit wertschätzen
- nach der guten Absicht fragen: »Was würde passieren, wenn er nicht mehr tut, was er tut?«
- Wer ist der Adressat seiner Botschaft?
- Wäre es in Ordnung, auch den polarisierten Gegen-Anteil auf die Bühne zu holen? Was braucht der »innere Schlechtredner«, um einen Schritt auf die Seite zu treten und es zulassen zu können?

Wenn es keine Einigung gibt: den jetzigen Stand positiv konnotieren und sich für einen neuen Kontakt verabreden – nichts mit Druck durchsetzen!

Ist der Kritiker, Verfolger usw. als Kooperationspartner gewonnen, dann den Teil, zu dem die Botschaft gesprochen wird und der unter der Botschaft leidet, auf den anderen Teil der Bühne einladen. Auch hier:

- den Teil personifizieren
- ihn für seine Arbeit wertschätzen, die traumatische Erfahrung so lange getragen zu haben
- nach der guten Absicht fragen: »Was würde passieren, wenn er nicht mehr tut, was er tut?«
- Wie geht es dem Teil, wenn er/sie die Kritik-Botschaft hört?
- Wovor fürchtet er/sie sich eigentlich? Welche seiner Katastrophenbefürchtungen versucht die kritische Stimme nicht wahr werden zu lassen?
- Was braucht dieser kindliche traumatisierte Anteil vom Erwachsenen, um auch ohne Kritiker zu überleben?

Das Letzte ist der eigentlich zeitraubende und zähe Teil der Arbeit. Wir müssen einen traumatisierten, hilflosen Kind-Anteil, der bisher vom Kritiker gesteuert wurde, in die Gegenwart bringen und mit den Ressourcen des erwachsenen Selbst verbinden. Der Erwachsene muss lernen, anders auf äußere bedrohliche Situationen im Leben zu reagieren als durch Regression auf das hilflose Kind/mächtige Täter-Muster. Wenn der Prozess fortschreitet, ist es vielleicht auch möglich, die Schutzwand zwischen Innerem Kind und dem Täterintrojekt Schritt für Schritt abzubauen, um einen direkten Kontakt zu ermöglichen, den dann der Regisseur moderieren kann.

## Übung 17: Konferenzraum-Technik

Tranceinduktion (fakultativ): »Bitte stellen Sie sich vor Ihrem inneren Auge einen Konferenzraum vor, einen großen, hellen, für Sie nur angenehmen Raum, und begeben Sie sich mit Ihrem Erwachsenen-Selbst in diesen Raum. Verändern Sie nun alles in diesem Raum so lange, bis Sie sich ganz wohlfühlen. Gibt es Fenster in diesem Raum?

Pflanzen? Hängen Bilder an der Wand? Wo ist die Tür, durch die man den Raum betreten und verlassen kann? Bitte stellen Sie sich nun vor, in dem Raum steht ein großer Konferenztisch mit Stühlen herum. Ein Stuhl ist besonders gekennzeichnet – er ist vielleicht größer oder hat eine andere Farbe –, es ist Ihr Moderatoren-Stuhl und Sie sind die Leiterin einer Konferenz Ihrer inneren Anteile. Ich stehe Ihnen gerne als Coach zur Verfügung. Wenn Sie wollen, können wir durch eine Telefon- oder Videoschaltung verbunden bleiben. Bitte nehmen Sie auf dem Stuhl Platz. Da Sie wissen, dass es im ersten Schritt häufig zu gefährlich ist, polarisierte Teile einer Auseinandersetzung gleichzeitig an einen Konferenztisch einzuladen, wurden zwei Flachbildschirme über Ihnen an der Wand montiert, über die Sie in Kontakt treten können. Wichtig ist, dass Sie als Moderatorin entscheiden, wie viel ein Teil, der auf dem einen Fernsehschirm sich befindet, von einem anderen Teil auf dem anderen Schirm mitbekommt.«

Dann weiter wie oben für die Bühnenmetapher beschrieben. Auch hier kann, wenn der Prozess fortschreitet, überlegt werden, ob und wann man die beiden Protagonisten direkt in den Konferenzraum einlädt und das Gespräch vom Erwachsenen-Selbst moderieren lässt.

*Die Heilung des verletzten Kindes*

Die therapeutische Methode, welche die Autonomie und Selbststeuerung des Patienten am besten respektiert und das Gefühl der »Selbstwirksamkeit« unterstreicht, vermeidet jede direkte Kontaktaufnahme des Therapeuten mit den Teilen des Selbstsystems des Patienten und fördert stattdessen die Heilung durch die Unterstützung des Erwachsenen-Selbst. Der Therapeut bleibt durch »Gedankentelefon« mit dem erwachsenen Alltags-Ich des Patienten verbunden und begleitet ihn zum Beispiel bei der Erkundung der Selbst-Anteile, die sich auf der inneren Bühne oder im Konferenzraum zu einem bestimmten Thema einfinden. Im Folgenden soll ein strukturiertes Manual vorgestellt werden, welches sich bei der Arbeit mit dem verletzten oder traumatisierten Kind-Anteil innerhalb des Introjektschemas (siehe S. 107) bewährt hat. Der Leitgedanke dabei ist, dass bei der Choreographie der Selbst-Anteile des Schemas an erster Stelle vor allem die Achse »Kritiker/Täterintrojekt« und verletztes/traumatisiertes Kind zu beachten ist, bevor man sich den inneren Protektoren oder den reaktiven Teilen – sekundäre strukturelle Dissoziation bei Hochstress – widmet. Es leuchtet sicher unmittelbar ein, dass ein Verfolgerintrojekt, welches seine Funktion als Schützer für einen verletzten/traumatisierten Kind-Anteil gewissenhaft ausübt (die Idee der guten Absicht), erst in seiner oft überzogenen Drohgebärde und rüden Sprache seine Machtdemonstration reduziert, wenn er das Kind in Sicherheit weiß. Das bedeutet: Wer möchte, dass die Wucht des Introjektes schwindet, muss das verletzte Kind versorgen und in die Gegenwart bringen. Dafür braucht es aber die Erlaubnis des Wächterintrojektes und ein sehr strukturiertes Vorgehen, welches ich im Folgenden darstelle[31].

## Übung 18: Die Arbeit mit dem verletzten Kind (Moderatortechnik)

### 1. Schritt: Konferenzraum imaginieren und der inneren Stimme eine Gestalt geben

Der erwachsene Teil des Klienten imaginiert den Konferenzraum und bittet den Teil zu kommen, der für die kritische Aussage verantwortlich ist. Arbeit mit dem »Inneren Kritiker«, Verfolger oder Täterintrojekt wie oben beschrieben. Im Folgenden wird das Introjekt der Einfachheit halber »Innerer Kritiker« genannt.

### 2. Schritt: Die Erlaubnis einholen, mit dem kritisierten Kind zu arbeiten

Der Moderator fragt um Erlaubnis, mit dem kritisierten Kind-Anteil arbeiten zu dürfen. Wenn der Innere Kritiker ihm keine Erlaubnis gibt, dann soll er fragen: »Was befürchtest du? Was würde passieren, wenn der Moderator mit dem verletzten Kind-Anteil reden würde?«
Möglichkeiten sind:

- Das Kind trägt zu viel Schmerz. Versichere, dass du im Erwachsenen-Selbst bleibst und das Kind kennenlernen willst, ohne mit dem Kind zu verschmelzen.

---

[31] Ich beziehe mich dabei auf Konzepte der »Internal Family Systems Therapy« (Richard Schwartz 1997) und im speziellen auf Jay Earley und Bonnie Weiss (2010).

- »Es macht doch keinen Sinn, den Schmerz sich ausbreiten zu lassen.« Das ist auch nicht das Ziel des Moderators – sein Ziel ist, dem Kind zu helfen.
- Der Kritiker hat Angst, dass er entfernt wird, weil er keine Aufgabe mehr hat. Nein, dem Kritiker wird eine neue, weniger stressreiche Rolle angeboten.

### 3. Schritt: Das verletzte Innere Kind kennenlernen

*3.1 Den Inneren Kritiker bitten, einen Schritt zur Seite zu treten*
Der Moderator bespricht mit dem Inneren Kritiker, wo er im Raum ist, wenn das Kind kommt, und wie er sich verhält.

*3.2 Das Kind bitten, in den Konferenzraum zu kommen*
Der Moderator schickt eine Botschaft an das verletzte Kind und bittet es herein.
»Ist das so in Ordnung, wenn der Kritiker auch anwesend ist?«

*3.3 Dis-Identifizierung des Moderators vom Kind*
Wenn der Moderator sich mit dem inneren kritisierten Kind verwechselt, dann sollte der Therapeut zuerst für Klarheit der Rollen sorgen!

- Der Moderator bittet das Kind, seine Gefühle fest einzuschließen, damit er mit ihm sein kann, ohne zu verschmelzen.
- Der Moderator distanziert sich bewusst vom inneren Kind und geht bewusst in sein Erwachsenen-Selbst.
- Der Moderator stellt sich das Kind in einer sicheren Entfernung vor.
- Der Moderator macht eine Übung zur Zentrierung und zum Grounding.
- Wenn das Kind nicht bereit ist, seine Gefühle zu containen:
  - Der Moderator fragt:»Wovor hast du Angst, was würde passieren, wenn es das tut?«
- Der Moderator erklärt dem Kind, dass er gerne seine Gefühle und sein Leid bezeigen will, aber dazu muss er getrennt sein.

*3.4 Dis-Identifikation des Moderators von anderen beteiligten Teilen*
Bitte den Moderator, sich klar zu werden, wie er gegenüber dem Kind jetzt fühlt. Er ist nur im Erwachsenen-Selbst, wenn er neugieriges, wohlwollendes bis neutrales Interesse und Mitgefühl zeigt; wenn nicht, mischt sich ein anderer Teil ein und er ist damit identifiziert.

Dann muss der Moderator sich zuerst von den anderen beteiligten Anteilen dis-identifizieren. Meist sind es Teile, die Angst haben, der Moderator könnte im Schmerz des inneren kritisierten Kindes untergehen. Lass den Moderator verhandeln und erklären, dass er im Erwachsenen-Selbst bleibt und er sich nicht mit dem Kind verwechseln wird.

*3.5 Kontaktaufnahme zum verletzten Kind*
Frage an das Kind: »Was fühlst du? Wie kommt es, dass du so schlecht über dich selbst denkst und fühlst?«

*3.6 Entwicklung einer vertrauensvollen Beziehung des Moderators zum inneren kritisierten Kind*
Er zeigt dem Kind, dass er seine Geschichte hören will. Er kommuniziert dem inneren kritisierten Kind, dass er Mitgefühl hat und sich um das Kind sorgt. Er prüft auch, ob das Kind diese Sorge spürt und annehmen kann, ob sein Mitgefühl ankommt und das Kind ihm traut.

**4. Schritt: Seine Entstehung in der Kindheit erforschen und bezeugen**
Der Moderator bittet das Kind darum, ihm Bilder und Erinnerungen aus der Kindheit zu zeigen, wo es gelernt hatte, sich so zu fühlen. Er fragt das Kind, was für Gefühle dadurch entstanden seien. Er fragt nach, ob das Kind jetzt alles gezeigt hat, was bezeugt werden soll. Dann fragt er das Kind, ob es glauben kann, dass er versteht, wie schrecklich das alles für das Kind damals war.

**5. Schritt: Nach-Beelterung des inneren kritisierten Kindes**
Der Moderator bringt sich als Erwachsenen-Selbst in die Kindheitssituation und frägt das Kind, was es jetzt von ihm brauche, um zu heilen und um das zu verändern, was damals passiert ist.

Er schützt es davor, angegriffen oder beschämt zu werden. Er zeigt ihm seine Liebe, Wertschätzung und Akzeptanz. Er prüft, wie das Kind auf die Nach-Beelterung reagiert. Wenn es das nicht annimmt, ihn nicht spürt usw., fragt er nach dem Grund und arbeitet damit.

**6. Schritt: Das Kind retten**
Vielleicht muss das Kind aus der Kindheitssituation herausgeholt werden an einen Wohlfühlort in einem heutigen Leben, in dem Kör-

per des Patienten als Körperphantasie sicher geborgen oder an einen imaginierten Ort gebracht werden (Technik nach Gabriele Kahn).

### 7. Schritt: Dem Kind die Last abnehmen

Der Moderator wird vom Therapeuten gebeten, die extremen Gefühle oder negativen Glaubensüberzeugungen, die das Kind mit sich trägt, zu benennen. Er fragt das Kind, ob es die Last ablegen wolle und ob es dazu jetzt bereit sei. Wenn das verletzte Kind nicht will, dann fragt er: »Was befürchtest du, würde passieren, wenn du die Last ablegen würdest?« Dann geht er auf die Ängste, die damit verbunden sind, ein. Wo trägt das Kind die Last? In seinem Körper oder an seinem Körper? Was würde dem Kind gefallen? Wie könnte es bei seinem Loslassen unterstützt werden: Reinigung mit Wasser, Licht, Wind, Erde, Feuer oder etwas anderes? Wenn die Last weg ist, welche positiven Eigenschaften des Kindes werden zum Vorschein kommen?

### 8. Schritt: Entlastung für den Kritiker

Der Moderator fragt den Inneren Kritiker, ob er die Transformation des inneren kritisierten Kindes mitbekommen hat. Wenn nicht, stellt er das veränderte Kind dem Inneren Kritiker vor. Der Moderator fragt den Inneren Kritiker, ob er bemerkt, dass seine Kritikerrolle jetzt nicht mehr notwendig ist. Er fragt auch, wie es ihm damit geht und was er befürchtet. Der Kritiker darf jetzt eine neue Rolle im System der inneren Teile suchen und finden – der Moderator unterstützt ihn dabei.

Er soll aber auch vom ehemaligen inneren kritisierten Kind erfahren, wie sehr er das Kind über so lange Zeit verletzt hat. Der Moderator fragt, ob er ehrlich bereit ist, jetzt die Rolle des Kritikers und Bewerters aufzugeben. Wenn nein, fragt der Moderator nochmals: »Was würde passieren, wenn er es täte?« Er räumt seine letzten Bedenken so gut wie möglich aus. Versichert noch einmal, dass er nicht abgeschafft wird; beschreibt ihm, dass er, das Erwachsenen-Selbst, heute viel mehr Möglichkeiten hat als früher das Kind; sagt ihm, was heute für ein Datum, Ort und Zeit ist und wer das Erwachsenen-Selbst heute im Leben darstellt und erreicht hat (Familie, Kinder, Arbeit …) – gegebenenfalls einen Film aus dem Leben zeigen. Der Moderator bittet den Inneren Kritiker, sich zu entspannen und dem

Erwachsenen-Selbst die Führung zu überlassen – seine Rolle kann die eines Beraters sein. Der Moderator schließt einen Kontrakt mit dem Berater, dem ehemaligen Inneren Kritiker.

**9. Schritt: Verabschiedung und Systemcheck**
Dank an alle Beteiligten. Wie reagiert das ganze System auf die Veränderung. »Wer hat eine Meinung dazu?«

**10. Schritt: Rückführung**
Der Moderator bedankt sich bei allen Anwesenden, schließt den Konferenzraum und kommt mithilfe des Therapeuten ins Hier und Jetzt zurück.

## 11.7 Kontrollierte Externalisierung

Auch wenn es unser therapeutisches Ziel ist, die innere Stimme mit ihrer kritischen, entwertenden oder auch vernichtenden Botschaft zu reframen und dahinter die gute Absicht für den Erhalt des Gesamtsystems zu suchen, so stoßen wir aber immer wieder auf schier unüberwindbare Hindernisse. Auch wen wir aus systemischer Perspektive fest davon überzeugt sind, dass alle Selbst-Anteile – auch die fiesesten Finsterlinge – eine Funktion im System haben und nicht entfernt oder exorziert werden können, so stellt sich die Frage, ob ein »time-out« für Verfolger- und Zerstörer-Teile möglich ist.

In diesem Fall konnte ich von Tilman Moser viel lernen, der mit seinen Arbeiten schon lange das orthodox psychoanalytische Dogma durchbrochen hat, alles müsse in der Therapie in Übertragung und Gegenübertragung gelöst werden – eine Forderung, die für dissoziative Trauma-Patienten bei einem intellektuell distanzierten Analytiker in eine Re-Traumatisierung führen kann[32]. Um der Spirale von destruktiver Wut, Rückzug und Therapieabbruch konstruktiv zu begegnen, schlägt Moser den Einsatz von Rollenspiel vor – eigentlich für uns Hypnotherapeuten nichts Außergewöhnliches. Für Moser ist es in der Therapie von traumatisierten Menschen wichtig geworden, »seelische An-

---

[32] Zum Thema Übertragung und Gegenübertragung bei Traumapatienten siehe dazu J. Peichl 2012.

teile zu externalisieren, den frühen Prozess der meist erzwungenen Internalisierung also umzukehren, um die Gegner allmählich in die Sichtbarkeit zu zwingen. Die bösen Introjekte wollen sich natürlich weigern zu erscheinen, sie spüren, dass es um einen Machtkampf unter für sie ungünstigeren Bedingungen geht. Sie sind außerdem manchmal durch extreme Scham geschützt, wenn sie in einem kränkenden Widerspruch zum positiven Selbstbild des Patienten stehen« (Moser 2012, S. 161 – 162).

Sein Vorgehen soll hier kurz beschrieben werden:

## Übung 19: Schritte der Externalisierung in den Raum

- **Schritt 1:** Therapeut und Patient gehen auf die Suche nach Namen und Bezeichnungen der Introjekte und Teil-Introjekte. »Er fühlt sich gewürdigt als Beherberger eines ganzen Zoos« (ebd., S.162).
- **Schritt 2:** Der Patient lernt, die Potenz des destruktiven Introjektes abzuschätzen: »Wie mächtig ist der eben genannte?«
- **Schritt 3:** Was ist der Wahlspruch, die Botschaft des bösen Subjektanteils?
- **Schritt 4:** Mittels einer symbolischen Darstellung wird das Introjekt in den Außenraum externalisiert. Moser ermuntert seine Patienten, für das Introjekt oder die »inneren Personen« einen Platz im Raum zu suchen und sie von dort aus sprechen zu lassen. »Schon die Raumsuche ist ein therapeutischer Akt, weil die Introjekte tatsächlich ein Raum-, Positions- und Dimensionsempfinden zu haben scheinen« (ebd.).
- **Schritt 5:** Therapeut und Patient beraten, wie das externalisierte Introjekt weiterhin Teil des Systems bleibt, aber durch den Patienten besser abgegrenzt und somit kontrolliert werden kann.

Diese Methode hat sich bewährt, wenn die Umwandlung des Introjektes mittels des »gute-Absicht-Reframings« nicht funktioniert.

Wenn der Schritt der Externalisierung des inneren Vernichters, zum Beispiel bei Frauen mit frühem sexuellen Missbrauch, als zu groß und ängstigend erlebt wird, verzichte ich zunächst auf einen Rollentausch mit dem Peiniger und lasse die Patientin ein Bild des Täters malen, ein Symbol für ihn finden usw. und setze dieses auf den Stuhl. Gleichzeitig bitte ich die Patientin, ein Bild des Wohlfühlortes zu gestalten, und hänge es in die andere Zimmerecke. Durch ein abwechselndes Hin- und Herschauen zwischen Schreckensbild und Ressource kann eine Habituierung erreicht werden.

## 11.8 Die radikale Akzeptanz

Zuerst wird Ihnen dabei sicher das DBT-Konzept[33] von Marsha Linehan einfallen, wenn Sie »radikale Akzeptanz« lesen. Das ist sicher richtig – für mich gab es aber einen anderen Auslöser, nämlich das Buch von Ann Weiser Cornell und Barbara McGavin: The Radical Acceptance of Everything (2005).

Ohne dass ich viel von der Methode des Focusing verstehe, hat mir in dem Buch das Kapitel über den Umgang mit dem Inneren Kritiker gut gefallen. Weiser Cornell fragt sich, was passieren würde, wenn wir unsere »radikale Akzeptanz von allem« als Focusing-Therapeuten auch auf den Herrn Kritiker (Mr. Critic) ausdehnen würden? Was, wenn wir den Inneren Kritiker nicht als Unterbrechung, sondern als einen natürlichen Teil des Prozesses sehen würden, der sich in Menschen oder in einer Therapiesitzung abspielt?

Die Autorin, die bei Eugene Gendlin in den 70er-Jahren des letzten Jahrhunderts Focusing gelernt hatte, legte dann in ihren späteren Arbeiten ein stark verändertes Modell von Focusing vor (1997). Dabei bezog sie sich immer wieder auf den ersten Schritt von Gendlins »Focusing-Modell in sechs Schritten«, auf den Schritt des »Freiraum schaffen«. Damit ist gemeint: Sich auf das Problem einstellen, jedoch einen inneren Abstand dazu wahren. Ann Weiser Cornell schreibt: »Ich begann meine aktuelle Reihe von Workshops mit dieser neuen Möglichkeit im Hinterkopf, noch frisch inspiriert von Barbara McGavins Artikel in der September-Ausgabe des ›Focusing Connection von 1994‹. Früher hatte ich einen dreiteiligen Ansatz, sich dem Kritiker anzunähern, gelehrt. Zuerst bat ich ihn vorsichtig, beiseite zu treten, zweitens, wenn das nicht funktionierte, fragte ich nach seiner positiven Absicht, und drittens, wenn nichts anderes half, veranlasste ich den Kritiker,

---

[33] DBT = Dialektisch-Behaviorale Therapie.

sich vor den Fokuser zu stellen, und bat den Fokuser zu fragen: ›Was hat dich verletzt oder besorgt gemacht oder hat dich geschockt, dass du so mit mir redest?‹ Es war eine sehr aufwendige Reihe von Techniken, und manchmal dauerte es ziemlich lange.«[34]

Sie fand eines Tages bei der Arbeit mit einem Klienten heraus, dass es viel einfacher war, das Auftauchen eines Inneren Kritikers nicht mehr als eine unerwünschte Unterbrechung des inneren Prozesses zu begreifen, sondern, wenn der Kritiker sich zu Wort meldet, zum Klienten zu sagen: »Ach, ja. Und vielleicht könnten Sie sich drauf konzentrieren, ob es da Gefühle oder Emotionen gibt, genau jetzt im Augenblick.«

Dieser Klient sagte: »Es ist Trauer.« Und eine andere Klientin sagte: »Es gibt so viel Angst da.« »In jedem Fall führte diese emotionale Qualität in tiefere Prozesse hinein. Der Kritiker war nicht eine Unterbrechung, es war einfach eine Möglichkeit, dass ein Teil des Prozesses sich so äußern wollte« (ebd.).

Nachdem ich das gelesen hatte, überlegte ich, ob es in einer allerletzten Konsequenz so etwas geben kann wie die radikale Akzeptanz des Inneren Kritikers, Verfolgers oder Täterintrojektes. Ich weiß heute noch nicht, ob es möglich ist – aber eine Fallgeschichte, die ich dem oben von Ann Weiser Cornell zitierten Artikel von Barbara McGavin verdanke, lässt mich hoffen. Die wichtigen Passagen dieses Falls einer jungen Frau, die seit ihrem 6. Lebensjahr dagegen kämpft, einer inneren Stimme nachzugeben, die sie ständig auffordert, sich umzubringen.

> »Während es schon immer klar war, dass mit dem Kritiker identifiziert zu sein oder mit den Gefühlen, die der Kritiker auslöst, nicht hilfreich war, so war das Auf-die-Seite-Schieben genauso wenig hilfreich. Es hielt mich in der Vergangenheit fest, ließ mich die alten Muster wieder und wieder wiederholen, manchmal mit fatalen Folgen. Wenn ich sie zur Seite stellte, ohne dass sie wirklich erlebt und verarbeitet waren, dann krochen sie einfach zurück und tauchten später wieder auf. Über Jahre war mir unklar, was ich tun musste, um aus dieser Sackgasse herauszukommen. Ich habe Anns Drei-Schritt-Verfahren mit dem Kritiker versucht, ich habe Genes Vor-

---

[34] http://www.focusingresources.com/articles/radicalacceptance.html

schläge ausprobiert, ich versuchte zu erspüren, was der Kritiker für mich tun wollte, ich versuchte alles zu rechtfertigen und ein neues Leben zu erfinden. Aber nichts davon hat es gebracht.

Der nächste Schritt ist der wichtigste von allem gewesen. Diese beiden Arten der inneren Erfahrung, nämlich mit dem Kritiker identifiziert zu sein oder mit den Gefühlen, die entstehen, wenn ich seinem Angriff ausgesetzt bin, machen es so schwierig, sich nicht darin zu verstricken, sodass man sich entweder identifiziert oder sich davon dissoziiert. Die Art und Weise, die mich davon abhält, in die Erfahrung hinein zu kollabieren oder davor wegzulaufen, ist das Gleiche wie mit allem anderem, was passiert: Beziehung. Wenn ich eine Beziehung aufbauen könnte, kann ich in der Gegenwart bleiben und es direkt in meinen Körper spüren, ohne Identifikation damit. Es ist für mich sehr klar geworden, dass, wenn die Teile von mir, die mich kritisieren und mich angreifen, und die Teile, die unter diesem Angriff leiden, nicht in der gleichen Weise wie alles andere, was passiert, wahrgenommen werden, mit der gleichen Art von Beziehung der Zugehörigkeit, dann werden sie niemals die Gelegenheit haben, geheilt zu werden. ›Sie, die missbraucht wurden, gekränkt, verletzt, zurückgewiesen, unverstanden, kritisiert, die sterben wollen‹ und ›die die Angst in sich aufgenommen haben, unlebendig, nicht verheilte Teile meiner Eltern und der Welt und des Missbrauchs‹, werden sich weiter in mir ausagieren, mein Leben untergraben und mein Gefühl, dass es in Ordnung ist, bis ich in meinem Körper direkt die Qualität erspüre, wie das Ganze ist. Ich muss die Stelle, die angegriffen worden ist, wahrnehmen und erspüren, wie es für diesen Teil ist, und ich muss die Stelle, die angreift, erspüren, wie es für diesen Teil ist. Sie müssen gehört, erspürt werden, es muss ihnen erlaubt werden zu sagen, wie schlimm es ist, und, wie es ist, dass es so schlimm ist. Das ist, was sie von mir wollen. Dann gibt es wirkliche Bewegung. Und echte Trauer und echte Wut und echte Reue und Kummer und Angst, und vieles, vieles mehr …« (McGavin 1994)

Und damit möchte ich noch einmal zu der am Beginn dieses Kapitels erwähnten Marsha Linehan zurückkehren. Im Modul Stresstoleranz der DBT, dem die »radikale Akzeptanz« zugeordnet ist, wird die Fähigkeit vermittelt, wie man mit negativen Gefühlen umgehen kann, wie

Hindernisse, Enttäuschungen oder Zurückweisung zu bewältigen sind, sodass die Chance, stabil zu bleiben, sich erhöht. Primär bezieht sich dieser Vorschlag auf äußere Ereignisse, auf schlechte Nachrichten, frustrierende Ereignisse, Hindernisse, Niederlagen oder Zurückweisungen, die das psychische Befinden stören oder gar zerstören. Häufig versuchen wir uns dagegen zu wehren und suchen nach Wegen, die Gegebenheiten zu verändern. Das ist sicher richtig, es ist nur manchmal ein sehr selbstzerstörerischer Weg. Man muss wissen, wann man aufhören muss zu kämpfen. Die Tatsachen unserer Kindheit – auch die Vorfälle traumatischer Gewalt – sind eine Restriktion, d. h. eine eklatante Verringerung der Handlungs- oder Wahlmöglichkeiten: Die Kindheit lässt sich im Nachhinein nicht mehr verändern, denn sie ist unwiederbringlich vergangen, aber der Umgang damit, unsere Bewertung dieser Einschränkung lassen sich verändern.

»Die radikale Akzeptanz bedeutet also nicht, sich seinem vermeintlich schweren Schicksal zu fügen, vielmehr soll gelernt werden, manches so zu akzeptieren, wie es ist, und Wege in neue Verhaltensweisen zu ergründen. Schmerzhafte Erfahrungen bleiben schmerzhaft, auch für ›gesunde‹ Menschen, allerdings wird der Umgang mit diesen Schmerzen gelernt, sodass sie einen nicht jedes Mal wieder umwerfen.«[35]

Hier betreten wir in unserem Denken eine ganz andere Ebene der Erfahrung – die Ebene der Psychologie der Achtsamkeit und der spirituellen Dimension. Auch Robert Dilts (1990) und Stephen Gilligan (2002), den ich in einem Seminar in Heidelberg einmal persönlich erlebte, sprechen in der »Heldenreise« davon, dass es nichts bringt, den »Dämon/Drachen« zu töten, denn er symbolisiert die Herausforderung in unserem Leben. Der Drache, der sich als Symbol in fast allen Kulturen dieser Erde findet, repräsentiert so etwas wie Furcht und Schrecken auf der einen und Entwicklung und Wachstum auf der anderen Seite. »Der Drache kann nicht getötet, aber dafür gewonnen werden, sodass eine Veränderung sowohl der Person wie des Drachens ermöglicht wird« (Gilligan 2002, S. 301).

Und somit möchte ich das Kapitel mit etwas Versöhnlichem ausklingen lassen. Es ist die Stelle in dem wunderbaren Buch »Jim Knopf und Lukas der Lokomotivführer« von Michael Ende (1990), vor der

---

[35] http://www.borderline-borderliner.de/dbt/radikales-akzeptieren.htm

meine Tochter Lena in ihrer Kindheit sich am meisten gefürchtet hatte und die ich vor dem Einschlafen immer wieder vorlesen musste.

»Danke, dass ihr mich überwunden habt, ohne mich zu töten. Wer einen Drachen überwinden kann, ohne ihn umzubringen, der hilft ihm, sich zu verwandeln. Niemand, der böse ist, ist dabei besonders glücklich, müsst ihr wissen. Und wir Drachen sind eigentlich nur so böse, damit jemand kommt und uns besiegt. Leider werden wir allerdings dabei meistens umgebracht. Aber wenn das nicht der Fall ist, so wie bei euch und mir, dann geschieht etwas sehr Wunderbares.« Der Drache schloss die Augen und schwieg eine Weile, und wieder lief dieser merkwürdige goldene Schimmer über seinen Leib. Lukas und Jim warteten stumm, bis er seine Augen wieder öffnete und mit noch matterer Stimme fortfuhr: »Wir Drachen wissen sehr viel. Aber solange wir nicht überwunden worden sind, fangen wir damit nur Arges an. Wir suchen uns jemanden, den wir mit unserem Wissen quälen können – wie ich zum Beispiel die Kinder. Ihr habt es ja gesehen. Wenn wir aber verwandelt sind, dann heißen wir ›Goldener Drache der Weisheit‹ und man kann uns alles fragen, wir wissen alle Geheimnisse und lösen alle Rätsel. Aber das kommt alle tausend Jahre nur einmal vor, weil eben die meisten von uns getötet werden, ehe es zur Verwandlung kommt.« (S. 219 – 220)

# Teil III:
# Konzeptuelle Vertiefung

## 12. Der virtuelle Täter im Kopf – die Entdeckung des Spiegelneuronensystems

Die amerikanische Autorin Elizabeth Howell hatte in ihrer Arbeit über die Borderline-Störung vermutet, dass das Verhalten des Aggressors möglicherweise vom Opfer nachgeahmt wird und dass das, was als Identifikation mit dem Aggressor erscheint, eine »wörtliche und konkrete prozedurale Imitation« (2002, S. 932) darstellt. Als Hypothese nennt sie den Zusammenbruch der synthetischen Ich-Funktionen im Angesicht traumatischer Gewalt und die damit einhergehende Unmöglichkeit, das Verhalten des Aggressors zu assimilieren. Dieses für Borderline-Patienten typische Abwehrverhalten, die imitative Übernahme der Täterperspektive aufgrund von Identitätsdiffusion, habe ich an anderer Stelle ausführlich diskutiert (Peichl 2007, S. 127 ff.).

Aber dieser letzte atavistische Überlebensmechanismus, den Täter mit seinen Bedürfnissen und Wünschen zum Mittelpunkt der eigenen kindlichen Identität zu machen, hatte uns auch seine destruktive Kehrseite enthüllt: Die intensive Beschäftigung mit den zerstörerischen Absichten eines anderen hinterlässt intrapsychische Spuren, die wir als Täterintrojekt bezeichnen. »Wer lange in den Abgrund schaut, in den schaut der Abgrund zurück«, heißt es bei Nietzsche. Alle psychologischen Theorien zur Introjektion des Täters klingen für mich durchaus stimmig, doch stellt sich die Frage, ob es noch andere Erklärungsmöglichkeiten für die Entstehung des »Täterintrojekts« als die von Howell vermutete »wörtliche und konkrete prozedurale Imitation« gibt. Gibt es vielleicht sogar Erklärungen, die mit weniger spekulativen Annahmen auskommen und die sich mehr am Biologischen, am gewachsenen Felsen[36] unterhalb der Schicht des Psychischen orientieren?

## 12.1 Der Spiegel im Kopf

Für alle sozialen Wesen, wie z. B. Affen und Menschen, die in Gruppenverbänden leben, ist es überlebenswichtig, die Handlungen, die Gefühle und Absichten der anderen um sich herum wahrzunehmen und zu verstehen, um sie in Bezug auf sich selbst einschätzen zu können. Wir lernen als Individuen in sozialen Gruppen nicht nur durch Konditionierung, sondern auch durch Beobachtung und Imitation – Letztere stellt eine Form des Lernens dar, welche es uns erlaubt, in relativ kurzer Zeit komplexe Verhaltensmuster zu adaptieren. Aber wie entsteht Empathie? Wie ergründen wir die Motive und Intentionen der anderen ohne »Seelenröntgen« und telepathische Hellsichtigkeit? Was passiert in uns bei der Imitation einer Handlung, die wir beobachten? Wie könnte die Übernahme der Täterperspektive als eine Form der Imitation, wie Howell sie interpretierte, aus neurobiologischer Sicht verstanden werden?

Erste Antworten darauf, wie Verstehen im Kopf organisiert wird, geben die Befunde einer Forschergruppe an der Universität Parma um Gallese und Rizzolatti, die die sogenannten Spiegelneurone (mirror-neurons) erforschen (Gallese und Goldman 1998; Gallese 2000, 2004, 2005, 2009; Rizzolatti et al. 1999; Rizzolatti und Craighero 2004).

Angefangen hat das alles 1996 mit einem Zufall: In einem Labor der wunderschönen italienischen Stadt Parma arbeitete eine Gruppe von Hirnforschern mit Makake-Affen. Sie hatten eine hauchdünne Ableitungssonde in den Zellen des prämotorischen Kortex des Affengehirns platziert, und diese Neurone feuerten immer dann, wenn der Affe nach einer Erdnuss griff. Diese Geräuschsalven aus dem Lautsprecher – klack-klack, klack, klack-klack-klack, klack – waren eigentlich nichts Aufregendes, denn es war bekannt: Greift ein Affe nach einer Erdnuss, so ist dies die Folge der Aktivität von sogenannten prämotorischen Nervenzellen in seinem Gehirn; sie geben den Befehl: »Greife die Erd-

---

[36] »Das muß wohl so sein, denn für das Psychische spielt das Biologische wirklich die Rolle des unterliegenden gewachsenen Felsens« (Freud 1937, S. 99).

nuss.« Leitet man die Aktionspotenziale mit Mikroelektroden direkt aus diesen feuernden Neuronen ab (ein Motorneuron der motorischen Rinde M 1), so sehen wir auf dem Monitor ein typisches Entladungsmuster für diese Muskelaktivität und können das Neuronengeknattere über Lautsprecher hörbar machen.

Eines Tages, als der Affe etwas gelangweilt herumsaß, sich nicht bewegte und den Versuchsleiter Rizzolatti beobachtete, wie er sich eine der herumliegenden Erdnüsse nahm und aufknackte, feuerten einige Neurone in der prämotorischen Area des Affengehirns. Der Affe hatte sich nicht bewegt, nur der Mensch vor ihm hatte etwas getan, was der Affe schon hundert Mal getan hatte: nach einer Erdnuss greifen und sie aufessen. Giacomo Rizzolatti dachte nach: Da gibt es also Zellen, die können nicht unterscheiden zwischen etwas zu beobachten und etwas selbst zu tun – sehen und tun ist für sie das Gleiche –, oder noch zugespitzter: Für diese Neurone ist das Beobachten einer Handlung das Gleiche, wie wenn man es selbst tun würde. Diese speziellen Neurone im prämotorischen Kortex nannten die Forscher zunächst »monkey-see- - monkey-do«-Neurone und begannen an dieser Entdeckung zu forschen. Heute wissen wir: Eine kleine Gruppe der ventralen prämotorischen Neurone im Frontallappen des Makake-Affen in der Area F 5 feuern sowohl wenn der Affe die Erdnuss ergreift, als auch wenn er dem Versuchsleiter beim Greifen der Erdnuss zusieht, und auch, wenn er das bloße Geräusch der knackenden Erdnuss hört – diese Zellen in der unteren prämotorischen Hirnrinde »spiegeln« somit das Verhalten seines Gegenübers wider, d. h., der Affe kann verstehen, was der andere tut, indem er die Handlung im Kopf virtuell nachvollzieht. So bekamen diese Neurone, mit denen das Gehirn die Bewegungen, die es beobachtet, spiegelt, den Namen »Spiegelneurone«.

Einhellige Meinung der Forscher ist, dass es für die ursprüngliche Funktion des Gehirns, das Leben in einer feindlichen Umgebung zu sichern, notwendig ist, die Handlungen, Gefühle, die gezeigte Mimik und Gesten der anderen richtig zu deuten. Spiegelneurone im motorischen Bereich des Gehirns sind wichtig für ein Handlungsverständnis und für das Imitationslernen.

Nach heutigem Stand der Forschung können wir davon ausgehen, dass es in allen Zentren des Gehirns Spiegelneurone gibt und dass der Mensch ebenfalls ein komplexes System von multimodalen Spiegelneuronen besitzt, die über Verschaltungen mit dem Limbischen System (vor allem mit der Amygdala und mit dem emotionalen Gedächtnis) ihm einen Eindruck davon geben, wie sich eine beobachtete Handlung »anfühlt«: Verstehen hieße demnach Nachfühlen, und die Grundlage des Nachfühlens wäre das virtuelle »Nach-Handeln« im eigenen Gehirn (Rizzolatti und Arbib 1998).

Durch weitere Forschungen am Affen und später auch am Menschen wurden komplexere kortikale Strukturen entdeckt, die stark miteinander vernetzt sind und zusammen das **System der Spiegelneurone** bilden.

»Die Spiegelneurone repräsentieren die neuronale Basis eines Mechanismus, der eine direkte Verbindung zwischen dem Sender einer Botschaft und deren Empfänger herstellt. Dank dieses Mechanismus werden Handlungen anderer Individuen zu Botschaften, die durch einen Beobachter ohne jegliche kognitive Denkarbeit verstanden werden« (Rizzolatti und Craighero 2004, S. 183). Das »Verstehen« einer Handlung und die damit verbundene Fähigkeit, eine Handlung an einem anderen Individuum zu erkennen und entsprechend reagieren zu können, wird von Rizzolatti und Arbib (1998) als Ursprung der intentionalen Kommunikation gedeutet. Die menschliche Sprache könnte sich demnach aus einem elementaren Mechanismus, nämlich der Fähigkeit, Handlungen zu erkennen, entwickelt haben.

Die weitere Forschung der letzten Jahre hat gezeigt, dass Spiegelneurone sich nicht nur im prämotorischen Kortex, der für Bewegung zuständig ist, finden, sondern auch im insulären Kortex, wo Gefühle wie zum Beispiel Ekel verarbeitet werden, und ebenso im sekundären somato-sensorischen Kortex, wo Berührung registriert wird. Untersuchungen der Arbeitsgruppe um Keysers (Wicker et al. 2003) mit dem fMRI dokumentieren, dass das Gefühl von Abscheu, hervorgerufen durch das Einatmen einer Ekel erregenden Substanz, bei Versuchspersonen die gleichen Aktivierungsmuster im Bereich des insulären Kortex zeigen wie das Betrachten von Mimik und Gestik anderer Menschen im Videoclip, die gerade Ekel empfinden. »Die gegenwärtigen Ergebnisse zeigen dass ein ähnlicher Mechanismus [wie für die Spiegelneurone, die auf Bewegung reagieren, J. P.] für die Emotionen gilt: Sehen wir bei jemand anderem den mimischen Ausdruck von Gefühlen, dann triggert das bei uns die neuronale Aktivität, die für unsere eigene Erfahrung dieser Emotion steht – sogar dann, wenn, wie in unserem Experiment, die Teilnehmer gar nicht zur Empathie mit der Person aufgefordert waren, die sie sahen« (Wicker et al. 2003, S. 661). Dieser »Spiegelmechanismus« lässt vermuten, dass ein ähnlicher neuronaler Vorgang uns erlaubt, sowohl die Handlungen als auch die Emotionen anderer zu begreifen und damit nachzuempfinden. Das Überleben in der Umwelt ist abhängig von Vorhersagen, von unserer Fähigkeit abzuschätzen, was im nächsten Moment passieren wird, wenn wir uns in die eine oder andere Richtung bewegen, das bedeutet, »Wahrnehmung ist simulierte Aktion«, wie Ellert Nijenhuis mir gegenüber einmal formulierte. Diesen Link zwischen Beobachtung und Ausführung einer Aktion vermitteln die Spiegelneurone – eine Art visuelle und propriozeptive Feedback-Schleife.

Welche Bedeutung haben diese neurobiologischen Forschungsergebnisse für psychotherapeutische Arbeit mit traumatisierten Patienten?

## 12.2 Was daraus folgen könnte: eine psychologische Perspektive

Die Spiegelneurone im prämotorischen Kortex und andere mit Spiegelung befasste neuronale Strukturen außerhalb des motorischen Kortex[37] sind das neurologische Korrelat für unsere Fähigkeit zur Empathie, der Erfassung der Intentionen des Gegenübers sowie des Erfahrungsverstehens und sie begründen, wie Gallese (2004, 2005) schreibt, die Basis der intentionalen Bindungsfähigkeit.

»Wir ›sehen‹ nicht bloß eine Handlung, eine Emotion oder eine Empfindung. Gleichzeitig mit der sensorischen Beschreibung des beobachteten sozialen Stimulus werden im Beobachter interne Repräsentationen des Körperzustandes, welche mit diesen Handlungen, Emotionen und Empfindungen assoziiert sind, erzeugt, als ob er/sie eine identische Handlung ausführte oder eine identische Emotion oder Empfindung erleben würde. Diese Annahme öffnet neue, interessante Perspektiven für das Studium der neurogenen Untermauerung psychopatholo-

---

[37] Das kortikale Netzwerk des menschlichen Spiegelneuronensystems besteht aus dem rostralen Teil des inferioren Parietallappens, dem kausalen Teil (pars opercularis) des inferioren frontalen Gyrus (IFG) und dem angrenzenden prämotorischen Kortex (Gallese et al. 2004).

gischer Zustände und psychotherapeutischer Beziehungen« (Gallese 2005, S. 10).

Eine wunderbare Konsequenz aus diesem Zitat ist es für mich, dass wir damit verstehen, warum wir die Konsequenz der Handlungen anderer vorhersagen können. Unser inneres Handlungsmodell im System der Spiegelneuronen enthält Erfahrungsaussagen über eine geplante Handlung und den zu erwartenden Ausgang. Werden die dafür zuständigen Spiegelneurone bei der Beobachtung der Handlung eines anderen aktiviert, so sind wir in der Lage, den Ausgang »spiegelbildlich« zu berechnen. Sowohl die Vorhersage meiner eigenen Handlung als auch die des anderen nennt Gallese (2004) die Erscheinungsweise der *verkörperten Simulation* (embodied simulation). Diese befähigt viele Kinder, die schon von früh auf mit grenzüberschreitenden, willkürlichen und missbrauchenden primären Bezugspersonen zu tun hatten, die eigenen neurobiologischen Ressourcen zu nutzen, um intersubjektiv die Grenzen zum anderen zu überwinden. Ziel dieser Operation mit den Titel »Ich weiß, was du willst« ist es, sich empathisch in dessen Denk-Fühl-Handlungs-Universum einzuklinken und die nächsten zu erwartenden Reaktionen – durch einen direkten und automatisch ablaufenden Prozess der Simulation – zu erkunden. So entsteht durch »embodied simulation« eine direkte, durch Erfahrung erzeugte Bindung zwischen Person und Beobachter, zwischen Täter und Opfer. Diese Resonanzphänomene, die Erfassung der gegenwärtigen Situation durch Bodyempathie, hilft uns normalerweise, eine Vorhersage zu treffen, was im nächsten Moment passieren wird, eine Fähigkeit, die für Kinder in ausbeuterischen Beziehungen überlebenswichtig ist. Das Vermögen, eine intuitive Vorstellung über die »inneren Zustände« anderer zu bilden, wird heute als die Begabung zur *theory of mind* bezeichnet.

Aber was geschieht mit dieser inneren Kopie der äußeren Handlung, die wir in Echtzeit im Kopf erzeugen, um zu *be-greifen*, was der andere vor uns tut, was sein Handlungsplan ist? Nicht einzelne Bewegungen werden durch die Spiegelnervenzellen repräsentiert, sondern Handlungsschemata, d. h. fixierte Muster, in denen sowohl das Wissen als auch der Prozess, dieses anzuwenden, gespeichert sind – ein elementares motorisches »Vokabular«, so hatte ich es oben genannt. Diese sich intersubjektiv manifestierenden Schaltkreise im Gehirn nach Gebrauch zu »löschen«, wäre im Rahmen der Evolution nicht besonders intelligent, denn das in ihnen gespeicherte implizite Wissen bezüglich des Überlebens in feindlicher Umgebung kann in Zukunft lebensrettend sein. Ich vermute, dass diese Handlungsschemata zusammen mit der Wahrnehmungsrepräsentanz im Gedächtnis abgespeichert werden: die sensorische Perzeption des äußeren Objektes überwiegend im expliziten Gedächtnis, die aktivierten Verschaltungen zwischen Spiegelneuronen und Limbischem System im implizit-prozeduralen Gedächtnis. Ist diese im Gedächtnis abgelegte Datei über die Absicht des Täters der Grundstock für die Entstehung des Täterintrojektes?

Stellen Sie sich doch bitte jetzt einmal vor, ich würde gerade, während Sie diese Zeilen lesen, herzhaft in eine saure Zitrone beißen. Dieses Gefühl, als würde sich auch bei Ihnen alles zusammenziehen, ist gemeint, ein Gefühl zwischen Sensorik und Imagination. Der Prozess der Einfühlung in das Tun und Fühlen von anderen ist somit mehr als nur ein intellektuelles Hineinfühlen und Hineindenken in ein Objekt außerhalb von mir, sondern er ist eine Art **Mitleiden durch Nachvollzug** im Innenraum des Betrachters. Somit wird etwas geteilt zwischen unserer Erfahrung in der ersten und der dritten Person (»Ich tue und ich fühle« und »Er tut und er fühlt«), bei der Beobachtung eines Ereignisses: Der Beobachter und das Beobachtete rücken in der Simulation ganz eng zusammen, die Selbst- und Objektrepräsentanzen verschmelzen für einen Moment des »einfühlenden Verstehens«.

Im Vorgang des empathischen Verstehens und der Erkundung der Absichten des anderen kommt es für einen kurzen Moment zu einer Überdeckung der Selbst- und der Objektfiguren: Außenwelt und Selbstwelt werden in einem gemeinsamen neuronalen Netzwerk repräsentiert. Um der Gefahr einer Ich-Regression zu entgehen, bedarf es im nächsten Schritt einer aktiven Anstrengung, das Wahrgenommene wieder zurück in die Außenwelt zu verorten, das Selbst vor Konfusion zu schützen und so die Selbst- und Objektgrenzen wieder aufzurichten und stabil zu halten. Voraussetzung ist, dass der ausgelöste Affekt und die Erinnerungen sich nicht traumatisch, d. h. destabilisierend, auswirken, genauer gesagt, dass beide nicht dissoziiert werden müssen.

Aus unserer Arbeit mit Menschen, die traumatisierender Gewalt ausgesetzt waren, wissen wir, dass der uns allen eigene Zwang zur »automatischen Empathie« dazu führt, dass die Intensionen, Handlungen und Motive des Täters in die innere psychische Welt aufgenommen und im Gedächtnis als Imprint fixiert werden. Beobachtete, durchgeführte und vorgestellte Handlungen haben ein gemeinsames neurologisches Substrat, welches im menschlichen Spiegelneuronensystem fixiert wird. Das ermöglicht, wie wir bereits wissen, dem Gehirn, die Absichten des anderen zu simulieren und die innere Stimmung des anderen zu erkunden – ein möglicher Überlebensvorteil für einen durch Gewaltandrohung in Bedrängnis geratenen Menschen. Gallese schreibt: »Nach meiner Vorstellung erzeugen wir einen außerordentlichen Zustand von ›intentionaler Übereinstimmung‹, wenn wir das absichtsvolle Verhalten von anderen beobachten. Dieser besondere Zustand erzeugt im Weiteren eine eigentümliche Qualität der Identifikation mit dem anderen Individuum, in dem eine dynamische Beziehung der Wechselseitigkeit zwischen dem ›Ich‹ und dem ›Du‹ hergestellt wird. (…) Das Verhalten der anderen als eine ›Handlung‹ zu sehen oder als ein beobachtbares Gefühl oder Körperempfinden erzwingt, dass die Verhaltensweisen entsprechend in einem isomorphen Format abgespeichert werden. Diese Abbildung ist gemeint mit ›embodied simulation‹ (2009, S. 527). Diese »soziale Identifikation mit anderen« (ebd.) ist es, welches den Moment der Entstehung des Täterintrojektes bestimmt – und dagegen können wir uns als Opfer nicht wehren. Was erlebt nun das Opfer, wenn es sich selbst mit den Augen des Täters sieht und wenn das von ihm vermittelte Fremdbild Schritt für Schritt zum Selbstbild wird?

Das, was der Täter vom Opfer will, kann man auf mehreren Ebenen beschreiben; der Täter will:

- emotionale Nähe herstellen,
- er will Macht ausüben,
- er will Erniedrigung und
- die Unterwerfung des Opfers.

Die mit seinem grenzüberschreitenden Handeln vermittelten Normen bezüglich einer Beziehungsgestaltung zwischen zwei Menschen sind aus seiner pathologisch-narzisstischen Sicht:

**Grenzen:** Ich brauche keine Erlaubnis, um Grenzen zu überschreiten, ich nehme mir, was ich will.

**Kontrolle:** Um dich zu kontrollieren, isoliere ich dich, zwinge deine Aufmerksamkeit ganz auf mich und mache dich abhängig. Ich zwinge dich in ein gemeinsames »Geheimnis«, das du niemandem erzählen darfst.

**Unterwerfung:** Ich gebrauche Einschüchterung, um dich gefügig zu machen; ich bin unberechenbar, um dich zu verwirren (manchmal bin ich unerwartet nett und belohne dich).

In den meisten Fällen will der Täter mit dem Mittel der Grenzüberschreitung, der Kontrolle und der Unterwerfung sein Ziel interpersonell erreichen: emotionale Nähe für einen Moment. Deshalb nennen wir sein Tun auch: erzwungenes Bindungstrauma.

Alle dieses Formen der Beziehungsgestaltung, um Nähe herzustellen und Macht auszuüben, werden in einem isomorphen Format mittels der Spiegelneurone im impliziten Gedächtnis abgespeichert und treten im Weiteren als die Stimme des Aggressors im Opfer in Erscheinung – das ist das, was wir das **Täterintrojekt** nennen. Dieser unverdaute Täter wird nun ein Teil des inneren Systems und zu einer Art »Innenperson« (Ego-State), die unablässig behauptet, man sei böse, verdiene Strafe und sei überhaupt überflüssig in dieser Welt. Das Täterintrojekt ist in seinen Lebensäußerungen genau so (1) massiv grenzüberschreitend, (2) versucht die gesamte Aufmerksamkeit zu fokussieren und (3) für das Erwachsenen-Selbst einschüchternd und zwingend wie der externe Aggressor. Aus der äußeren vernichtenden Instanz des allmächtigen Erwachsenen ist im Kind durch die »automatische Empathie« (Spiegelneuronensystem) und Identifikation ein Teil des Selbst geworden – entwertender Innerer Kritiker, Entwerter, Verfolger oder Täter.

## 12.3 Dissoziation als Aufspaltung des Narrativs

Der einzige Schutz, auf den das Gehirn im Hochstress der Misshandlungserfahrung zurückgreifen kann, ist die primäre Dissoziation. Sie bezeichnet den Vorgang der besonderen Informationsverarbeitung während einer psychischen Traumatisierung. Das Erlebnis ist für den Menschen derart überwältigend, dass es vom Bewusstsein nicht integriert werden kann und vom gewöhnlichen Bewusstsein isoliert bleibt. »Personen, die mit einer überwältigenden Bedrohung konfrontiert werden, sind unfähig, die Ganzheit dessen, was sich ereignet hat, in ihr Bewusstsein zu integrieren. Sensorische und emotionale Elemente des Ereignisses können nicht in das persönliche Gedächtnis und die Identität integriert werden und verbleiben isoliert von den normalen Bewusstseinsinhalten; die Erfahrung ist gesplittet in isolierte, somatosensorische Elemente, ohne Integration in ein persönliches Narrativ«

(van der Kolk & Fisler 1995). Diese Fragmentierung wird begleitet von Ich-Zuständen, die sich von normalen Bewusstseinszuständen unterscheiden[38].

Das durch soziale Identifikation vom Täter Aufgenommene wird via primärer Dissoziation abgespalten und beginnt nun, sein Eigenleben im Traumaopfer zu entwickeln – es wird zu einem Selbst-Anteil, d. h. ins Ich oder Über-Ich eingebaut.

Unter einem Narrativ, wie oben in dem Zitat erwähnt, ist eine von einem Menschen vollständig erzählbare Geschichte gemeint, die alle Elemente enthält (wer, wann, wo, wie ... usw.) und die einer »verzeitlichten« Struktur folgt. Aber gerade die Einspeicherung von Erfahrungen unter traumatischen Bedingungen ist, wie wir wissen, als ein verzeitlichtes und komplettes Narrativ aus neurophysiologischen Gründen gar nicht möglich.

Um ein vollständiges Narrativ zu beschreiben, greife ich auf Brauns BASK-Modell (1988 a) zurück.

> BASK-Modell (nach Bennett Braun 1988):
> B behaviour/Verhalten: was ist wann, wie, wo geschehen? Fakten der Situation
> A affect/Gefühl: welche Gefühle waren spürbar?
> S sensation/Empfindungen: welche Körperempfindungen/ Schmerzen/körperlichen Bewegungen/Berührungen spielten eine Rolle?
> K knowledge/Wissen: welche Gedanken gehören zu einer Situation und wie wird was bewertet?

Nach Braun umfasst eine vollständige Erinnerung an eine Situation die Erinnerung aller Ebenen oder Elemente. Alle sind präsent und können aus dem Gedächtnis abgerufen werden. Nach einer Traumatisierung können nun einzelne Ebenen dissoziiert werden – ein Vorgang, der sich mit zunehmender Stärke der Traumaerfahrung und Dauer der Exposition verändert.

Nach Breitenbach (2011) erfolgt die erste Aufspaltung des Narratives zwischen **Erleben** und **Beobachten**, d. h., der Aspekt des Erlebens umfasst die Erfahrung der Affekte und der Körperempfindungen im

---

[38] http://www.uni-saarland.de/fak5/krause/gradkol/diss/tra.htm

Moment des Traumas (**A** und **S** im BASK-Modell) und das Beobachten mit dem Faktenwissen über das Verhalten und dem Gedanken der Bewertung der Traumaerfahrung (**B** und **K** im BASK-Modell). Das **Erleben der Traumasituation** entspricht der »Opferseite« der Betroffenen, mit dem Gefühl der Hilflosigkeit (keine Fluchtmöglichkeit) und der Ohnmacht (keine Kampfmöglichkeit) und den dazugehörigen Körpersensationen. Das **Beobachten** speist sich aus der übernommenen Tätersicht und macht das Opfer zu einem wertlosen Gegenstand, den man jederzeit benützen und gebrauchen darf. Diese Fremdsicht auf sich selbst, die nun zur Selbstsicht wird, birgt einen heimlichen Vorteil: Die ursprüngliche Situation mit dem Aggressor wird dekontextualisiert, und »aus einer eher willkürlichen Gewalthandlung (…) wird nun eine sinnhaft kontextualisierte: Ich habe es ja nicht anders verdient« (Breitenbach 2011, S. 61). Damit liegt die Schuld beim Opfer, und der Täter ist exkulpiert – was ein Weiterleben mit ihm, falls die Tat im sozialen Nahbereich passiert, erst ermöglicht.

Die Glaubensüberzeugung »Ich bin böse und verdiene Strafe« wird nun zu einem Teil meiner Identität – als sei das »Böse-sein« tief in mir versteckt gewesen.

Im Vorgang des empathischen Verstehens und der Erkundung der Absichten des anderen – so hatte ich oben geschrieben – kommt es für einen kurzen Moment zu einer Überdeckung der Selbst- und der Objektfiguren: Außenwelt und Selbstwelt werden in einem gemeinsamen neuronalen Netzwerk repräsentiert. Warum gelingt es nicht in einem nächsten Schritt einer aktiven Anstrengung, das Wahrgenommene wieder zurück in die Außenwelt zu verorten, das Selbst vor Konfusion zu schützen und so die Selbst- und Objektgrenzen wieder aufzurichten und stabil zu halten – und so den Täter in mir wieder zu externalisieren?

## 12.4 Das Täterintrojekt als Verlust der Selbst-Objekt-Grenze: eine Hypothese

Wenn also der Säugling beim Gefüttertwerden auch das Füttern miterlebt, wie Dornes (2002) sagt, so ist es sicher nicht weit hergeholt, wenn wir zu der Schlussfolgerung kommen, dass das Kind, welches geschlagen wird oder beobachtet, wie die Mutter oder Geschwister vom Vater geschlagen werden, selbst auch ein Gefühl dafür bekommt, wie es ist, selbst zu schlagen. Ein längeres Zitat hilft uns, dieses Phänomen besser zu verstehen:

»Der Säugling nimmt nämlich nicht nur wahr, wie der andere schlägt, und spürt auch nicht nur, wie er geschlagen wird, sondern er spürt auch, wie der andere sich beim Schlagen fühlt – bei sich selbst, weil er an den (Schlage-)Bewegungen des anderen im Modus unmittelbarer gefühlshafter Teilhabe partizipiert. [...] Schlagebewegungen werden gefühlt, wie wenn sie mitausgeführt würden« (Bråten 1996, S. 458). Bråten führt weiter aus: »Die folgende Theorie erlaubt deshalb die schreckliche Schlussfolgerung, dass der Säugling als Opfer der Misshandlung zusammen mit dem Misshandler an der Verletzung teilnimmt – mindestens so lange, bis Abwehrmechanismen ins Spiel kommen. [...] Der Säugling ist nicht einfach das Opfer der Misshandlung, sondern er ist gezwungen, sich als Teilnehmer der misshandelnden und verletzenden Aktivität zu fühlen, solange der Misshandler im Gefährtenraum des Opfers anwesend ist« (Bråten 1997, S. 17).

Auch wenn diese »schreckliche Schlussfolgerung« die Grundlage meiner weiteren Überlegungen bildet, sollte sie schon wegen ihrer Radikalität mit einer gebührenden Vorsicht bewertet werden. Obwohl das Kind die Perspektive des Schlagenden und Geschlagenen als implizites Muster in sich aufnimmt, so entscheiden vermutlich noch zahlreiche andere Faktoren im Laufe der kindlichen Entwicklung darüber, ob ein Mensch nach einer solchen Erfahrung später eine Tendenz zur Gewalttätigkeit oder auch zur masochistischen Interaktion zeigt.

Was passiert aber, wenn die Abwehrmechanismen versagen? Dann gelingt die Reorganisation der Trennung zwischen innen und außen nicht, die erlebten Gefühle können vom Opfer nicht mehr sicher dem erleidenden Selbst oder dem traumatisierenden Täter außerhalb zugeschrieben werden. Der Täter kann so vom Innenraum des Opfers Besitz ergreifen und das Selbst einschnüren. »Das Verfolgungstrauma degradiert das Opfer unmittelbar zum bloßen Objekt, mit dem der Täter nach Belieben verfahren kann; als Subjekt hört es auf zu existieren« (Ehlert u. Lorke 1988, S. 506).

Diese Erkenntnisse helfen uns, das Konzept der Identifikation mit dem Aggressor beziehungsweise des traumatischen Täterintrojekts, mit dessen Hilfe wir Anpassungsprozesse nach kumulativen Traumata und/

oder Gewalttraumatisierung in der Kindheit beschreiben, besser zu verstehen. Der im Inneren des Opfers abgekapselte Teil repräsentiert den Mitvollzug der Handlung des Täters (»Ich verstehe, was du tust«), die Übernahme seiner entwertenden Sicht auf das Opfer, und muss, da er so wenig zum gleichzeitig erlebten schmerzhaften Gefühl, ein Opfer zu sein, passt, isoliert und abgespalten werden. Das Ziel dieses Anpassungsprozesses sind die Erhaltung des Selbst um jeden Preis und die Vermeidung einer psychotischen Dekompensation. »Wer also misshandelt wird, weiß aufgrund dieser unausweichlichen Teilhabe auch, wie man sich fühlt, wenn man misshandelt – zumindest was die Gefühle bei der Bewegung des Schlagens angeht –, und das disponiert ihn [gemeint ist das Opfer, J. P.] dazu, die Misshandlung zu wiederholen« (Dornes 2002, S. 319).

Die traumatische Handlung im Außenraum aktiviert heftigste Gefühle von Wut, Hass, Verachtung und Gewalt im Innenraum des Opfers durch die erzwungene »empathische« Teilhabe, und das Opfer setzt unbewusst zum Selbstschutz den Abwehrmechanismus der Täterintrojektbildung in Gang. Dies führt zum einen dazu, dass die als Kind erlebte Traumatisierung durch körperliche Gewalt häufig selbst im eigenen elterlichen Sozialisationsprozess mit den eigenen Kindern aktiv wiederholt wird (Täter/hasserfüllter Ego-State). Zum anderen hat die Übernahme der »einfühlungs-verachtenden« Sicht des Täterintrojekts eine Auffüllung des Über-Ichs mit gnadenlos sadistischen Normenforderungen zur Folge, unter denen das Selbst schier zerbricht. Ein Ausdruck dafür sind die häufigen Selbstbestrafungshandlungen wie Selbstverletzungen mit Messer oder Rasierklinge, aber auch Symptombildungen (mit Entlastungsfunktion), erhöhte Angstbereitschaft und suizidales Verhalten.

Dass die entwertende Fremdsicht des traumatisierenden, grenzüberschreitenden Täters auf das Opfer dessen eigenes Selbstverständnis zur Seite drängt und dieses Fremdbild als Introjekt das Selbstgefühl dominiert, ist vermutlich nicht nur ein psychologischer Abwehrvorgang, sondern eine traumabedingte neurobiologische Reaktion – vermittelt durch die Spiegelneurone.

*Zusammenfassung*

Hierzu bringe ich ein paar hypothetische Überlegungen, die an verschiedenen Stellen des Kapitels schon angeklungen sind, in eine Gedankenreihenfolge:

1. **Spiegelsystem des Gehirns:** Gleichzeitig mit der sensorischen Beschreibung des beobachteten sozialen Stimulus (eine Handlung, eine Emotion oder eine Empfindung) werden im Beobachter interne Repräsentationen des Körperzustandes, der mit diesen Handlungen, Emotionen und Empfindungen assoziiert ist, erzeugt, als ob er/sie eine identische Handlung ausführte oder eine identische Emotion oder Empfindung erleben würde (Gallese und Kollegen);
2. **Spiegelneurone und Trauma:** Wir schlussfolgerten, dass der Säugling als Opfer der Misshandlung zusammen mit dem Misshandler an der Verletzung teilnimmt – mindestens so lange, bis Abwehrmechanismen ins Spiel kommen. Der Säugling ist nicht einfach nur das Opfer der Misshandlung, sondern er ist gezwungen, sich als Teilnehmer der misshandelnden und verletzenden Aktivität zu fühlen (siehe Bråten);
3. **Trauma und Dissoziation:** Der Preis der Dissoziation ist, dass der Mechanismus der Unterscheidung Täter-Opfer, »ich handle«, »er handelt«, Erste Position versus Dritte Position versagt. Da die Vorstellungen von den anderen Personen, das Wissen um deren Gefühle und Intentionen, in der rechten Hirnhälfte repräsentiert sind und diese zunächst im Empathievorgang des Spiegelsystems keinen Unterschied zwischen Selbst und anderen macht, entsteht eine Konfusion zwischen Selbst und Objekt. Jetzt müssten die neuronalen Netzwerke der linken Hirnhälfte aktiviert werden können, um stabil die Position des Selbst vom anderen abzugrenzen. »Nur wenn das Selbst als handelnde Person auf den Plan tritt, werden die Netzwerke der linken Seite aktiv. Diese selektive Aktivierung der linken Seite dient offenbar auch einer Rückmeldung: An ihr ›erkennt‹ das Gehirn, dass es sich jetzt um das Selbst handelt« (Bauer 2005, S. 91).

Ich vermute, dass diese Aktivierung der linken Hemisphäre wegen der peritraumatischen Dissoziation unterbleibt – das Gehirn verrechnet das intuitive Verstehen der Handlung und der Absichten des Täters durch die Spiegelneurone als eigenes Handeln, Fühlen und Erleben. Dieses Versagen der Realitätszuordnung der Autorschaft für Handlungen, Gefühle und Gedanken begünstigt die Verwischung der Selbst-/Objekt-Grenze im Innenraum und fördert die Entstehung von traumatischen Introjekten als Folge der traumatischen, strukturellen Dissoziation. Dieses geniale »Sparprogramm« des Gehirns, nur ein intuitives

Erkennungssystem für Erste- und Dritte-Person-Erfahrungen zu benutzen, zeigt hier seine Begrenztheit: In Traumasituationen ist es zum Selbstschutz hoch effizient, um die Absicht eines bedrohlichen Anderen zu erfassen; es erweist sich aber als anfällig, sobald durch Dissoziation die Gegensteuerung der linken Hemisphäre eingeschränkt wird. Deren Fähigkeit zur Konstruktion einer Selbst-Perspektive ist eine Art exzentrische Position, die es braucht, um die »empathische« Verwischung rückgängig zu machen.

## Schlussgedanken

Als 2006 die Ausläufer der großen Tsunami-Wellen vor Indonesien die Küste von Kenia erreichten, da waren sie noch so heftig, das die Eltern und Geschwister des kleinen Nilpferdes Owen einfach fortgerissen und ins offene Meer hinausgeschwemmt wurden. Plötzlich war Owen allein, und um zu überleben, sah er in der 130 Jahre alten Schildkröte Mzee am Strand des Haller Nationalparks seine einzige Chance zu überleben – sie akzeptierte ihn als ihren neuen Begleiter und begann – für so ein einzelgängerisches Tier sehr ungewöhnlich –, sogar Muttergefühle für ihn zu entwickeln[39]. In der Not müssen wir uns binden – unabhängig davon, wie stachelig, verpanzert oder abweichend jemand ist.

Diese Erkenntnis ist die eigentliche Kernannahme zu dem Thema der Täterbindung, über die ich in diesem Buch nun ausführlich geschrieben habe. Sie bezieht sich auf die Tatsache, dass auch der Mensch ein Säugetier ist und dass für ihn das Gleiche gilt wie für alle Säugetiere: Wenn ich als ein Säugetierkind überleben möchte, dann brauche ich dazu einen Erwachsenen. Diese fundamentale Erkenntnis ist ein Teil unserer Biologie, es hat nichts mit Rasse, Geschlecht, Intelligenz oder etwas anderem zu tun: Du willst, du musst, du nimmst Bindung auf zu einer erwachsenen Fürsorgeperson. Und das funktioniert ja auch andersherum: Auch der Erwachsene versucht, aus biologischen Gründen Bindung zum Säugling herzustellen – denken Sie nur an die entzückten Ausrufe der glücklichen Mutter: »Mein Baby ist das Allerschönste.«

Das heißt, das Säugetier wird sich im Notfall auch an eine Mutter

---

[39] wer es nicht glaubt: http://www.owenandmzee.com/omweb/picturePond.html

binden, die nicht sehr weich und kuschelig ist, so, wie das kleine Nilpferd sich an die kratzige Schildkröte gebunden hat oder Harlows Affen an die »Draht«-Mutter. Ziel ist es, Bindung herzustellen, um zu überleben. Und das, was es dann empfindet, wenn es sich sicher und geschützt fühlt, und das, was der fühlt, der diesen Schutz und diese Nähe gibt, werden wir dann Liebe nennen.

Ein Aspekt dieser Überlebensstrategie ist die Verinnerlichung der Normen, Werte, Erwartungen und Verhaltensstrategien der Außenpersonen, die wir zum Überleben brauchen: sei es in der Familie, wo es gut ist, den anderen eher ähnlich als zu verschieden zu sein, in Beziehungskonflikten, um Strafe und Ächtung zu vermeiden, oder in einer Situation der Beziehungstraumatisierung, um die Absichten des Täters zu erahnen, um vielleicht doch das Schlupfloch des Entkommens zu finden.

Der Preis, den diese sinnvolle Strategie kostet, ist, dass das in uns Aufgenommene sich im Laufe der Jahre zu einem kritischen Innenteil verdichtet und scheinbar beginnt uns zu verfolgen, zu drangsalieren und uns mit Vernichtung bedroht. Ja sicher, es fühlt sich so an – aber hinter den bohrenden Schuldgefühlen, dem bedrängenden Antreiben und der kritischen Entwertung unserer Innenbewohner eine gute Absicht zu sehen, ist nicht leicht und manchmal, im Falle von Opfern organisierter ritueller Gewalt, ganz unmöglich. Um diesen Frauen und Kindern zu helfen, braucht es vermutlich andere Therapiemethoden als die, die ich hier vorgestellt habe.

Um aber damit beginnen zu können, die gute Überlebensabsicht hinter den oft erschreckenden, aber dennoch kreativen Lösungen des Gehirns bei der Bewältigung des Schreckens zu sehen, müssen wir zuerst aufhören, das »Böse« in uns nach außen zu projizieren und andere an unserer Stelle zu hassen.

Zur Dialektik von Liebe und Hass hat Elie Wiesel im Angesicht des Holocaust einmal geschrieben:

> Das Gegenteil von Liebe ist nicht der Hass,
> der Gegensatz von Hoffnung ist nicht Verzweiflung,
> der Gegensatz von geistiger Gesundheit und gesundem
> Menschenverstand ist nicht der Wahnsinn,
> und der Gegensatz von Erinnerung heißt nicht Vergessen,
> sondern es ist nichts anderes als jedes Mal die Gleichgültigkeit.

# Anhänge

## Anhang 1:
## Schurkenschrumpfen – Manual

Name:

_____
_____
_____

Lieblingstirade:

_____
_____
_____

Körnchen Wahrheit:

_____
_____
_____

Unterschwellige Botschaft:

_____
_____
_____

Kostüm:

_____

_____

_____

Erscheinung:

_____

_____

_____

*Identifikation:*
Der Patient beschreibt den Teil vor ihm auf dem Stuhl:

_____

_____

_____

Rollentausch:

_____

_____

_____

*Des-Identifikation:*
Im Fernsehen sehen:

_____

_____

_____

Verändern mit der Fernbedienung:

_____

_____

_____

Programmwechsel:

Abschalten:

# Anhang 2:
# Der Innere-Kritiker-Test

Bitte lesen Sie die Frage durch und entscheiden Sie sich spontan für einen Wert in der 7-Stufen-Bewertungskala und notieren Sie den Wert hinter der Frage in dem Feld.

| 0 | 0 | 0 | 0 | 0 | 0 | 0 |
|---|---|---|---|---|---|---|
| 1 | 2 | 3 | 4 | 5 | 6 | 7 |
| trifft gar nicht zu | | | teils/ teils | | | trifft voll zu |

1. Wenn ich raste, dann roste ich ………….

2. Ich setze mir für mich selbst hohe Normen ………….

3. Ich fühle mich schrecklich, wenn ich aus der Kontrolle gerate ………….

4. Ich zwinge mich, hart zu arbeiten, um meine selbst gesteckten Ziele zu erreichen ………….

5. Ich kann mir nur schwer vergeben, wenn mir etwas misslungen ist ………….

6 Ich weiß genau, wie ich sein sollte, und ich bin oft streng mit mir, wenn ich anders bin ………….

7. Ich mache mich fertig, wenn ich einen Fehler mache ………….

8. Anderen gegenüber zeige ich meine Schwäche nicht gerne .............

9. All die Dinge, die ich zu tun habe, nehmen kein Ende .............

10. Häufig gebrauche ich den Satz: »Hoffentlich geht das gut« .............

11. Es fällt mir schwer, Gefühle zu zeigen .............

12. Es geht mir schlecht damit, wenn ich merke, dass ich mich nicht so verhalte, wie ich es in meiner Kindheit beigebracht bekommen habe .............

13. Ich bin ständig auf Trab .............

14. Ich tue Leuten manchmal Dinge an, für die ich mich dann furchtbar schuldig fühle .............

15. Ich werde ängstlich und selbstkritisch, wenn die Dinge nicht so werden, wie ich es will .............

16. Ich habe eher eine harte Schale, aber einen weichen Kern .............

17. Wenn ich einen Wunsch habe, erfülle ich ihn mir schnell .............

18. Ich fühle mich beschämt, wenn ich die Erwartungen der anderen nicht erfülle .............

19. Wenn ich ein besserer Mensch wäre, könnte ich für andere besser sorgen .............

20. Ich verwende mehr Zeit als nötig auf Projekte, um die Dinge so gut wie möglich zu machen .............

21. Nicht locker lassen ist meine Devise – es ist ehrenwert, sich anzustrengen .............

22. Ich löse meine Probleme selbst .............

23. Ich fühle mich verantwortlich dafür, dass sich andere wohlfühlen .............

24. Für dumme Fehler habe ich wenig Verständnis .............

25. Ich habe das quälende Gefühl, dass ich schlecht bin .............

26. Leute, die »herumtrödeln«, regen mich auf .............

27. Ich bin anderen gegenüber oft hart, um von ihnen nicht verletzt zu werden .............

28. Leute, die unbekümmert in den Tag hinein leben, kann ich nicht gut ausstehen .............

29. Ich fühle mich schlecht, weil ich es nicht schaffe, so zu sein, wie es meine Familie oder meine Umgebung erwartet .............

30. Erfolge fallen nicht vom Himmel, man muss sie sich hart erarbeiten .............

31. Wann immer ich eine Arbeit mache, dann mache ich sie gründlich .............

32. Ich fühle mich schuldig dafür, weil ich zu faul bin, es im Leben zu etwas zu bringen .............

33. Wenn ich eine Aufgabe übernommen habe, fühle ich mich moralisch verpflichtet, sie zu Ende zu führen .............

34. Ich sage oft mehr, als eigentlich nötig wäre .............

35. Ich habe Mühe, Leute zu akzeptieren, die nicht genau sind .............

36. Es kostet mich viel Anstrengung, um mein impulsives Verhalten zu kontrollieren .............

37. Ich glaube, viele nehmen die Dinge nicht so ernst und wollen keine Verantwortung übernehmen ………..

38. Beim Telefonieren erledige ich oft noch andere wichtige Dinge ………..

39. Es ist wichtig für mich, von anderen akzeptiert zu werden ………..

40. Wenn ich eine Meinung äußere, begründe ich sie auch ………..

41. Ich strenge mich immer an, um meine Ziele zu erreichen – das bin ich den anderen schuldig ………..

42. Ich versuche oft herauszufinden, was andere von mir erwarten, um mich danach zu richten ………..

43. Bei Diskussionen unterbreche ich oft, weil es mir nicht schnell genug geht ………..

44. So schnell kann mich nichts erschüttern ………..

45. Es ist mir wichtig, von anderen zu erfahren, ob ich meine Sache gut gemacht habe ………..

46. Ich sage oft: »Das schaffst du nie, lass es gleich bleiben« ………..

47. Ich liefere erst eine Arbeit (z. B. einen Bericht) ab, wenn ich ihn mehrfach überarbeitet habe ………..

48. Aufgaben erledige ich möglichst rasch ………..

49. Trotz großer Anstrengungen will mir vieles nicht gelingen ………..

50. Ich sollte viele Aufgaben noch besser erledigen ………..

51. Ich stelle meine Wünsche und Bedürfnisse zugunsten anderer Personen zurück ………..

52. Es gibt zügellose Teile in mir, die mein Verhalten steuern und mich in Probleme stürzen und für die ich mich dann bestrafe ..............

53. Ich schätze es, wenn andere auf meine Fragen rasch und bündig antworten ..............

54. Ich kümmere mich auch persönlich um nebensächliche Dinge ..............

55. Ich versuche, die an mich gestellten Erwartungen zu übertreffen ..............

56. Ich sage oft: »Mach mal vorwärts ... los, los« ..............

57. Meine Probleme gehen die anderen nichts an ..............

58. Bei Diskussionen nicke ich häufig mit dem Kopf ..............

59. Ich strenge mich sehr an, um meine Tendenz zu überwinden, Dinge zu vermeiden ..............

60. Beim Erklären von Sachverhalten verwende ich gerne die klare Aufzählung: Erstens, zweitens, drittens ..............

61. Ich sage normalerweise eher: »Könnten Sie es nicht einmal versuchen?« als »Versuchen Sie es einmal« ..............

62. Ich schäme mich für einige meiner Verhaltensweisen ..............

63. Ich trommle oft ungeduldig mit den Fingern auf den Tisch ..............

64. Ich bin diplomatisch ..............

65. Mein Gesichtsausdruck ist eher ernst ..............

66. »Auf die Zähne beißen« heißt meine Devise ..............

67. Ich bin nervös .............

68. Ich sage oft: »Genau«, »exakt«, »klar«, »logisch« .............

69. Ich versuche, mehr zu leisten als gefordert .............

70. Es ist mir unangenehm, andere Leute zu kritisieren ..............

## Auswertung

Zur Auswertung des Fragebogens: Schauen Sie bei der entsprechenden Nummer der Frage (die erste Nummer wäre hier also beim Perfektionisten die 2, dann die 7 usw.) und übertragen Sie jetzt bitte Ihre Punktzahl für jede entsprechende Fragenummer auf den folgenden Auswertungsschlüssel. Zählen Sie dann die Punkte für jede Reihe zusammen.

**Der Perfektionist** (»sei immer perfekt!«)

2, 7, 15, 20, 31, 35, 40, 47, 50, 54, 60, 65, 68, 70,

_____ Total = _____

**Der Antreiber** (»mach schneller!«)

4, 9, 13, 17, 26, 32, 38, 43, 48, 53, 56, 59, 63, 67,

_____ Total = _____

**Der Kontrolleur** (»hab dich besser im Griff!«)

3, 8, 11, 16, 22, 24, 27, 36, 44, 49, 52, 57, 62, 66,

_____ Total = _____

**Der Anpasser** (»mach es immer allen recht!«)

6, 12, 18, 23, 29, 34, 39, 42, 45, 51, 55, 58, 61, 64,

_____ Total = _____

**Der Moralist** (»sei immer stark und untadelig!«)

1, 5, 10, 14, 19, 21, 25, 28, 30, 33, 37, 41, 46, 69,

_____ Total = _____

Tragen Sie nun die Rohwerte für die einzelnen Kritiker in der Tabelle ein und verschaffen Sie sich so einen Überblick über Ihre Hauptakteure. Der minimale Wert kann 14 sein, der maximale Wert eines Kritikers kann 98 sein.

| Innerer Kritiker | 14 | 28 | 42 | 56 | 70 | 84 | 98 |
|---|---|---|---|---|---|---|---|
| Perfektionist | | | | | | | |
| Antreiber | | | | | | | |
| Kontrolleur | | | | | | | |
| Anpasser | | | | | | | |
| Moralist | | | | | | | |

# Anhang 3:
# Grundlegende Therapiestrategie der Teilearbeit

1) **Problembenennung:** Der Patient äußert in der Regel das Leiden an einem Symptom (ein Gedanke, ein Gefühl, ein Handlungsimpuls, ein inneres Bild usw.), welches er als störend erlebt und weghaben möchte. Das Symptom ist meist eingebettet in einen Beziehungskontext. *Therapeut: Pacing and leading!*

2) **Einführung des Teiledenkens durch den Therapeuten:** Schaffung einer beobachtenden Distanz durch den Therapeuten: »Es ist nicht die ganze Person, die das Problem hat, es ist ein Teil, eine Seite von Ihnen, der/die für das Symptom zuständig ist!« Wo im Körper spüren Sie das Symptom? *Denkhintergrund des Therapeuten: das Symptom (kreative Ich-Leistung) ist nicht Ergebnis eines unbewussten Konfliktes zwischen Es-Impulsen und einem Über-Ich wie in der Diktion der Psychoanalyse, sondern Ausdruck zweier oder mehrerer Ich-Zustände mit unterschiedlichen Interessenslagen.*

3) **Kontaktaufnahme mit den Teilen:** Der Therapeut analysiert nicht Ursache/Entstehung des Symptoms, sondern schlägt dem Patienten vor, direkt mit dem Teil, der für das Symptom zuständig scheint, Kontakt aufzunehmen.

4) **Prüfung des Status der Dis-Identifikation:** Ist der Patient in seinem Erwachsenen-Selbst (Alltags-Selbst) steuernde Instanz? Ist er genügend vom Symptom-Teil abgegrenzt? Wenn ja, weiter mit 7.

5) **Einführung von Dis-Identifikationstechniken:** Der Therapeut versucht die Abtrennung vom Symptom-Teil zu verbessern, indem er die Konferenzraum-Metapher, die Bühnen-Metapher usw. vorschlägt.

6) **Erkundung weiterer Teile, die sich gerade einmischen:** Der Therapeut fragt: »Welche Gefühle hat das Erwachsenen-Selbst gegenüber dem Symptom-Teil?« Normalerweise sollte das Erwachsenen-Selbst Regungen von Neugier, Mitempfinden und die Möglichkeit, wertfrei zu beobachten, zeigen; ist da mehr (Angst, Wut, Verach-

tung), dann ist das ein Zeichen, dass ein dritter Ego-State sich gerade einmischt. Der Patient wird vom Therapeuten aufgefordert, den sich einmischenden Teil zu benennen und zu bitten, zur Seite zu treten.
   a. Jetzt sind die Gefühle wie oben für das Erwachsenen-Selbst beschrieben: weiter mit 7
   b. Weitere heftige Gefühle tauchen auf: dann weiter damit, den sich einmischenden Teil zu benennen und zu bitten, zur Seite zu treten
   c. Teile wollen nicht zur Seite treten. Therapeut fragt den Teil: »Was befürchtest du für den Fall, dass du zur Seite treten würdest und wir mit dem Symptom-Teil reden könnten?«
7) **Kontaktaufnahme:** Bitte an den Symptom-Teil, mehr über sich zu erzählen. »Wie heißt der Teil? Wie möchte er/sie genannt werden?«
   a. Symptombezogene Fragen: Fragen nach seiner Funktion, Ziel seines Tuns, gute Absicht
   *Zielfrage:* »Er/sie erzeugt das Symptom ............., um dich vor ............. zu schützen?«
   b. Kontextfragen: Wie und in welcher Situation macht der Symptom-Teil welche Beschwerden?
8) **Die Suche nach dem verborgenen Kind-Anteil:** Die zentrale Frage an den Symptom-Teil lautet: »Was würde passieren, wenn du aufhören würdest, das zu tun (gemeint ist: Symptom erzeugen!), was du tust?« In der Antwort auf diese Frage wird der »verwundete, traumatisierte, gekränkte, verlassene« Kind-Anteil sichtbar.
   *Diesen Teil schützt der Symptom-Teil!*
9) **Wertschätzung für den Symptom-Teil geben:** Zielführende Fragen: »Wie lange machst du diesen Job des Schützens schon?«; »Wie geht es dir dabei, den Job zu tun?«; »Möchtest du, dass ich noch mehr erfahre über dich und deine Arbeit?« *Wichtig: Wertschätzung geben für den »Job« aus der Position des Erwachsenen-Selbst!*
10) **Kind-Anteil explorieren und heilen:** Den Symptom-Anteil bitten zu zeigen, welchen Kind-Anteil oder -Anteile er schützt. Wichtig: Jetzt den Symptom-Anteil um Erlaubnis fragen, ob man mit dem Kind-Anteil arbeiten darf; wenn »ja«, dann Kontakt aufnehmen; wenn »nein«, dann fragen: »Was befürchtest du als Schützer, wenn der Kind-Anteil hervortritt und sich zeigt?« Meist kommt jetzt als

Antwort: Angst vor Gefühlsüberschwemmung, Wut, Scham, Geheimnisverrat usw.

11) **Arbeit mit dem verletzten Inneren Kind**: Hier gibt es eine Vielfalt von Möglichkeiten, die ich zum Teil in Kapitel 11.6 erwähnt habe.

# Literatur

Arntz, A. & Weertman, A. (1999). Treatment of childhood memories: theory and practice. Behaviour Research and Therapy, 37, 715–740

Auchter, T., Strauss, L.V. (2003). Kleines Wörterbuch der Psychoanalyse. Göttingen: Vandenhoeck & Ruprecht

Bauer, J. (2005). Warum ich fühle, was du fühlst. Intuitive Kommunikation und das Geheimnis der Spiegelneurone. Hamburg: Hoffmann und Campe

Benecke, C., Peham, D. (2007). Scham und Schuld bei Persönlichkeitsstörungen. PTT 11, 21–30

Beahrs, J. O. (1982). Unity and multiplicity: Multilevel consciousness of self in hypnosis, psychiatric disorder and mental health. New York, NY: Brunner/Mazel

Bloch, J. P. (1991). Assessment and tratment of multiple personality and dissociative disorders. Sarasota, FL: Professional Resource Press

Bråten, S. (1996). When toddlers provide care. Infant's companion space. Childhood: A global Journal of Child Research, 3, 449–465

Bråten, S. (1997). What enables infants to give care? Prosociality and learning by alter-centric participation. Lecture given to the Center for Advanced Study in the Norwegian Academy of Science and Letters, Oslo 4. 3. 1997. Unveröffentlichtes Manuskript

Braun, B. G. (1988a). The BASK model of dissociation. Dissociation: Progress in the Dissociative Disorders, Vol 1 (1), Mar 1988, 4–23

Braun, B. G. (1988b). The BASK Model of Dissociation: Clinical Applications. Dissociation, 1, 16–23

Breitenbach, G. (2011). Innenansichten dissoziierter Welten extremer Gewalt. Kröning: Asanger Verlag

Dilts, R., Hallbom, T., Smith, S. (1990). Beliefs: Pathways To Health And Wellbeing. Portland, Oregon: Metamorphous Press

Dornes, M. (2002). Der virtuelle Andere. Aspekte vorsprachlicher Intersubjektivität. Forum der Psychoanalyse, 18, 303–331

Dornes, M. (2004): Über Mentalisierung, Affektregulierung und die Entwicklung des Selbst. Forum der Psychoanalyse 20, 175–199

Earley, J. (2009). Self-Therapy. Larkapur, CA: Pattern System Books

Earley, J., Weiss, B. (2010). Self-Therapie for your Inner Critic. Larkspur-California: Pattern System Books

Ehlert, M., Lorke, B. (1988). Zur Psychodynamik der traumatischen Reaktion. Psyche, 42, 502–532

Ehlert-Balzer, M. (1996). Das Trauma als Objektbeziehung. Forum der Psychoanalyse, 12, 291–314

Ende, M. (1990). Jim Knopf und Lukas der Lokomotivführer. Stuttgart: Thienemann Verlag

Ferenczi, S. (1970/2004): Schriften zur Psychoanalyse, Auswahl in 2 Bd., hrsg. u. eingel. von Michael Balint. – Frankfurt a. M.: S. Fischer, 1970, letzter Nachdruck: Gießen: Psychosozial Verlag, 2004

Fonagy, P. (1996). Attachment, the development of the self, and its pathology in personality disorders. Psychomedia, 26 – 32

Fonagy P., Moran, G. S., Edgcumbe, R., Kennedy, H. & Target, M. (1993). The roles of mental representations and mental processes in therapeutic action. Psychoanal Study Child, 48, 9 – 48

Fonagy, P. & Target, M. (2001). Mit der Realität spielen. Zur Doppelgesichtigkeit psychischer Realität von Borderline-Patienten. Psyche – Zeitschrift für Psychoanalyse, 55, 961 – 995

Fonagy, P. & Target, M. (2006). The mentalization-based approach to self pathology. Journal of personality disorders, 20, 544 – 576

Frederick, C. (2007). Ausgewählte Themen der Ego State Therapie. Hypnose, Band 2 (1+2), Okt., 5 – 100

Freud, A. (1936). Das Ich und die Abwehrmechanismen. Frankfurt/Main: Fischer Taschenbuch Verlag, 19. Auflage, 2006

Freud, S. (1917). Trauer und Melancholie. GW X

Freud, S. (1923). Das Ich und das Es. GW XIII, 237 – 289

Freud, S. (1940). Abriss der Psychoanalyse. GW XVII, 63 – 138

Gallese, V. (2000). The acting subject: Toward the neural basis of social cognition. In: Metzinger, T. (Hrsg.). Neural Correlates of Consciousness. Empirical and Conceptual Questions. Cambridge, London: MIT Press, 325 – 333

Gallese, V. (2004). Intentional Attunement. The mirror neuron system and its role in interpersonal relations. http://www.interdisciplines.org/mirror/papers/1

Gallese, V. (2005). Mirror neurons and intentional attunement: A commentary on David Olds. Journal of the Psychoanalytic Association. In press

Gallese, V. (2009). Mirror Neurons, Embodied Simulation, and the Neural Basis of Social Identification. Psychoanalytic Dialogues, 19, 519 – 536

Gallese, V., Goldman, A. (1998). Mirror neurons and the simulation theory of mindreading. Trends in Cognitive Science, 2, 493 – 501

Gilligan, S. (2002). The Legacy of Milton H. Erickson. Selected papers of Stephen Gilligan. Zeig, Tucker & Theisen, Inc., Phoenix

Goulding, M. (2000). »Kopfbewohner« oder wer bestimmt dein Denken? Paderborn: Junfermann Verlag

Goodman, L., Petrs, J. (1995). Persecutory alters and ego states: Protectors, friends, and allies. Dissociation: Progress in the Dissociative Disorders, Vol. 8 (2), 91 – 99

Healy, H. A., Barnes-Holmes, Y., Barnes-Holmes, D., Keogh, C., Luciano, C., Wilson, K. (2008). An experimental test of a cognitive defusion exercise: coping with negative and positive self-statements .http://findarticles.com/p/articles/ mi_hb3538/is_4_58/ai_n31063587/pg_3/?tag=content;col1

Hilgers, M. (2006). Scham. Gesichter eines Affekts. Göttingen: Vandenhoeck & Ruprecht

Hirsch, M. (1997). Schuld und Schuldgefühl. Göttingen: Vandenhoeck & Ruprecht

Hochauf, R. (2007). Frühes Trauma und Strukturdefizit. Kröning: Asanger

Howell, E. F. (2002). Back to the »states«. Victim and Abuser States in Borderline Personality Disorder. Psychoanalytic Dialogues, 12 (6), 921–957

Huber, M. (2006). Wege der Traumabehandlung Teil 2. Paderborn: Junfermann Verlag

Jacob, G. A., Tuschen-Caffier, B. (2011). Imaginative Techniken in der Verhaltenstherapie. Psychotherapeutenjournal 2/2011, 139–145

Kahr, B. (2007). The Infanticidal Attachment. Attachment 1 (2), 117–132

Kernberg, O. (1981). Objektbeziehungen und Praxis der Psychoanalyse. Stuttgart: Klett-Cotta

Kohut, H. (1971). Narzißmus. Eine Theorie der psychoanalytischen Behandlung von narzißtischen Persönlichkeitsstörungen. Frankfurt am Main: Suhrkamp

Marks, R. P. (2012). Täterintrojekte in der Behandlung von dissoziativen Kindern – Hilfe! mein Kind schlägt mich. In: Ralf Vogt (Hrsg.). Täterintrojekte. Diagnostik und Behandlungsmodelle dissoziativer Strukturen. Kröning: Asanger Verlag, 139–160

McGavin, B. (1994). The ›Victim‹, the ›Critic‹ and the Inner Relationship: Focusing with the Part that Wants to Die. The Focusing Connection, Vol. XI, No. 5 oder http://www.focusingaustralia.com/images/The%20Victim,%20The%20 Critic%20and%20the%20Part%20that%20Wants%20to%20Die.pdf

Milrod, D. (1988). A current view of the psychoanalytic theory of depression. Psychoanal. Study Child, 43, 83–99

Miller, A. (2012). Healing the unimaginable. London: Karnac Books

Moser, T. (2012). Täterintrojekte in der körperorientierten Psychoanalysebehandlung. In: Ralf Vogt (Hrsg.). Täterintrojekte. Kröning: Asanger Verlag

Neugebauer, J. (2011). Die Objektbeziehungstheorie Kernbergs. http://www.johannes-neubauer.de/uni/kernberg/kap_2.html

Nijenhuis, E. R. S., van der Hart, O., Steele, K. (2004a): Trauma-related Structural Dissociation of the Personality. www.trauma-pages.com/a/nijenhuis-2004.php

Nijenhuis, E. R. S., van der Hart, O., Steele, K. (2004b). Strukturelle Dissoziation der Persönlichkeitsstruktur, traumatischer Ursprung, phobische Residuen. In: Reddemann, L., Hoffmann, A., Gast, U. (Hrsg.). Psychotherapie der dissoziativen Störungen. Stuttgart: Georg Thieme Verlag, 47–72

Panksepp, J. (1998). Affective Neuroscience. Oxford, NY: Oxford University Press

Panksepp, J. (2003). Trennungsschmerz als mögliche Ursache für Panikattacken – neuropsychologische Überlegungen und Befunde. Persönlichkeitsstörungen – Theorie u. Therapie, 7, 245 – 251

Paulsen, S. (2009). Looking through the eyes of Trauma and Dissociation. Charlston, South Carolina USA: Booksurge Publishing

Peichl, J. (2006). Die inneren Traum-Landschaften. Borderline; Ego-State; Täterintrojekt. Stuttgart: Schattauer Verlag

Peichl, J. (2007). Innere Kinder, Helfer, Täter und Co. Stuttgart: Klett-Cotta

Peichl, J. (2012). Hypno-analytische Teilearbeit. Ego-State-Therapie mit inneren Selbst-Anteilen. Stuttgart: Klett-Cotta

Putnam, F. W. (2003). DIS. Diagnose und Behandlung der Dissoziativen Identitätsstörung. Paderborn: Junfermann Verlag

Reddemann, L. (2003). Imagination als heilsame Kraft. Stuttgart: Klett-Cotta, 8. Aufl.

Reddemann, L., Sachsse, U. (1999). Trauma first! Persönlichkeitsstörungen. Theorie und Therapie, 3, 16 – 20

Riegler, A. (2005). Konstruierte oder konstruierende Seele? Gedanken zum Seelenbegriff aus kognitiv-konstruktivistischer Perspektive. In: M. F. Peschl (Hrsg.). Die Rolle der Seele in der Kognitions- und Neurowissenschaft. Würzburg: Königshausen & Neumann

Rizzolatti, G., Arbib, M. (1998). Language within our grasp. Trends in Neuroscience, 21, 188 – 194

Rizzolatti, G., Fadiga, L., Fogassi, L., Gallese, V. (1999). Resonance Behaviours and mirrorneurons. Archive of the Italiennes Biologie, 137, 85 – 100

Rizzolatti, G., Craighero, L. (2004). The Mirror-Neuron System. Annual Review of Neuroscience, 27, 169 – 192

Ross, C. A. (1989). Multiple Personality disorder: Diagnosis, clinical features, and treatment. New York, VY: John Wiley & Sons

Ross, C. A. (1997). Dissociative Identity Disorder: Diagnosis, Clinical Features, and Treatment of Multiple Personality. 2nd ed., New York: John Wiley & Sons, Inc.

Ross, C. A. (2011). Das Täterintrojekt als General im dissoziativen Patienten. Tagung Körperpotentiale III: Leipzig 16. – 18. 6. 2011; auf DVD durch AVRecord

Sachs, A. (2007). Infanticidal Attachment: Symbolic and Concrete. Attachment: New Directions in Psychotherapy and Relational Psychoanalysis, 1, 297 – 304

Sandler, J. (Hrsg.) (1988). Projection, Identification, Projective Identification. London: Karnac

Sandler, J., Rosenblatt, B. (1984). Der Begriff der Vorstellungswelt. Psyche, 3, 235 – 253

Schmidt, G. (2004). Liebesaffären zwischen Problem und Lösung. Heidelberg: Carl Auer

Schmidt, G. (2005). Einführung in die hypnosystemische Therapie und Beratung. Heidelberg: Carl Auer

Schmidt, S. J. (2004). Developmental Needs Meeting Strategy: A New Treatment Approach Applied to Dissociative Identity Disorder. Journal of Trauma & Dissociation, Vol. 5 (4), 55–78

Schwartz, R. C. (1997). Systemische Therapie mit der inneren Familie. Stuttgart: Klett-Cotta

Schwartz, R. C. (1998). Internal Family Systems Family Therapy. In: Dattilio, F. M. [Ed.]. Case Studies in Couple and Family Therapy. Systemic and Cognitive Perspectives. New York: The Guilford Press, 331–352

Schwartz, R. C. (1999). The Self-to-Self Connection: Intimacy and the Internal Family Systems Model. In: Carlson, J., Sperry, L. [Ed.]. The Intimate Couple. Philadelphia: Taylor & Francis, 263–275

Seidler, G. H. (2001). Der Blick des Anderen. Eine Analyse der Scham. Stuttgart: Klett-Cotta

Smucker, M. & Niederee, J. (1995). Treating incest-related PTSD and pathogenic schemas through imaginal exposure and rescripting. Cognitive and Behavioral Practice, 2, 63–92

Sombroek, H. (2009). Innere Kollaborateure, Saboteure und Zerstörer. Trauma & Gewalt, 3 (3), 224–230

Van der Hart, O., Nijenhuis, E., Steele, K. (2008). Das verfolgte Selbst. Paderborn: Junfermann Verlag

Van der Kolk, B., Fisler, R. (1995). Dissociation & the Fragmentary Nature of Traumatic Memories: Overview & Exploratory Study. Journal of Traumatic Stress, 1995, 8 (4), 505–525

Vogt, R. (2007). Psychotrauma, State, Setting. Gießen: Psychosozial-Verlag

Vogt, R. (2012). Täterintrojekte. Kröning: Ansanger Verlag

Watkins, J. G., Watkins, H. (2003/1997). Ego-States Theorie und Therapie. Heidelberg: Carl-Auer-Verlag. Engl. Dies.: Ego States Theory and Therapy. New York, London: W. W. Norton and Company, 1997

Weiser, Cornell A. (1997). Focusing – der Stimme des Körpers folgen. Frankfurt: Rowohlt

Weiser, Cornell A., McGavin, B. (2005). The Radical Acceptance of Everything. Berkeley, CA: Calluna Press

Wicker, B., Keysers, Ch., Plailly, J., Royet, J. P., Gallese, V., Rizolatti, G. (2003). Both of us disgusted in My Insula: The Common Neural Basis of Seeing and Feeling Disgust. Neuron, 40, 655–664

Winnicott, D. W. (1986). Home is Where We Start From: Essays by a Psychoanalyst. New York, London: W. W. Norton & Company

Woelm, E. (2006). Hypnotherapy and the Inner Judge – Relevance, Methods and Spiritual Aspects. Münster: MV-Verlag

Wolinsky, St. (1995). Die dunkle Seite des inneren Kindes. Stuttgart: Lüchow Verlag